临床实用护理技术操作规范与评价标准

刘　晔　主编

山东大学出版社

图书在版编目(CIP)数据

临床实用护理技术操作规范与评价标准/刘晔主编.
—济南:山东大学出版社,2020.3
ISBN 978-7-5607-6605-8

Ⅰ.①临…　Ⅱ.①刘…　Ⅲ.①护理—技术操作规程
②护理—评价标准　Ⅳ.①R47-65

中国版本图书馆 CIP 数据核字(2020)第 035475 号

策划编辑:唐　棣
责任编辑:毕文霞
封面设计:张　荔

出版发行:山东大学出版社
社　址　山东省济南市山大南路 20 号
邮　编　250100
电　话　市场部(0531)88363008
经　销:新华书店
印　刷:济南华林彩印有限公司
规　格:720 毫米×1000 毫米　1/16
20.75 印张　380 千字
版　次:2020 年 3 月第 1 版
印　次:2020 年 3 月第 1 次印刷
定　价:60.00 元

《临床实用护理技术操作规范与评价标准》

编 委 会

主　编　刘　晔

副主编　蒋　岩　冯　璇　李东梅　张　苗

编　者　(按姓氏笔画排序)

刁玉雯　王　娜　王　烨　王卫南　王文慧

冯　璇　刘　晔　苏　霞　李东梅　佟海青

谷桂芳　张　苗　张雪燕　陈　娟　林　静

庞雪莲　贺　茜　曹乃月　蒋　岩

前言

随着我国卫生健康事业的发展步入新阶段，护理事业要进一步精准对接人民群众多样化、差异化的健康需求，切实融入健康中国战略的实施和深化医改大局中，护理服务模式变革更加清晰明确。作为从事临床护理工作的高级技术应用性专业人才，新的时代背景对护士的职业素养提升、实践技能训练、专业问题解决提出了更高更新的要求。护士临床实践能力目前得到普遍关注，其本质就是运用专业知识和技能解决临床实际问题，直接影响着护理质量和患者安全。重视临床实践能力，帮助护士获得实际工作能力并建立评判性思维模式，具有重要的现实意义。

山东大学齐鲁医院（青岛）建院于2013年12月，秉承“医道从德，术业求精”的院训，不断致力于临床护士实践技能的提升。2014年，护理部组织编写了第一版《临床实用护理技术操作规范》，用于护士在职培训及技能培养，取得了良好效果。随着护理专业的快速发展，新理论、新知识、新技术不断涌现，为更好地适应临床需求，保证护理技术标准的先进性、科学性、规范性及安全性，护理部再次组织院内外专家、临床护士长、专科学组成员在第一版的基础上，通过循证将所获取的最新最佳实践证据、指南和专家共识进行归纳整理，撰写完成了新版《临床实用护理技术操作规范与评价标准》。

《临床实用护理技术操作规范与评价标准》包括基础护理技术操作篇、常用急救技术及仪器操作篇、专科操作技术篇3个部分，总计56项操作项目。每项技术涵盖了目的、操作流程、操作要点、评价标准、相关并发症及预防处理等内容，同时密切结合临床，对操作技术重要环节、风险防范着重进行阐述，贴近临床。本书理论知识全面，实践技能突出，便于临床护士系统学习掌握，是一本实用性强的临床技能操作工具书。

希望此书能为广大护理人员搭建相互学习和借鉴的平台,不断提升自身专业能力,为临床护理工作助力!

本书的读者对象为各级各类医院护理部主任、护士长、临床护理技能培训中心教师,也可作为高等护理院校技能操作教学使用的参考用书。

感谢所有给予我们支持和帮助的领导、专家和护理同仁!感谢全体编委的辛勤付出!

由于时间仓促,书中难免存在错谬之处,敬请读者批评指正!

编　者

2019 年 11 月

目　录

第一篇

基础护理技术操作篇

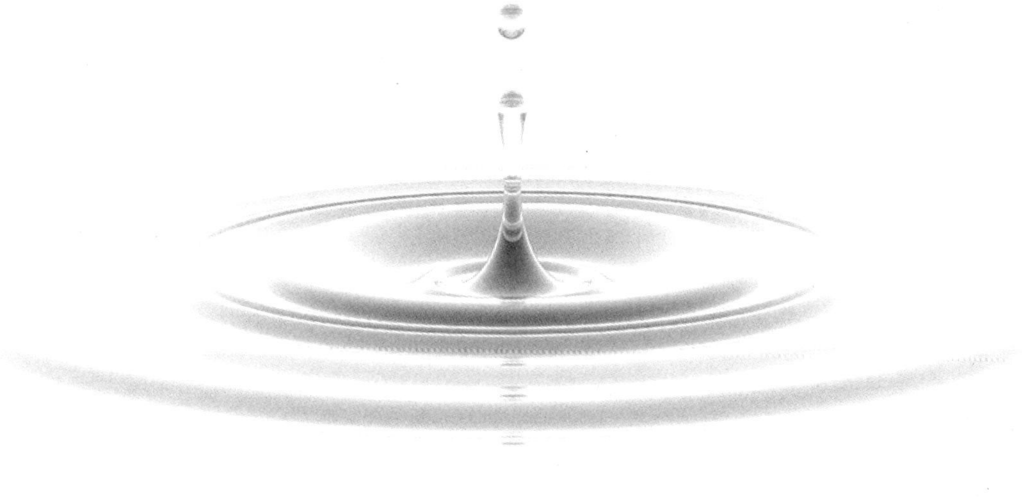

手卫生操作技术

手卫生是洗手、卫生手消毒和外科手消毒的总称。

一、目的

控制医院感染，防止交叉感染。

二、操作流程

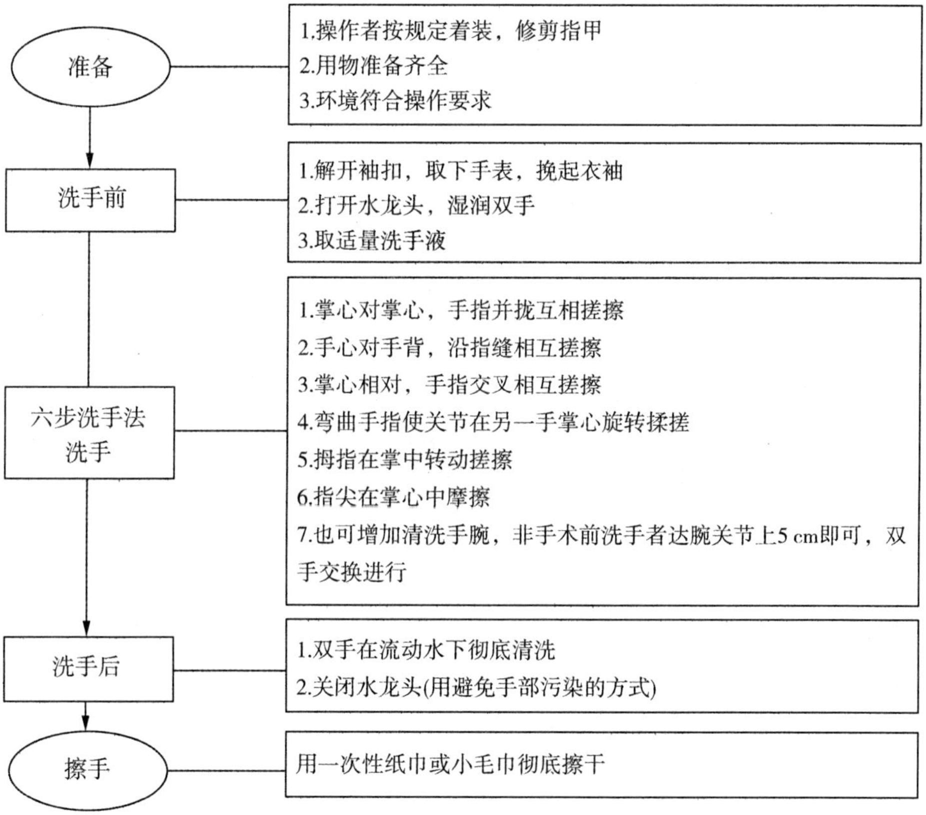

三、操作要点

1. 冲洗双手时，避免水溅湿衣裤。
2. 保持手指朝上，将双手悬空举在胸前，使水由指尖流向肘部，避免倒流。

3. 使用后的海绵、刷子等，应当放到指定的容器中，一用一消毒。
4. 手部皮肤无破损，手部不佩戴戒指、手镯等饰物。

四、操作技术操作考核评分标准

手卫生操作考核评分标准

项目	总分	技术操作要求	评分	扣分
素质要求	5	仪表端庄，服装整洁，无长指甲，(手)无饰品	一项不符合要求扣 1 分	
操作准备	5	用物准备：洗手液或肥皂、小毛巾、纸巾或暖风吹手设备、指甲刀、流动自来水及水池设备	一项不符合要求扣 1 分	
操作流程	洗手前 10	1. 解开袖扣，取下手表，挽起衣袖 2. 打开水龙头，湿润双手(用避免手部再污染的方式) 3. 取适量洗手液(用避免手部再污染的方式)	未充分湿润双手扣 2 分；洗手液过多或过少扣 4 分；手部污染扣 4 分	
	六步洗手法 45	1. 掌心对掌心，手指并拢互相搓擦 2. 手心对手背，沿指缝相互搓擦 3. 掌心相对，手指交叉相互搓擦 4. 弯曲手指使关节在另一手掌心旋转搓擦 5. 拇指在掌中转动搓擦 6. 指尖在掌心中摩擦 7. 也可增加清洗手腕，非手术前洗手者达腕关节上 5 cm 即可，双手交换进行(每个步骤最少施行 5～10 次，六步合计时间大于 15 秒)	每个步骤少于 5～10 次则每步扣 3 分；六步合计少于 15 秒则每步扣 3 分；顺序颠倒扣 3 分	
	洗手后 15	1. 双手在流动水下彻底清洗 2. 关闭水龙头(用避免手部污染的方式) 3. 用一次性纸巾或小毛巾彻底擦干	双手未在流动水下清洗扣 2 分；关闭水龙头时手部污染扣 5 分	
操作后评价	注意事项 10	1. 认真清洗指甲、指尖、指缝和指关节等易污染部位 2. 手部不佩戴饰物 3. 小毛巾应一用一消毒	清洗不到位扣 2 分；手部佩戴首饰扣 2 分	
	熟练程度 10	1. 动作轻巧、稳重、准确、规范 2. 动作顺序正确 3. 操作时间 30～60 秒	动作颠倒一次扣 3 分	
总分	100			

无菌技术

无菌技术是在医疗护理操作过程中，保持无菌物品、无菌区域不被污染，防止病原微生物入侵人体的一系列操作技术。

一、目的

1. 避免污染无菌物品、无菌区域及无菌伤口，保持绝对无菌。

2. 防止感染或交叉感染。

二、操作流程

准备	1.操作者按规定着装、洗手、修剪指甲 2.用物准备齐全 3.环境宽敞、清洁，操作前半小时停止清扫
无菌持物钳使用	1.检查无菌持物钳包 2.打开无菌持物钳包，检查指示卡变色情况 3.将无菌持物钳放于无菌容器内，注明打开日期、时间，并签名
无菌包使用及铺无菌盘	1.用纱布擦净治疗盘 2.检查无菌巾包并缠好系带放在包布边下 3.用无菌持物钳取出无菌巾放于清洁盘 4.按原折痕包好无菌巾包，注明开包日期、时间，并签名 5.将无菌巾平铺于治疗盘上，开口边缘向外 6.放入无菌纱布2块、无菌治疗碗1个、玻璃接头1个 7.检查无菌溶液，将适量生理盐水或蒸馏水倒入无菌治疗碗内 8.整理无菌巾内物品 9.记录铺盘日期、时间，并签名
无菌容器使用	1.检查并打开无菌容器盖，内面朝上放置或拿于手中，取用物品后立即盖严容器。手不可触及容器的内面及边缘 2.无菌持物钳取、放物品不可触及容器边缘，不跨越无菌区 3.物品取出后未使用，不可再放回 4.打开容器时，避免手臂跨越容器上方 5.手持无菌容器时，应托住底部 6.从储槽中取物时，应将储槽盖完全打开，避免物品触碰边缘而污染 7.注明无菌容器打开日期、时间，并签名
取用无菌溶液	1.核对标签，检查瓶盖、瓶身、无菌溶液质量 2.启开瓶盖，用拇指、食指或双手拇指于标签侧翻起瓶塞 3.拉出瓶塞，标签朝上并握于掌心中，倒出少量溶液冲洗瓶口，再由原处倒出适量溶液至无菌治疗碗内 4.及时盖好瓶塞，用安尔碘棉签由下而上消毒瓶口、瓶塞 5.注明开瓶日期、时间，并签字
无菌手套使用	1.摘手表，洗手，检查手套号码、有效期，包装有无漏气、潮湿及破损 2.打开手套封口，取出内包装，取出手套，对准五指戴上一只手 3.再用戴好无菌手套的手插入另一只手套返折内面(手套外面)，同法戴好 4.将手套边套在衣袖外面 5.脱手套时，一手捏住另一手套外面，翻转脱下，再以脱下手套的手插入另一只手套内，将其翻转脱下
整理	处理用物，洗手

三、操作要点

1. 铺无菌盘区域必须清洁干燥，无菌巾避免潮湿。
2. 非无菌物品不可触及无菌面。
3. 注明铺无菌盘的日期、时间，无菌盘有效期为4小时。

四、操作技术操作考核评分标准

无菌技术操作考核评分标准

项目		总分	技术操作要求	评分	扣分
仪表		5	仪表端庄，服装整洁，无长指甲，(手)无饰品	一项不符合要求扣1分	
评估		5	1. 环境整洁，有宽敞的操作台 2. 评估各种无菌物品的有效期、灭菌效果，包布无破损、无潮湿	一项不合格扣2分	
操作前准备		5	1. 洗手，戴口罩 2. 备齐用物：清洁盘、无菌持物钳包、无菌巾包、无菌手套2副、无菌储槽(内有治疗碗2个)、无菌方盒(内放玻璃接头2个)、无菌纱布罐、无菌溶液、安尔碘、棉签、弯盘、启瓶器、速干手消毒剂，并按节力及无菌操作要求放置用物。将套双层黄垃圾袋的污物桶放于治疗车下层	物品少一件扣2分	
操作流程	无菌持物钳使用	18	1. 检查无菌持物钳包的名称、有效灭菌日期、化学指示胶带颜色，包皮有无破损、潮湿 2. 在治疗台面上打开无菌持物钳包，检查指示卡变色情况 3. 将无菌持物钳放于无菌容器内，放于治疗台面上，注明打开日期、时间并签名 4. 取放无菌持物钳时，钳端应闭合向下，不能触及容器边缘 5. 持无菌持物钳不能低于腰部 6. 到远处夹取无菌物品时，应连同无菌容器一起携至取物处	未检查有效期扣2分；未标明打开时间扣2分；无菌钳触及容器边缘扣3分；无菌钳低于腰部扣2分；持物钳拿、放方法不正确扣2分；其他每项不符合要求扣1分	

续表

项目		总分	技术操作要求	评分	扣分
操作流程	无菌包使用和铺无菌盘	24	1. 用纱布擦净治疗盘 2. 检查无菌巾包的名称、有效灭菌日期、化学指示胶带颜色变化情况，包皮有无破损、潮湿 3. 缠好系带放在包布边下，按包布外角、右角、左角、近侧角的顺序打开 4. 用无菌持物钳先取出指示卡，检查指示卡已变色，再取 1 块无菌巾于清洁盘内 5. 按原折痕包好无菌巾包，注明开包日期、时间，并签名 6. 双手捏住无菌巾上层两角的外面抖开平铺于治疗盘上，将上层呈扇形折叠到对侧，开口边缘向外 7. 分别放入无菌纱布 2 块、无菌治疗碗 1 个、玻璃接头 1 个 8. 检查无菌溶液，将适量生理盐水或蒸馏水倒入无菌治疗碗内 9. 整理无菌巾内物品，展开扇形折叠层，上下边缘对齐，开口处向上反折两次，左、右两侧边缘各向下反折一次 10. 记录铺盘日期、时间，并签名	未用纱布擦治疗盘扣 2 分；打开顺序错误扣 2 分；污染一处扣 2 分；未注明开包日期扣 2 分；顺序颠倒扣 1 分；其他每项不符合要求扣 1 分	
	无菌容器使用	12	1. 检查无菌容器名称、槽底开关是否关闭、有效灭菌日期、化学指示胶带颜色 2. 打开无菌容器盖，内面朝上放置或拿于手中，取用物品后立即盖严容器，手不可触及容器的内面及边缘 3. 用无菌持物钳取、放物品不可触及容器边缘，不跨越无菌区 4. 物品取出后未使用，不可再放回 5. 打开容器时，避免手臂跨越容器上方 6. 手持无菌容器时，应托住底部 7. 从储槽中取物时，应将储槽盖完全打开，避免物品触碰边缘而污染 8. 注明无菌容器打开日期、时间，并签名	未检查时间扣 2 分；污染一处扣 2 分；跨越污染区扣 2 分；未标明时间扣 3 分；一次取出不成功扣 1 分；其他每项不符合要求扣 1 分	

续表

项目		总分	技术操作要求	评分	扣分
操作流程	取用无菌溶液	10	1.核对标签上药名、浓度、剂量、失效期等，检查瓶盖是否松动，瓶身有无裂缝，无菌溶液有无变质、沉淀、变色、混浊等 2.启开瓶盖，用拇指、食指或双手拇指于标签侧翻起瓶塞 3.拉出瓶塞，标签朝上并握于掌心中，倒出少量溶液冲洗瓶口，再由原处倒出适量溶液至无菌治疗碗内 4.及时盖好瓶塞，用安尔碘棉签由下而上消毒瓶口瓶塞 5.注明开瓶日期、时间，并签字	未检查药液扣2分；手指污染瓶盖扣3分；未冲洗瓶口扣2分；未标明开瓶时间扣2分；其他每项不符合要求扣1分	
	无菌手套使用	12	1.摘手表，洗手，检查手套号码、有效期，包装有无漏气、潮湿及破损 2.打开手套封口，取出手套内包装，一手掀起包装开口处，另一手捏住手套反折部分(手套内面)，取出手套(两只手套拇指相对)，对准五指戴上一只手 3.再用戴好无菌手套的手插入另一只手套反折内面(手套外面)，同法戴好 4.将手套边套在衣袖外面 5.脱手套时，一手捏住另一手套外面，翻转脱下，再以脱下手套的手插入另一只手套内，将其翻转脱下 6.处理用物，洗手	带手套污染扣3分；其他每项不符合要求扣1分	
评价		9	1.动作准确、熟练、节力 2.无菌观念强，操作过程无污染，理论提问 3.操作时间8分钟	一项不符合要求扣3分	
总分		100			

生命体征测量技术

生命体征是用来判断患者的病情轻重和危急程度的指征。生命四大体征包括呼吸、体温、脉搏、血压。

一、目的

1. 了解患者循环系统状态,识别存在和潜在的问题。

2. 了解病情,协助诊断治疗。

3. 为病情变化提供依据。

二、操作流程

步骤	内容
准备	1.操作者按规定着装、洗手、戴口罩 2.用物准备齐全，检查血压计及听诊器性能 3.环境宽敞、清洁
解释评估	1.严格查对，向患者解释目的 2.评估患者上肢活动度及腋窝情况 3.询问有无进冷热饮、运动、情绪变化等情况 4.协助患者取体位，注意保暖
测体温	1.解开上衣扣，用纱布擦干测体温侧腋下汗液 2.检查体温计是否完好，水银柱甩至35 ℃以下，将体温计水银端放于腋窝深处并紧贴皮肤。嘱患者屈臂过胸夹紧体温计，测量5~10分钟后取出 3.读取体温数并记录，告知患者数值，将体温表放入消毒液中 4.消毒后的体温表，放于消好毒的方盒内备用
测脉搏	1.将患者右侧手臂轻松置于床上 2.以食指、中指、无名指指腹平放桡动脉搏动处，能感觉到脉搏搏动 3.一般患者可测30秒，脉搏异常的患者，测量1分钟 4.脉搏短绌的患者，应由两名护士同时测量，一人听心率，另一人测脉率，由听心率者发出“始”“停”口令，计数1分钟，以分数式记录：心率/脉率
测呼吸	1.测量脉搏后，仍用手按在诊脉部位似数脉搏状，以分散患者的注意力 2.观察患者胸部或腹部的起伏，一吸一呼为1次 3.观察呼吸深度和节律，计数30秒，告知患者数值，并记录 4.患者呼吸微弱不易观察时，可将少许棉絮置于患者鼻孔前，观察棉絮吹动的次数，计数1分钟
测血压	1.根据病情取坐位或卧位，露出手臂，伸直肘部，手掌向上外展45°，保持血压计零点。肱动脉与心脏处于同一水平 2.放平血压计，袖带平整无折缠于上臂中部。袖带下缘距肘窝2~3 cm，松紧以能放入一指为宜 3.打开水银槽开关，戴好听诊器，一手将听诊器胸件置于肱动脉搏动处，另一手握住气球。关闭气门，向袖带内充气至肱动脉搏动消失，再使压力升高20~30 mmHg，然后以4 mmHg/s的速度放气，使汞柱缓缓下降，视线与汞柱面在同一高度 4.当从听诊器中听到第一声波动，汞柱所指的刻度为收缩压，缓缓放气，到搏动突然变弱或消失，汞柱所指的刻度为舒张压 5.测量完毕，驱尽袖带内空气，关闭气门，将血压计盒稍向右倾斜45°，使水银回流槽内，关闭水银槽开关，卷平袖带放入血压计盒内，告知患者数值
整理	1.将患者安置于舒适体位，整理床单位 2.处理用物，洗手 3.记录，有异常情况及时通知医生

三、操作注意点与说明

(一)体温的测量注意事项

1. 婴幼儿、意识不清或者不合作的患者测体温时,护理人员应当守候在患者身旁,禁忌测量口温。

2. 如有影响测量体温的因素时,应当推迟30分钟测量,沐浴后需待20分钟后再测腋下温度。

3. 发现体温和病情不符时,应当复测体温。

4. 腋下有创伤、手术、炎症,腋下出汗较多,极度消瘦的患者,不宜腋下测温。

5. 腹泻、直肠或肛门手术、心肌梗死患者不宜用直肠测量法。

6. 如患者不慎咬破汞温度计,应当立即清除口腔内玻璃碎片,再口服蛋清或者牛奶延缓汞的吸收。若病情允许,服富含纤维的食物以促进汞的排泄。

(二)脉搏的测量注意事项

1. 如患者有紧张、剧烈运动、哭闹等情况,需稳定后测量。

2. 脉搏短绌的患者,按要求测量脉搏,即一名护士测脉搏,另一名护士听心率,同时测量1分钟。

3. 偏瘫患者选择健侧肢体测量脉搏。

4. 除桡动脉外,可测颞动脉、颈动脉、肱动脉、股动脉、腘动脉及足背动脉等。

5. 不可用拇指诊脉。

(三)呼吸的测量注意事项

1. 呼吸的速率会受到意识的影响,故测量时不必告诉患者。

2. 如患者有紧张、剧烈运动、哭闹等,需稳定后测量。

3. 呼吸不规律的患者及婴儿应当测量1分钟。

4. 测量呼吸时宜取仰卧位。

(四)血压的测量注意事项

1. 保持测量者视线与血压计刻度平行。

2. 长期观察血压的患者,做到“四定”:定时间、定部位、定体位、定血压计。

3. 按照要求选择合适袖带,偏瘫患者选择健侧上肢测量。

4. 若衣袖过紧或者衣服太多时,应当脱掉衣服,以免影响测量结果。

5. 如发现血压听不清或异常时,应重测,驱尽袖带内空气,使汞柱降至“0”,稍休息片刻再测量,必要时做对照复查。

(五)宣教与告知

1. 向患者及家属解释体温、脉搏、呼吸、血压监测的重要性,学会正确测量方法。

2. 教会患者及家属对体温的动态观察,提供体温过高、体温过低的护理指导，提高自我护理能力。

3. 鼓励患者穿着宽松、棉质、通风的衣物，以利于排汗。

4. 教会患者正确判断降压效果，及时调整用药。

5. 指导患者正确使用血压计和测量血压，帮助患者创造在家中自测血压的条件，以便患者能够及时掌握自己血压的动态变化。

6. 指导患者采用合理的生活方式，提高自我保健能力。

四、操作技术操作考核评分标准

生命体征测量技术操作考核评分标准

<table>
<tr><th colspan="2">项目</th><th>总分</th><th>技术操作要求</th><th>评分</th><th>扣分</th></tr>
<tr><td colspan="2">仪表</td><td>5</td><td>仪表端庄，服装整洁，无长指甲，(手)无饰品</td><td>一项不符合要求扣1分</td><td></td></tr>
<tr><td colspan="2">评估患者</td><td>10</td><td>1. 评估患者身体状况及合作程度，解释操作目的
2. 询问有无进冷热饮、运动、情绪变化等情况，如有应休息20～30分钟后再测量
3. 评估患者上肢活动度及腋窝情况，选择患者适宜的测温方法
4. 检查血压计及听诊器性能</td><td>评估内容少一项扣2分；未检查血压计、听诊器性能扣1分</td><td></td></tr>
<tr><td colspan="2">操作前准备</td><td>5</td><td>1. 洗手，戴口罩
2. 用物准备：治疗盘、方盒内盛体温计、弯盘、纱布3块、记录本、笔、有秒针的表、血压表、听诊器、速干手消毒剂，车下放消毒液方盒，清点、检查并擦干体温计</td><td>准备用物不全扣2分</td><td></td></tr>
<tr><td rowspan="2">操作流程</td><td>安全与舒适</td><td>5</td><td>1. 问候患者，核对床号、姓名、性别、住院号，并向患者做好解释工作
2. 患者体位舒适、安全，注意保暖，注意用物在检查时的使用安全</td><td>一项不符合要求扣2分</td><td></td></tr>
<tr><td>测体温</td><td>15</td><td>1. 测腋温时，解开上衣扣，用纱布擦干测体温侧腋下汗液
2. 检查体温计是否完好，水银柱甩至35 ℃以下，将体温计水银端放于腋窝深处并紧贴皮肤，嘱患者屈臂过胸夹紧体温计，测量5～10分钟后取出
3. 读取体温数，手不接触水银端，告知患者数值，整理患者床单位，将体温表放入消毒液中，记录体温值
4. 消毒后的体温表，放于消毒好的方盒(底部垫纱布，带盖)内备用</td><td>未擦干腋下扣2分；未屈臂过胸扣2分；时间不足扣2分</td><td></td></tr>
</table>

续表

项目		总分	技术操作要求	评分	扣分
操作流程	测脉搏	15	1. 向患者解释测量脉搏的目的,以取得合作 2. 将患者右侧手臂轻松置于床上 3. 以食指、中指、无名指指腹平放桡动脉搏动处,力度适中,以能感觉到脉搏搏动为宜 4. 一般患者可测 30 秒,脉搏异常的患者,测量 1 分钟。核实后,报告医师,并记录,测量结果正确(误差<4 次/分) 5. 脉搏短绌的患者,应由两名护士同时测量,一人听心率,另一人测脉率,由听心率者发出“始”“停”口令,计数 1 分钟,以分数式记录:心率/脉率。例如,100/85/分	体位不正确扣 2 分;测量时间不正确扣 2 分;其他一项不符合扣 1 分	
	测呼吸	10	1. 测量脉搏后,用手仍按在诊脉部位似数脉搏状,以分散患者的注意力 2. 观察患者胸部或腹部的起伏,一吸一呼为 1 次 3. 观察呼吸的深度和节律,计数 30 秒,结果乘以 2 即得呼吸频率,告知患者数值,并记录 4. 患者呼吸微弱不易观察时,可将少许棉絮置于患者鼻孔前,观察棉絮吹动的次数,计数 1 分钟	每一步不符合要求各扣 2 分;时间不足扣 2 分;次数不对扣 2 分	
	测血压	20	1. 向患者解释测量血压的目的,以取得合作 2. 根据病情取坐位或卧位,卷衣袖露出一侧上臂至肩部,必要时脱袖,以免袖口太紧会影响血流。伸直肘部,手掌向上外展 45°,保持血压计零点,肱动脉与心脏处于同一水平 3. 放平血压计,打开气门,驱尽袖带内的空气,平整无折缠于上臂中部,袖带下缘距肘窝 2～3 cm,松紧以能放入一指为宜 4. 打开水银槽开关,戴好听诊器,在肘窝内侧摸到肱动脉搏动后,一手将听诊器胸件置于肱动脉搏动处并用中指、食指加以固定,另一手握住气球,关闭气门,向袖带内充气	未解释目的扣 1 分;卧位不正确扣 2 分;血压计袖带松紧不宜扣 2 分;未检查血压计性能扣 2 分;充气过快扣 2 分;重复测量时水银未降至零即充气扣 2 分;气未排尽扣 2 分;未记录时间扣 2 分;顺序颠倒扣 2 分	

续表

项目		总分	技术操作要求	评分	扣分
操作流程	测血压		至肱动脉搏动消失，再使压力升高 20～30 mmHg，然后以 4 mmHg/s 的速度放气，使汞柱缓缓下降，视线与汞柱面在同一高度 5. 当从听诊器中听到第一声波动，汞柱所指的刻度为收缩压；继续放气，到搏动突然变弱或消失，汞柱所指的刻度为舒张压 6. 测量完毕，解开袖带，驱尽袖带内空气，关闭气门，将血压计盒盖向右倾斜 45°，使水银回流槽内，关闭水银槽开关，将患者安置于舒适体位，整理床单位，告知患者数值 7. 卷平袖带放入血压计盒内，关闭血压计盒盖 8. 听诊器使用方法正确，注气过程平稳，放气过程均匀（水银下落 4 mmHg/s）。以分数式记录血压，即收缩压/舒张压（mmHg），测量结果正确（一次听诊误差＜7 mmHg），床前洗手、记录		
操作后		5	1. 整理床单位，患者安置妥当 2. 正确处理物品（体温计、血压计及听诊器的消毒等） 3. 洗手、记录，有异常情况及时通知医生	一项不符合要求扣 2 分	
评价提问		10	1. 动作轻稳，观察准确，查对规范 2. 患者安全、舒适，沟通及时有效，爱伤观念强 3. 操作时间 10 分钟	一项不符合要求扣 2 分	
总分		100			

口腔护理技术

一、目的

1. 保持口腔清洁，消除口臭，促进食欲，预防口腔感染及并发症的发生。
2. 观察口腔黏膜和舌苔的变化，提供病情的动态信息。

二、操作流程

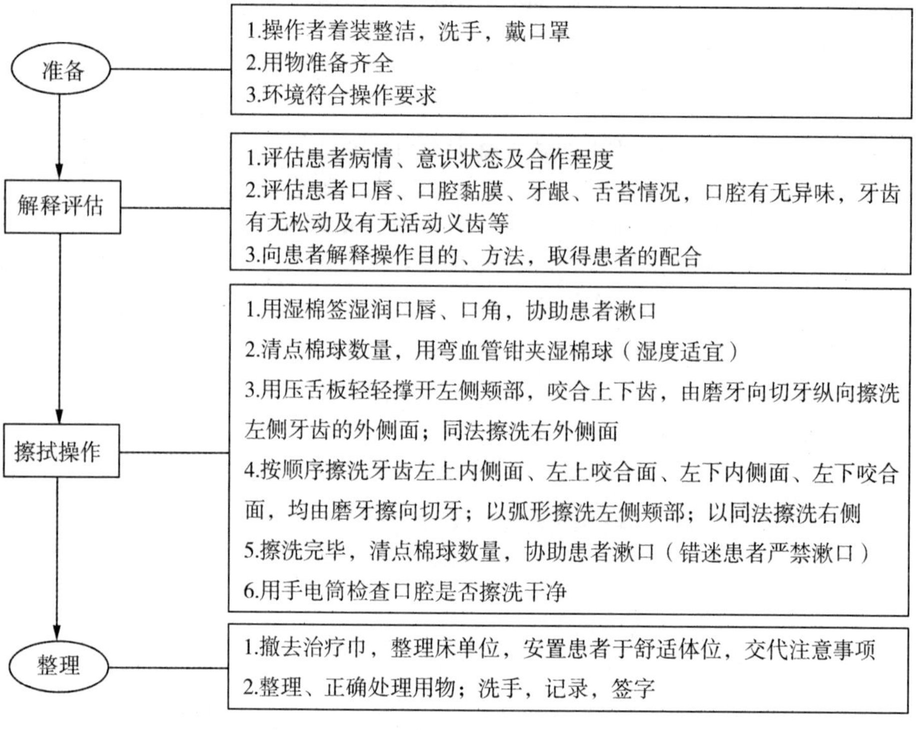

三、操作注意点与说明

（一）操作要点

1. 操作动作应当轻柔，避免金属钳端碰到牙齿，损伤黏膜及牙龈，对凝血功能差的患者应当特别注意。

2. 对昏迷或意识不清的患者，应当注意棉球不能过湿，禁止漱口。

3.使用开口器时，应从磨牙处放入。

4.擦洗时须用止血钳夹紧棉球，每次一个，防止棉球遗留在口腔内。

5.如患者有活动性义齿，应先取下再进行操作。

6.操作前后应当清点棉球数量。

（二）宣教与告知

1.讲解健康的口腔黏膜是完好无损、湿润、平整和光滑的。

2.宣教口腔卫生的重要性，介绍口腔护理的有关知识，使患者能够做到有效清洁口腔，保持口腔卫生，预防各种口腔并发症的发生。

（三）操作并发症

口腔护理技术常见并发症的预防及处理

常见并发症	临床表现	原因	预防及处理
窒息	窒息患者起病急，轻者呼吸困难、缺氧、面色发绀，重者出现面色苍白、四肢厥冷、大小便失禁、鼻出血、抽搐、昏迷，甚至呼吸停止	1.医护人员由于粗心大意，将棉球遗留在口腔，导致窒息 2.有义齿的患者，操作前未将义齿取出，操作时义齿脱落，严重者造成窒息 3.因患者不配合操作，造成擦洗的棉球松脱，掉入气管或支气管，造成窒息	1.操作前清点棉球的数量，每次擦洗时只能夹一个棉球。操作结束后，再次核对棉球的数量，认真检查口腔内有无遗留物 2.对于清醒患者，操作前询问其有无义齿；昏迷患者，操作前仔细检查牙齿有无松脱，义齿是否活动等 3.对于兴奋、躁动、行为紊乱的患者，应尽量在其较安静的情况下进行口腔护理，操作时最好取坐位；昏迷、吞咽功能障碍的患者，应采取侧卧位，棉球不宜过湿，以防误吸。夹取棉球最好使用弯止血钳，不易松脱 4.如患者出现窒息，应及时处理。迅速有效清除吸入的异物，及时解除呼吸道梗阻。采用“一抠、二转、三压、四吸”的方法。一抠即用中指、食指从患者口腔中抠出或用血管钳取出异物，这是最迅速有效的办法。二转即将患者倒转180°，头面部向下，用手拍击背部，利用重力作用使异物滑落。三压是让患者仰卧，用拳向上推压其腹部，或让患者站立或坐位，从身后将其拦腰抱住，一手握拳顶住其上腹部，另一手握住此拳，以快速向上的冲力反复冲压腹部，利用空气压力将异物冲出喉部；如果让腹部对准椅背或桌角用力向上挤压，效果更佳，但应注意避免腹腔内脏器尤其是肝脏挤压伤。四吸即利用吸引器负压吸出阻塞的痰液或液体物质 5.如果异物已进入气管，患者出现呛咳或呼吸受阻，先用粗针头在环状软骨下1～2 cm处刺入气管，以争取时间行气管插管，在纤维支气管镜下取出异物，必要时行气管切开术解除呼吸困难

续表

常见并发症	临床表现	原因	预防及处理
吸入性肺炎	主要临床表现有发热、咳嗽、咳痰、气促、胸痛等,叩诊呈浊音,听诊肺部有湿啰音。辅助检查:胸部X线片可见斑片状阴影	多发生于意识障碍的患者,口腔护理的清洗液和口腔内分泌物容易误入气管,成为肺炎的主要原因	1. 为昏迷患者进行口腔护理时,患者取仰卧位,头偏向一侧 2. 进行口腔护理的棉球要拧干,不应过湿,昏迷患者不可漱口,以免引起误吸
口腔黏膜损伤	口腔黏膜充血、出血、水肿、炎症、溃疡形成,严重者出血、脱皮、坏死组织脱落。患者感口腔疼痛	1. 擦洗口腔过程中,护理人员操作动作粗暴,止血钳碰伤口腔黏膜及牙龈,尤其是进行放疗的肿瘤患者,更易引起口腔黏膜损伤 2. 为昏迷患者牙关紧闭者进行口腔护理时,使用开口器协助张口方法欠正确或力量不当,造成口腔黏膜损伤 3. 漱口液温度过高,造成口腔黏膜烫伤	1. 为患者进行口腔护理时,动作要轻柔,尤其是放疗患者,不要使血管钳或棉签的尖部直接与患者的口腔黏膜接触 2. 医护人员正确使用开口器,应用纱布包裹从臼齿处放入,牙关紧闭者不可使用暴力使其张口 3. 选择温度适宜的漱口液,使用过程中,加强对口腔黏膜的观察 4. 发生口腔黏膜损伤者,应用朵贝尔氏液、呋喃西林液或0.1%～0.2%过氧化氢溶液(双氧水)含漱 5. 如有口腔溃疡疼痛时,溃疡面用西瓜霜喷敷或锡类散吹敷,必要时用2%利多卡因喷雾止痛或将洗必泰漱口液用注射器直接喷于溃疡面,每日3～4次,抗感染疗效较好
口腔及牙龈出血	临床表现以牙龈出血持续不止为主要症状,出血时间由数小时至数天不等,出血量为20～500 mL	1. 患有牙龈炎、牙周病的患者,龈沟内皮组织充血,炎性反应使肉芽组织形成,口腔护理对患处的刺激极易引起血管破裂出血 2. 操作时动作粗暴,也易造成口腔及牙龈出血,尤其是凝血机制障碍的患者 3. 为昏迷患者进行口腔护理时,开口器应用不当,造成口腔及牙龈损伤、出血	1. 进行口腔护理时,动作要轻柔、细致,特别对凝血机制差、有出血倾向的患者,擦洗过程中,要防止碰伤黏膜及牙龈 2. 正确使用开口器,应从患者臼齿处放入,牙关紧闭者不可使用暴力强行使其张口,以免造成损伤,引起出血 3. 若出现口腔及牙龈出血者,止血方法可采用局部止血法,如牙周袋内碘酚烧灼或加明胶海绵填塞,敷盖牙周塞治疗剂。必要时进行全身止血治疗,如肌注或静脉注射注射用血凝酶(巴曲亭、立止血)等,同时针对原发疾病进行治疗

四、操作技术操作考核评分标准

口腔护理技术操作考核评分标准

项目		总分	技术操作要求	评分	扣分
仪表		5	仪表端庄，服装整洁，无长指甲，(手)无饰品	一项不符合要求扣1分	
评估患者		10	1. 评估患者病情、意识状态及合作程度 2. 评估患者口唇、口腔黏膜、牙龈、舌苔情况；口腔有无异味，牙齿有无松动及有无活动义齿等 3. 向患者解释操作目的、方法，取得患者的配合	评估不全面，少一项扣2分；未评估不得分	
操作前准备		15	1. 洗手，戴口罩 2. 用物准备：无菌治疗盘内放治疗碗2个(一个碗内放漱口液浸泡的棉球16个、压舌板、弯血管钳、镊子，另一碗内盛温开水和吸水管)，纱布、弯盘、石蜡油棉球、碘甘油、无菌棉签、治疗巾、手电筒、速干手消毒剂、执行单，必要时备开口器，车下放小桶(内套黄色垃圾袋)，根据患者病情选择口腔护理液	漏一项扣1分	
操作流程	安全与舒适	10	1. 携用物至患者床旁，问候患者，核对床号、姓名、性别、住院号 2. 病房环境整洁、舒适安全 3. 帮助患者取平卧位或侧卧位，头偏向操作者	无效核对扣5分；卧位不合适扣3分	
	操作步骤	55	1. 颌下置治疗巾，弯盘放于口角旁 2. 用湿棉签湿润口唇、口角，协助患者漱口(清醒患者)，擦净口唇 3. 清点棉球数量，用弯血管钳夹湿棉球(湿度适宜)，嘱患者张口，用压舌板轻轻撑开左侧颊部，咬合上下齿，由磨牙向切牙纵向擦洗左侧牙齿的外侧面 4. 同法擦洗右外侧面 5. 嘱患者张口，按顺序擦洗牙齿左上内侧面、左上咬合面、左下内侧面、左下咬合面，均由磨牙擦向切牙 6. 以弧形擦洗左侧颊部 7. 以同法擦洗右侧	未嘱张口扣2分；擦洗顺序不对扣3分；擦洗不到位或者有遗漏，每处扣2分	

续表

项目	总分	技术操作要求	评分	扣分
		8. 以"Z"形擦洗硬腭部、舌面及舌下，注意勿触及咽部，以免引起患者恶心 9. 擦洗完毕，清点棉球数量，协助患者漱口(昏迷患者严禁漱口)，用纱布擦净口唇及面颊部，撤去弯盘 10. 用手电检查口腔是否擦洗干净，有无溃疡，必要时涂碘甘油，口唇干裂涂石蜡油 11. 擦洗过程随时询问患者的感觉，口腔护理操作时，避免清洁、污染交叉混淆 12. 撤去治疗巾，整理床单位，安置患者于舒适体位，交代注意事项	擦洗手法不对扣5分；止血钳端触碰牙齿扣2分；棉球湿度过大扣5分；擦洗过程未询问患者感受扣2分；未核对棉球数量扣5分	
操作后	5	1. 整理、正确处理用物 2. 洗手，记录，签字	每项不符合要求扣1分	

置胃管与鼻饲技术

一、目的

1. 经胃肠道用管饲提供代谢需要的各种营养素。

2. 促进肠道功能恢复，保护肠道黏膜屏障，防止细菌移位。

二、操作流程

步骤	内容
准备	1.操作者按规定着装、洗手，酌情戴口罩 2.了解病情，掌握插管要领及判断胃管位置方法 3.用物准备齐全
插管	1.查对，向患者解释 2.根据病情取半坐卧位或坐位，无法坐起者取右侧卧位 3.检查清洁鼻腔 4.打开鼻饲包，铺治疗巾于颌下，置弯盘于颊旁，测量胃管应插入的长度，并做一标记。润滑胃管前段10~20 cm，夹紧胃管末端，左手持纱布托住胃管，右手用镊子夹管前端沿鼻腔、下鼻道插入；至14~16 cm时，嘱患者做吞咽动作，慢慢吞咽胃管至所需长度。成人一般45~55 cm（即前发际至胸骨剑突处或由鼻尖经耳垂至胸骨剑突处的距离）
判断胃管位置	1.连接注食器于胃管末端进行抽吸，能抽出胃液则证明胃管已插至胃内；若吸不出胃液，则置听诊器胸件于患者剑突下，从胃管注入空气10 mL，如已插入胃内能够听到气过水声；亦可将胃管末端置于水中，无气泡溢出则可确定胃管不在气管内 2.确定胃管在胃内后夹紧末端，以胶布固定于鼻梁部或面颊
灌食	1.测量食温(38~40 ℃)，从胃管先注入少量温开水，再注入流质饮食，全部鼻饲液注完后再注入少量温开水，用纱布包扎管口，反折夹紧 2.协助患者清洁口腔，维持原卧位20~30分钟
整理	1.整理患者及床单位 2.查对，记录插管时间、鼻饲液的种类和量，观察患者反应 3.清理用物，清洗（必要时消毒）注食器备用

三、操作注意点与说明

（一）操作要点

1. 操作前熟悉患者病情，特别要注意术后胃管的放置位置。

2. 插管过程中患者出现呛咳、呼吸困难、发绀等，表示误入气管，应立即拔出，休息片刻重插。

3. 昏迷患者插管时，应将患者头向后仰，当胃管插入会厌部约 15 cm 时，左手托起头部，使下颌靠近胸骨柄，加大咽部通道的弧度，使管端沿后壁滑行，插至所需长度。

4. 每天检查胃管插入的深度，鼻饲前检查胃管是否在胃内，并检查患者有无胃潴留。胃内容物超过 150 mL 时，应当通知医师减量或者暂停鼻饲。

5. 留置胃管或鼻饲患者每日 2 次口腔护理。生活能自理者，督促其注意口腔卫生。

6. 长期鼻饲患者根据实际胃管要求进行定期更换。

7. 妥善固定好胃管，对躁动者可进行保护性约束，翻身及活动时要防止胃管脱出；做好胃管鼻贴固定，防止鼻翼发生压疮。

8. 鼻饲后 30 分钟内应避免搬动患者或进行可能引起误吸的操作，如胸部物理治疗（CPT）、吸痰等。痰液较多的患者应在管饲前给予 CPT、吸痰，管饲后床头抬高 30°～45°至少 30 分钟。

9. 鼻饲期间的药物应充分捻碎，溶解成液状后注入。药物需与营养液分开管饲。

10. 鼻饲混合流食，应当间接加温，以免蛋白凝固。鼻饲前后均应用 20 mL 水冲洗导管，防止管道堵塞。

（二）宣教与告知

1. 操作前告知患者或家属插胃管的目的：保证患者摄入足够的热能和蛋白质等多种营养素及所需服用的药物，以利于早日康复。

2. 对意识障碍或不合作的患者，插管前要告知家属，在插管过程中，可能出现由于迷走神经反射导致呼吸暂停或因误插气管致窒息危险，家属同意后在《知情告知书》上签字。

3. 预防胃管滑脱的方法和活动时固定胃管的方法：可挂于耳部或固定于肩部。

4. 管饲后继续抬高床头 30°～45°至少 30 分钟。

5. 每次鼻饲量不超过 200 mL，间隔时间不少于 2 小时。温度为 38～40 ℃，可用手腕曲侧测试，以不感觉烫为宜。鼻饲药物时，将药物溶解后再进行灌注。

6. 患者对鼻饲有一个适应过程，开始膳食易少量、清淡，午餐食量稍高于早餐和晚餐，每日 6～8 次。

7. 鼻饲时要注意食物、餐具和灌注时的卫生，膳食应新鲜配置，注意膳食的调节，避免引起腹泻、便秘等不适。

（三）操作并发症

置胃管与鼻饲技术常见并发症的预防及处理

常见并发症	临床表现	原因	预防及处理
败血症	患者突发寒战、高热、四肢颤抖，反复呈现规律性发作。化验示白细胞进行性增高，血及胃液培养可见致病菌，如肺炎克雷伯氏菌生长	1. 患者有某些基础病，如糖尿病酮症酸中毒并发急性胃炎等，抵抗力低下，留置胃管对胃黏膜的刺激加剧了胃黏膜充血水肿、出血等炎症反应。而致病菌如克雷伯氏菌主要寄生在人的胃肠道，其荚膜具有特异抗原，在体内不易被吞噬细胞吞噬，细胞繁殖力大，致病力强。病原菌及其产物进入血流造成医源性感染 2. 某些药物，如甲氰咪胍、雷尼替丁等能使胃液 pH 值改变，细菌在上消化道内繁殖引起败血症，造成多器官功能不全 3. 长期留置胃管，细菌由胃管进入胃内，在抵抗力降低的情况下诱发感染	1. 留置胃管前各仪器及管道须彻底消毒。可选用改良胃管，在胃管尾端口加一硅胶管塞，手轻轻一按即可关闭胃管，既能有效防止胃内液体外流，也能防止细菌通过胃管污染胃腔腹腔，从而减少条件致病菌所诱发的感染 2. 对急性胃肠炎患者需留置胃管时要谨慎，胃管的前端不要太靠近胃黏膜，以免损伤充血水肿的胃黏膜而引起感染 3. 注意观察用药后引起的细菌异常繁殖 4. 密切观察胃液的颜色、量，及时发现问题。若发生败血症，应尽早给予相应的药物治疗
声音嘶哑	置管后或留置胃管期间出现咽喉疼痛，声音嘶哑	1. 胃管质地较硬，在下插过程中损伤喉返神经 2. 置管过程中患者咳嗽、说话致使胃管移动引起局部摩擦或胃管的机械刺激引起喉头水肿，压迫喉返神经造成声带麻痹	1. 根据年龄、性别、个体差异选择粗细适宜的胃管，采用硅胶管可减轻局部刺激 2. 发现声音嘶哑后嘱患者少说话，使声带得以休息。加强口腔护理，保持局部湿润，给予雾化吸入，口服 B 族维生素及激素治疗，以减轻水肿，营养神经，促进康复 3. 病情允许时应尽早拔出胃管

续表

常见并发症	临床表现	原因	预防及处理
呃逆	喉间呃呃连声，持续不断，声短而频频发作，令人不能自制。轻者数分钟或数小时，重者昼夜发作不停，严重影响患者的呼吸、休息、睡眠	留置胃管过程中膈神经受胃管刺激而产生的反应	1. 留置胃管每天需做口腔护理，注意不要用冷水刺激，以免加重呃逆，可用温开水，棉球不宜太湿 2. 一旦发生呃逆，可首先采用分散注意力的方法，如给患者突然提问或交谈等；轮流用拇指重按患者攒竹穴，每侧 1 分钟，多能缓解；将两食指分别压在患者左右耳垂凹陷处的翳风穴，手法由轻到重，压中带提，以患者最大耐受量为佳，持续 1 分钟后缓慢松手即可止呃 3. 若上述方法无效，可舌下含服心痛定 10 mg，或予胃复安 20～40 mg 肌注，严重者可予氯丙嗪 50 mg 肌注 4. 针灸治疗
咽、食道黏膜损伤和出血	咽部不适、疼痛，吞咽障碍，难以忍受，鼻腔流出血性液，部分患者有感染症状，如发热	1. 反复插管或因患者烦躁不安自行拔出胃管损伤鼻、咽及食管黏膜 2. 长期留置胃管对黏膜的刺激引起口、鼻黏膜糜烂及食管炎 3. 禁食，唾液分泌减少，使黏膜易损伤	1. 对长期留置胃管者，选用聚氯酯和硅胶管，质地软，管径小，可减少插管对黏膜的损伤 2. 向患者做好解释说明，取得患者的充分合作。置管动作要轻稳、快捷 3. 长期留置胃管者，应每日用石蜡油滴鼻，防止鼻黏膜干燥糜烂。用 pH 试纸测定口腔 pH 值，选用适当的药物，每日行 2 次口腔护理，以保持口腔湿润、清洁。每周更换胃管一次，晚上拔出，次晨再由另一鼻孔插入 4. 可用混合液咽部喷雾法预防，即用 2%甲硝唑 15 mL、2%利多卡因 5 mL、地塞米松 5 mg 的混合液加入喷雾器内，向咽部喷雾 4 次，2～3 mL，每日 3 次

四、操作技术操作考核评分标准

置胃管与鼻饲技术操作考核评分标准

项目	总分	技术操作要求	评分	扣分
仪表	5	仪表端庄，服装整洁，无长指甲，(手)无饰品	一项不符合要求扣1分	
评估患者	10	1. 评估患者意识，询问有无插管经历及合作程度 2. 评估患者鼻腔情况，鼻腔是否通畅，鼻腔有无肿胀炎症、鼻中隔偏曲、息肉等 3. 倾听患者的需要和反映，向患者解释鼻饲方法和可能造成的不良反应，指导患者配合方法	一项不符合要求扣2分	
操作前准备	5	1. 洗手，戴口罩 2. 插管用物：无菌治疗盘内放置治疗碗(盛38～40 ℃温开水)、胃管1根、纱布2块、压舌板、治疗巾、50 mL注射器1个、20 mL注射器1个(抽吸胃液)、石蜡油棉球、棉签、夹子或橡皮圈、别针、胶布、弯盘、听诊器、流质饮食(200 mL，温度38～40 ℃)，另备水温计、一次性手套、标记笔、手电筒、执行单、速干手消毒剂，车下放小桶，内套黄色垃圾袋，物品放置合理。 拔管用物：治疗盘内放置弯盘、纱布(2块)、治疗巾、乙醇、棉签、一次性手套，车下放利器盒	用物准备不全，未造成操作中断扣1分；除此之外扣2分	
操作流程 安全与舒适	10	1. 携用物至床旁，问候患者，核对床号、姓名、性别、住院号、饮食种类及量，向患者解释目的，取得合作 2. 环境安静、清洁。 3. 患者体位舒适，协助患者取平卧位或半卧位(床头摇高30°)，昏迷患者取平卧位，头稍后仰，确定剑突位置	未反问式核对患者扣3分；未向患者解释目的扣1分；确定剑突位置手法不正确扣2分；床头未摇高30°扣2分；昏迷患者未口述位置扣2分	

续表

项目		总分	技术操作要求	评分	扣分
操作流程	操作步骤	53	1. 备好胶布，检查并打开胃管包装备用，清洁鼻腔 2. 戴手套，颌下铺治疗巾，置弯盘于口角旁 3. 用空针抽吸 10 mL 空气，检查胃管是否通畅。润滑胃管前端，测量胃管的长度，即患者前发际至剑突或鼻尖经耳垂至剑突的距离，并做好标记(成人 45～55 cm，婴幼儿 14～18 cm) 4. 核对患者，左手托住胃管，右手持胃管的前端(5～6 cm 处)沿一侧鼻孔缓缓插入；到咽喉部(14～16 cm)时，嘱患者做吞咽动作。插入 25 cm 左右嘱患者张口，检查胃管是否盘在口中。随后将胃管迅速插至所需的长度，暂用胶布固定于鼻翼 5. 在插入过程中，如患者出现恶心，应暂停片刻，嘱患者深呼吸或做吞咽动作，随后将胃管迅速插入 6. 如患者出现呛咳、呼吸困难、发绀等症状，表示胃管误入气管，应立即拔出，休息片刻后重新插入。如患者流泪、流涕，应及时擦净，并安慰患者 7. 昏迷患者当胃管插入 15 cm 时(咽部)，以左手将患者头部托起，使下颌靠近胸骨柄，以加大咽部通道弧度，顺势插至所需长度 8. 验证胃管在胃内的方法：①用注射器抽吸有胃液抽出；②置听诊器于胃部，用注射器从胃管注入 10 mL 空气，听到气过水声；③当患者呼气时，将胃管末端置于水中，无气体逸出 9. 擦净患者口鼻，撤去弯盘，摘手套，将胃管固定于一侧颊部，做标记，标注置管时间，再次核对患者	未检查通畅扣 3 分；未测量胃管长度或测量不准确扣 3 分；润滑长度不够或未润滑扣 5 分；进管不畅时，未检查胃管是否盘在口中扣 5 分(口述)；插胃管动作过于粗暴扣 5 分；未嘱患者做吞咽动作扣 3 分；胶布备在治疗盘外扣 1 分；插管一次不成功扣 10 分；未验证胃管在胃内扣 10 分；每次验证不符合要求但有效扣 1 分；验证无效扣 3 分；固定贴一处不符合扣 2 分；固定鼻贴的顺序错误，易脱管扣 5 分；标记不符合要求扣 3 分；其他一项不符合要求扣 2 分	
			1. 注入食物前后向患者解释 2. 以一手固定胃管末端，另一手持注食器先注入 20 mL 温开水，遵医嘱再缓缓注入流质饮食，速度适宜，温度适宜，注入量不超过 200 mL 3. 注入过程中注意观察患者的反应及询问患者的感受 4. 鼻饲完毕，注入 20 mL 温开水冲洗管腔，将胃管末端抬高后盖帽反折，用纱布包好，用橡皮圈或夹子夹紧，脱手套，用别针固定胃管于患者枕旁或衣服口袋内，撤去治疗巾 5. 协助患者取舒适卧位，交代注意事项：①保持体位半小时；②活动时注意胃管勿脱出；③恶心时做深呼吸和吞咽动作 6. 整理床单位及用物	未测食物温度扣 3 分；最后注水后未向上提拉胃管扣 3 分；未观察患者反应扣 3 分；未将胃管反折扣 3 分；固定贴不规范每处扣 3 分；固定贴与注食的步骤错误扣 5 分(易造成脱管)；未再次核对患者扣 3 分；其他一项不符合要求扣 2 分	

续表

项目	总分	技术操作要求	评分	扣分
拔管	7	1. 携用物至床旁，问候患者，核对床号、姓名，并做好解释工作 2. 去除别针，轻轻揭去固定的胶布，戴手套，颌下铺治疗巾，弯盘置口角旁，胃管置于弯盘内，用纱布包裹胃管，拔到咽喉处时，嘱患者慢慢呼气，迅速拔出胃管，以免液体滴入气管 3. 将拔出的胃管盘起放在弯盘内，清洁患者的口鼻、面部，擦净胶布痕迹，再次核对患者并做饮食指导	未核对患者扣 2 分；未嘱患者呼气扣 3 分；未清理口腔面部扣 4 分；其他一项不符合要求扣 2 分	
评价提问	10	1. 操作准确、熟练、节力，查对规范 2. 正确指导患者配合的方法，与患者沟通有效，爱伤观念强 3. 患者舒适，无不良反应 4. 操作时间 10 分钟	一项不符合要求扣 2 分	
总分	100			

胃肠减压技术

胃肠减压术是利用负压吸引和虹吸作用的原理，通过胃管将积聚于胃肠道内的气体及液体吸出，对胃肠道梗阻患者可减低胃肠道内的压力和膨胀程度，对胃肠道穿孔患者可防止胃肠内容物经破口继续漏入腹腔，有利于胃肠吻合术后吻合口的愈合。

一、目的

1. 利用负压原理，将胃肠道积聚的气体、液体吸出，减轻胃肠道内压力，促进胃肠道功能恢复。

2. 通过对胃肠减压吸出物的判断，观察病情变化，协助诊断。

二、操作流程

步骤	内容
准备	1.操作者按规定着装、洗手、戴口罩 2.了解病情、意识状态、鼻腔情况、是否有人工气道，食道、胃肠梗阻或术后情况 3.用物准备齐全，环境符合操作要求
解释评估	1.严格查对，向患者解释插管目的及配合要点，指导患者做深呼吸 2.协助患者取舒适体位，协助患者取平卧位或半卧位（床摇高30°），昏迷患者取平卧位，头稍后仰，确定剑突位置
检查胃管	1.备好胶布，打开胃管包，清洁鼻腔 2.戴手套，颌下铺治疗巾，弯盘置口角旁 3.检查胃管是否通畅，润滑胃管，测量胃管旋转长度
插胃管	将胃管沿一侧鼻孔缓缓插入，到咽喉部（14~15 cm）时，嘱患者做吞咽动作；插入25 cm左右嘱患者张口，检查胃管是否盘在口中，随后将胃管迅速插入所需的长度，暂用胶布固定于鼻翼
检查胃管在胃中	1.用无菌注射器接于末端回抽，看是否可抽出胃液 2.将胃管末端放入盛有凉开水或生理盐水的碗中，看有无气泡溢出 3.用无菌注射器注入10~20 mL空气于胃管内，将听诊器放在患者上腹部，听有无气过水声
连接负压装置	1.调整减压装置,将胃管与负压装置连接，调节负压，保持压力(5 kPa) 2.妥善固定胃管于床旁，撤去治疗巾
做好观察、记录	1.注意观察和记录胃肠引流液的颜色、性质、量 2.向患者交代注意事项
整理	1.整理患者和床单位 2.查对并在临时医嘱单上签字 3.清理用物

三、操作注意点与说明

(一)操作要点

1. 昏迷者有义齿应取下。

2. 患者鼻尖至耳垂加鼻尖到剑突的长度或前额发际至剑突下。

3. 带钢丝的鼻胃管在操作前后注入 10 mL 生理盐水,更易插入或拔出钢丝。

4. 遇阻力勿强行插入,调整位置或拔出休息片刻,重新插入。遇呛咳及发绀提示胃管误入气管,立即拔出。

5. 昏迷和反应迟钝的患者须特别注意。

6. 检测抽出液的 pH 值可作参考。

7. 建议用"工"形胶布固定在鼻翼处,必要时可用双套结。

8. 负压为 3～5 kPa。

(二)宣教与告知

1. 告知患者及家属胃管放置的重要性。

2. 告知患者及家属预防胃管滑脱的方法。

3. 告知患者活动时固定胃管的方法:可挂于耳部或固定于肩部。

(三)操作并发症

胃肠减压技术常见并发症的预防及处理

常见并发症	临床表现	原因	预防及处理
引流不畅	腹胀无缓解或加剧,检查负压引流装置,无引流物引出,或引流物突然减少;引出的胃液量明显低于正常胃液分泌量(正常人 24 小时分泌的胃液量为 1200～1500 mL);注气时胃部听诊无气过水音;冲洗胃管,引流量明显小于冲洗量	1. 置入胃管时患者的吞咽动作与操作人员送管动作配合不当,送管太急,胃管进入胃内太多造成胃管在胃内盘曲、打结 2. 昏迷患者吞咽反射减弱或消失,对咽部的刺激不敏感,插管时不能配合吞咽,胃管不易进入食管上口,或进入食管后缺少吞咽动作而盘旋在咽部或食管上段 3. 胃管置入过深,多见于胃肠吻合术时,胃管置入吻合口下的肠腔内,致使引流不畅	1. 对于清醒的患者,在插管过程中,耐心向其说明插管的目的和步骤,告知插管过程中配合的注意事项(如吞咽的速度、呕吐时的处理办法等);医护人员的插管速度尽量与患者的吞咽速度相吻合,以免胃管在患者的口腔内盘曲;工作中加强责任感,定时检查胃管,及时发现和纠正滑出的胃管 2. 为昏迷患者插胃管时,插管前先撤去患者的枕头,头向后仰,以免胃管误入气管;当胃管插入 15 cm 时,将患者头部托起,使下颌靠近胸骨柄,以增大咽喉部通道的弧度,便于胃管顺利通过会厌部,可防止胃管在咽部或食管上段盘旋 3. 定时更换胃管,以防止胃酸长时间腐蚀胃管,使其变质从而发生粘连,造成胃管不通畅

续表

常见并发症	临床表现	原因	预防及处理
引流不畅		4. 胃内容物消化不彻底，食物残渣、黏稠胃液、血凝块阻塞胃管 5. 使用时间过长使胃管老化、变脆，管腔内粘连 6. 胃管的前端紧贴胃壁，持续负压吸引压力过大时侧孔吸附在侧壁上 7. 减压器故障，如胃肠减压装置漏气，失去负压等 8. 患者烦躁不安，胶布固定胃管不牢，使胃管向外滑出脱离胃腔	4. 对于昏迷、烦躁的患者进行适当的约束，以防止胃管被拔除，减少胃管滑脱 5. 医护人员熟悉操作技术，确定胃管进入胃腔方可行负压引流，并注意插入的长度要适中(发际到剑突的长度再插进 8～10 cm) 6. 禁止将多渣黏稠的食物、药物注入胃管 7. 如从胃管内注入药物，需定时用温开水冲洗胃管 8. 如发现胃管阻塞，可先将胃管送入少许，如仍无液体引出，再缓缓地将胃管退出，并边退边回抽胃液 9. 如怀疑胃管堵塞，可用注射器注入温开水或生理盐水，并缓慢抽吸疏通胃管。上述处理均无效，则拔除胃管，更换胃管重新插入 10. 若因胃液过少而不能引出时，可更换体位进行抽吸，对于此类患者应结合腹部的症状来判断胃肠减压的效果 11. 胃肠减压器的位置应低于胃部，以利于引流。胃肠减压装置使用前应认真仔细检查，如发现质量不合格而引起漏气，则更换胃肠减压器。保持有效负压，一般 3～5 kPa
插管困难	插管困难可致鼻黏膜和咽部黏膜水肿、损伤甚至出血，反复插管可引起剧烈咳嗽，严重者出现呼吸困难	1. 多见于急性肠梗阻患者，因其在无任何刺激的情况下已经频繁呕吐。当胃管刺激咽部黏膜，导致呕吐反射加剧，胃管随着呕吐冲力冲出口腔 2. 患者精神紧张，在插管中出现过度换气、头后仰等自卫动作，胃管进入咽喉部时不能顺利进入食管，使插管失败 3. 合并慢性支气管炎的老年患者，当胃管进入咽部，即产生剧烈的咳嗽反射，迫使操作停止 4. 昏迷患者吞咽反射消失或减弱，对咽部刺激不敏感，插管时不能配合吞咽，胃管不易进入食管上口 5. 医护人员对上消化道解剖与生理欠熟悉，操作技术欠熟练，导致插管困难	1. 插管前做好患者心理护理，告知插管经过、配合的方法，指导患者做有节律的吞咽动作，使护患配合默契，保证胃管的顺利插入；同时插管的动作要轻柔 2. 对呕吐剧烈者，操作者可以双手拇指按压患者双侧内关穴 3～5 分钟，由重到轻，然后插入胃管；另可嘱其张口呼吸，暂停插管让患者休息；或选用适当的镇静剂或阿托品肌注，10 分钟后再试行插管 3. 对合并有慢性支气管炎的患者，插管前应用镇静剂或阿托品肌注，再进行插管 4. 昏迷患者可采用昏迷患者插胃管法 5. 选用质地优良的硅胶胃管，切忌同一胃管反复使用 6. 培训医护人员熟练掌握专业知识及专科操作技能 7. 对咽反射消失或减弱者，可在气管镜或胃镜的配合下进行插管。反复插管困难者，可在胃管内置导丝辅助插管

续表

常见并发症	临床表现	原因	预防及处理
上消化道出血	负压引流液由墨绿色变成咖啡色、暗红色甚至鲜红色；伴或不伴有呕血；出血量较大时，患者排柏油样便，严重者有晕厥、出汗和口渴等失血过多的表现。胃液潜血和大便潜血检查呈阳性，出血量较多时血液常规化验红细胞和血红蛋白水平下降。胃镜检查可提示食管、胃黏膜损伤或曲张静脉破裂出血	多是由于插管动作粗暴或患者剧烈恶心、呕吐时强行插管，损伤食管、胃黏膜；胃管附着在胃黏膜上，负压吸引致使胃黏膜缺血、坏死形成溃疡所致；患者存在食管胃底静脉曲张	1. 插管操作动作熟练、轻柔，必要时使用专业导丝，以防引起机械性损伤；患者出现剧烈恶心、呕吐时，暂停插管，让患者休息片刻，待恶心、呕吐缓解后再缓缓将胃管送入，切勿强行插管；对有食管胃底静脉曲张的患者，首先解除精神紧张，多用石蜡油润滑胃管，或喝一口石蜡油润滑食管，插管动作忌粗暴 2. 负压引流无液体引出时，要检查胃管是否通畅，如不通畅可向胃管内注入少许的生理盐水再回抽，不可盲目回抽 3. 如发现引流液有鲜红色血液，应停止吸引，及时报告医生，遵医嘱给予补充血容量及制酸、止血治疗，同时加强口腔护理 4. 早期可行急诊胃镜检查，及早确定出血部位
声音嘶哑	主要表现为声带闭合不全和发声困难。根据嘶哑程度和性质的不同可分为：①毛：极轻微的嘶哑，一般在讲话时并不察觉，仅在发某一高音时出现；②沙：在发某一字时出现嘶哑；③轻：只能发较低的声音；④粗：在发声时有强烈的气流冲击的声音；⑤哑：不同程度的声门闭合不全所致；⑥失声：近似耳语的声音；⑦全哑：不能发出任何声音	1. 胃管过粗，留置胃管时间过长或反复插管使声带损伤、充血、水肿、闭合不全 2. 胃管质地较硬，在置管过程中损伤喉返神经 3. 胃肠减压过程中，由于患者剧烈咳嗽、呕吐等原因，致使胃管移动引起局部的摩擦，或胃管的机械刺激导致喉头组织水肿，压迫喉返神经，造成声带麻痹	1. 选择粗细合适、质地较柔软、表面光滑的胃管以减轻局部的刺激。勿强行插管，不宜来回抽插胃管及反复插管 2. 胃肠减压过程中，嘱患者少说话或禁声，使声带得到充分的休息。遇剧烈咳嗽、呕吐时，先用手固定胃管，以防胃管上下移动，必要时使用止咳、止吐药物，以减轻咳嗽、呕吐症状 3. 病情允许情况下，尽早拔除胃管 4. 出现声音嘶哑者，应注意嗓音保健，加强口腔护理，保持局部的湿润。避免刺激性的食物（如辣椒、烟、酒等），不宜迎风发声，避免受凉，拔除胃管后的发声应由闭口音练到张口音 5. 物理治疗：长时间插管引起的声带慢性炎症和黏膜的肥厚可用超声波理疗和碘离子透入法，促使局部组织的血液循环以软化肥厚的组织 6. 药物疗法：可用 B 族维生素或类固醇激素（如地塞米松）及抗生素雾化吸入，以减轻水肿、营养神经

续表

常见并发症	临床表现	原因	预防及处理
呼吸困难	患者感呼吸困难，呼吸的节律、频率变快及幅度加深，呼吸困难加重后呼吸变浅，发绀，频繁咳嗽，血氧饱和度下降；呼吸困难刺激心脏使心率加快；出现焦虑、恐惧等心理反应	1.插管过程中由于患者不配合，当胃管从鼻腔进入时，患者突然产生头后仰、后伸的自卫动作，导致胃管顺着头后仰所形成的弧度较小的声门口进入气道 2.昏迷患者，吞咽反射消失或减弱，对咽部刺激不敏感，胃管误入气管 3.胃管脱出盘旋在口咽部 4.反复插管或长时间胃肠减压留置胃管而引起喉头水肿	1.插管前耐心向患者做好解释，讲解插管的目的及配合方法，以取得其理解和配合。插管过程中，严密观察病情变化，如患者出现呛咳、呼吸困难等症状，立即停止插管，检查胃管有无盘旋在口腔内或误入气管，一旦证实立即拔出胃管，让患者休息片刻再重新插管 2.对于昏迷患者，可按昏迷患者胃管插入法进行插管。如插管困难，可在胃管内置导丝或请医生在胃镜配合下插管 3.插管后用三种方法(①抽取胃液法；②听气过水音法；③观察有无气泡法)观察并确定胃管是否在胃腔内 4.病情允许情况下，尽早拔除胃管 5.反复多次插管或长时间胃肠减压留置胃管的患者可给予α-糜蛋白酶或地塞米松雾化以消除喉头水肿 6.根据引起呼吸困难的原因，采取相应的处理措施，必要时给予氧气吸入
吸入性肺炎	1.患者高热，体温可高达40.5 ℃，面颊绯红，皮肤干燥，同时伴有寒战，胸部疼痛，咳嗽，痰黏稠，呼吸增快或呼吸困难。肺部听诊可闻及湿啰音及支气管呼吸音 2.辅助检查：胸部X线片检查可见肺部有斑点状或云片状阴影；痰中可找到致病菌；血象检查可见白细胞增高；严重者血气分析可有呼吸衰竭的表现	1.胃肠减压过程中由于咽喉部分泌物增加而患者又不敢咳嗽易致吸入性肺炎 2.胃肠减压患者长期卧床引起胃肠道蠕动功能减弱或逆蠕动，或胃肠减压引流不畅导致胃食管反流，造成吸入性肺炎 3.胃肠减压期间患者禁食、禁水致使细菌在口腔内大量繁殖，口腔护理清洗欠彻底，细菌向呼吸道蔓延引起肺部感染	1.如患者咽喉部有分泌物聚积时，鼓励患者咳嗽、排痰，咳嗽前先固定好胃管及胃肠减压装置。对不能自行咳痰的患者加强翻身、拍背，必要时行雾化吸入，促进排痰 2.保证胃肠减压引流通畅，疑引流不畅时及时予以处理，以防止胃液反流 3.每日口腔护理2次，宜彻底清洁干净，以保持口腔清洁、湿润 4.病情允许情况下，尽早拔除胃管 5.发生吸入性肺炎者，对症处理。患者需卧床休息，高热可用物理降温或遵医嘱用退热剂；气急、发绀可给予氧气吸入；咳嗽、咳痰可用镇咳祛痰剂；咳嗽或胸部剧痛时酌情用可待因；腹胀可给予腹部热敷和肛管排气。同时密切观察患者尤其是老年体弱者的呼吸、心率、心律、体温、血压等情况，根据痰和血培养的结果选择敏感的抗生素进行治疗

续表

常见并发症	临床表现	原因	预防及处理
低钾血症	1. 神经系统症状：早期烦躁，严重时神志淡漠或嗜睡。同时肌肉软弱无力，腱反射减弱或消失，严重时出现软瘫 2. 消化道症状：可有口苦、恶心、呕吐和腹胀症状，肠鸣音减弱或消失 3. 循环系统症状：心动过速、心悸、心律不齐、血压下降，严重时可发生心室纤颤而停搏 4. 血液化验。血钾在 3.5 mmol/L 以下	多见于持续胃肠减压的患者。胃肠减压持续时间过长，大量胃液引出，而患者禁食，钾盐补给不足，导致低钾血症	1. 病情允许情况下，尽早拔除胃管以减少从胃液中丢失钾 2. 持续胃肠减压患者，经常检测血钾的浓度，发现不足及时静脉补充氯化钾。常用 10%氯化钾溶液，一般不超过 0.3%含钾溶液静脉滴注，因浓度过高可抑制心肌，且对静脉刺激甚大，患者不能忍受，并有引起血栓性静脉炎的危险。禁止直接静脉推注。成人静脉滴入速度每分钟不超过 60 滴
败血症	1. 主要症状有寒战、高热、呕吐、腹泻、烦躁不安等 2. 辅助检查：化验室检查白细胞计数增高，伴有核左移；血及胃液培养可找到致病菌	多见于糖尿病酮症酸中毒等抵抗力低下的患者。 1. 因反复插管造成食管胃黏膜损伤；持续胃肠减压过程中，负压吸引导致胃黏膜充血、水肿，患者抵抗力低下，使寄生在胃肠道的细菌及其产物进入血液造成医源性全身感染 2. 使用的胃管消毒不严格或受到污染	1. 必须使用无菌胃管进行操作，各种物品必须严格消毒 2. 胃肠减压过程中，经常检查胃管引流是否通畅。密切观察引出液的颜色、性质及量，并做好记录。保持有效负压，因压力过大可致使胃管贴在胃壁上，损伤胃黏膜引起充血、水肿而导致感染 3. 疑有感染者，拔除胃肠减压管 4. 发生败血症者，根据血及胃液培养结果选择敏感的抗生素进行抗感染治疗。给予对症处理，体温过高时予以退热药并采用物理降温；腹泻时予以止泻，保持肛门及肛周皮肤清洁干燥。同时，提高机体抵抗力，如输注免疫球蛋白等

四、操作技术操作考核评分标准

胃肠减压技术操作考核评分标准

项目	总分	技术操作要求	评分	扣分
仪表	5	仪表端庄，服装整洁，无长指甲，(手)无饰品	一项不符合要求扣1分	
评估	10	1. 了解患者病情、意识状态、鼻腔情况，是否有人工气道，食管、胃肠梗阻或术后情况 2. 向患者解释操作目的及配合要点，指导患者做深呼吸，操作过程中如不能忍耐可用手示意 3. 观察引流液颜色、性质和量，评估腹部体征及胃肠功能恢复情况	未评估患者扣4分；其他一项不符合要求扣1分	
操作前准备	5	1. 洗手，戴口罩 2. 用物准备：无菌治疗盘内置治疗碗(内盛生理盐水或凉开水)、治疗巾、一次性12号胃管、一次性14号胃管、20 mL注射器、石蜡油棉球、纱布、棉签、弯盘、压舌板、听诊器、手电筒、别针、胶布、手套、胃肠减压器、速干手消毒剂、执行单，车下放小桶(内套黄色垃圾袋)、利器盒	准备用物不全扣3分	
操作流程 安全与舒适	10	1. 携用物至床旁，问候患者，核对床号、姓名、性别、住院号，向患者解释目的，取得合作 2. 环境安静、清洁 3. 患者体位舒适，协助患者取平卧位或半卧位(床摇高30°)；昏迷患者取平卧位，头稍后仰。确定剑突位置	未反问式核对患者扣3分；未取合适体位扣3分	

续表

项目		总分	技术操作要求	评分	扣分
操作流程	操作步骤	40	1. 备好胶布，检查并打开胃管包装备用，清洁鼻腔 2. 戴手套，颌下铺治疗巾，弯盘置口角旁 3. 检查胃管是否通畅，润滑胃管，测量胃管放置长度 4. 核对患者，将胃管沿一侧鼻孔缓缓插入。到咽喉部（14～16 cm）时，嘱患者做吞咽动作，插入 25 cm 左右嘱患者张口，检查胃管是否盘在口中，随后将胃管迅速插入所需的长度，暂用胶布固定于鼻翼 5. 正确处理插管中出现的情况（恶心、咳嗽等） 6. 为患者进行插管操作，插入适当深度并检查胃管是否在胃内，安置胃管后妥善固定，再次核对患者	未清洁口腔扣 2 分；未戴手套扣 2 分；未放治疗巾、弯盘扣 2 分；未检查胃管是否通畅扣 2 分；未反问式核对患者扣 2 分；未测量长度扣 3 分；未润滑扣 2 分；进管不畅时，应检查胃管是否盘在口中，不检查扣 5 分（口述）；插胃管动作过重扣 5 分；未嘱咐患者做吞咽配合扣 3 分；插管一次不成功扣 10 分；其他一项不符合要求扣 2 分	
		15	1. 调整减压装置，将胃管与负压装置连接，调节负压，保持压力（5 kPa），妥善固定于床旁，撤去治疗巾 2. 胃肠减压期间，每日给予口腔护理 3. 胃管不通畅时，遵医嘱用 20 mL 的生理盐水冲洗胃管，反复冲洗直至通畅；但食管、胃手术后要在医生指导下进行，少量、低压冲洗，以防吻合口瘘或出血 4. 注意观察和记录胃肠引流液的颜色、性质及量	未调节负压装置扣 3 分；用生理盐水冲洗操作不正确扣 3 分；未观察引流效果扣 5 分	

续表

项目	总分	技术操作要求	评分	扣分
操作后	5	1. 协助患者取舒适体位，整理床单位；向患者告知注意事项 2. 整理用物，脱手套，洗手，记录 3. 用后物品处置符合消毒技术规范	一项不符合要求扣 2 分	
评价提问	10	1. 操作准确、熟练，查对规范 2. 与患者沟通有效，爱伤观念强 3. 操作时间 10 分钟	一项不符合要求扣 2 分	
总分	100			

灌肠技术

灌肠技术是将一定量的液体由肛门经直肠灌入结肠，以帮助患者清洁肠道、排便、排气或由肠道供给药物或营养，达到确定诊断和治疗目的的方法。根据灌肠目的分为大量不保留灌肠、小量不保留灌肠和保留灌肠。

一、目的

1. 为手术、分娩或者检查的患者进行肠道准备。
2. 刺激患者肠蠕动，软化粪便，解除便秘，排除肠内积气，减轻腹胀。
3. 稀释和清除肠道内有害物质，减轻中毒。
4. 灌入低温液体，为高热患者降温。

二、操作流程

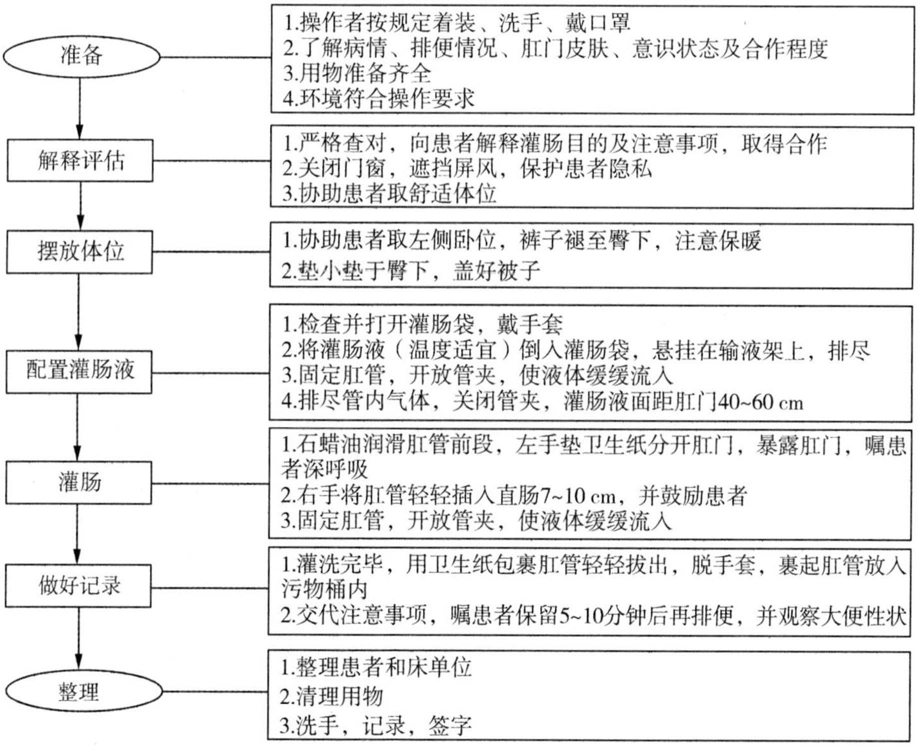

三、操作注意点与说明

(一)操作要点

1. 伤寒患者溶液不超过 500 mL,液面距肛门应低于 30 cm。
2. 肝昏迷患者忌用肥皂水,以减少氨的产生和吸收。
3. 充血性心衰和水钠潴留患者禁生理盐水灌肠。
4. 急腹症、严重心血管疾病、消化道出血、妊娠等患者禁灌肠。
5. 适当的温度可避免肠痉挛。
6. 灌肠溶液温度通常为 39～41 ℃,降温 28～32 ℃,中暑患者 4 ℃。
7. 取正确体位,使灌肠能顺利进行。小儿可取仰卧位。
8. 灌肠过程中观察患者有无腹痛腹胀。如出现剧烈腹痛、面色苍白、大汗淋漓等情况,立即停止。
9. 灌肠过程中发生病情变化及时通知医生。
10. 记录灌肠结果及灌肠后病情变化。

(二)宣教与告知

1. 告知灌肠的目的。
2. 灌肠前可让患者和家属准备好卫生纸,并注意保暖。
3. 身体虚弱者或老年患者要家属陪同,注意安全。
4. 灌肠时患者若产生腹痛、腹胀、心慌、出冷汗等不适,应即刻告知护士。

(三)操作并发症

灌肠技术常见并发症的预防及处理

常见并发症	临床表现	原因	预防及处理
肠道黏膜损伤	1. 肛门疼痛,排便时加剧,伴局部压痛 2. 损伤严重时可见肛门外出血或粪便带血丝,甚至排便困难	1. 肛门插管引起了肠道的摩擦,液状石蜡油润滑不够,常会遇到插管困难,若强行插入,易造成肠道黏膜的损伤 2. 使用的肛管粗细不合适或质地较硬,反复插管会引起肠道黏膜水肿、损伤出血 3. 患者不配合,精神紧张可致提肛肌收缩和外括约肌痉挛,插入困难而致损伤 4. 患者因不能忍受肛管在肠道的刺激,自行拔除,动作粗暴而致损伤	1. 插管前,向患者详细解释其目的、意义,使之接受并配合操作 2. 插管前常规用液体石蜡润滑肛管前端,以减少插管时的摩擦力;操作时顺应肠道解剖结构,手法轻柔,进入要缓慢,忌强行插入,不要来回抽插及反复插管 3. 选择粗细合适、质地软的肛管 4. 插入深度要适宜,不要过深。成人插入深度为 7～10 cm,小儿插入深度为 4～7 cm 5. 肛门疼痛和已发生肠出血者遵医嘱予以止痛、止血等对症治疗

续表

常见并发症	临床表现	原因	预防及处理
肠道出血	肛门滴血或排便带有血丝、血凝块	1. 患者有痔疮、肛门或直肠畸形、凝血机制障碍等异常，插管时增加了肛门的机械性损伤 2. 当患者精神紧张，不能理解、配合时，出现肛门括约肌痉挛，插管时损伤了肠道黏膜 3. 肛管未予润滑，插管动作粗暴	1. 全面评估患者全身心状况，有无禁忌证 2. 做好宣教工作，加强心理护理，解除患者的思想顾虑及恐惧心理 3. 操作时，注意保护患者自尊，屏风遮挡保护个人隐私 4. 插管前必须用液体石蜡润滑肛管，插管动作要轻柔，忌暴力 5. 发生肠道出血应根据病情遵医嘱应用相应的止血药物或局部治疗
肠穿孔、肠破裂	灌肠过程中患者突然觉得腹胀、腹痛，查体腹部有压痛或反跳痛，腹部B型超声检查(B超)可发现腹腔积液	1. 操作时动作粗暴，用力过猛，穿破肠壁 2. 肛管质地粗硬或反复多次插管 3. 灌入液量过多，肠道内压力过大	1. 选用质地适中，大小、粗细合适的肛管 2. 插管时动作应轻缓，避免重复插管 3. 若遇有阻力时，可稍移动肛管或让患者变动一下体位 4. 液体灌入速度适中，灌肠袋液面距患者肛门高度为45～60 cm 5. 若患者发生肠穿孔、肠破裂，立即转外科行手术治疗
水中毒、电解质紊乱	1. 水中毒者早期表现为烦躁不安，继而嗜睡、抽搐、昏迷，查体可见球结膜水肿 2. 脱水患者诉口渴，查体皮肤干燥、心动过速、血压下降、小便减少、尿色加深 3. 低钾血症者诉软弱无力、腹胀，肠鸣音减弱，腱反射迟钝或消失，可出现心律失常，心电图可见ST段改变和出现U波	1. 反复用清水或盐水等灌肠液灌肠时，大量液体经大肠黏膜吸收 2. 灌肠后排便异常增多，丢失过多的水、电解质致脱水或低钾、低钠血症	1. 全面评估患者的身心状况，对患有心肾疾病、老年或小儿等患者尤应注意 2. 清洁灌肠前，嘱患者合理有效地饮食(肠道准备前3～5天进无渣流质饮食)，解释饮食对灌肠的重要性，使患者配合，为顺利做好肠道准备打好基础 3. 清洁灌肠时禁用液体(如清水或盐水)反复多次灌洗 4. 灌肠时可采用膝胸体位，便于灌入灌肠液，以减少灌肠次数 5. 腹泻不止者可给予止泻剂、口服补液或静脉输液。低钾、低钠血症时可予口服或静脉补充

续表

常见并发症	临床表现	原因	预防及处理
虚脱	患者突然感恶心、头晕，面色苍白，全身出冷汗甚至晕厥	1.年老体弱、全身状况差或患有严重心肺疾患者 2.灌肠液温度过低，致使肠道痉挛 3.灌肠次数过多，速度过快，量过大	1.灌肠液温度应稍高于体温，为39～41 ℃，不可过高或过低(高热患者灌肠降温者除外) 2.灌肠速度应根据患者的身体状况、耐受力调节合适的流速 3.一旦发生虚脱应立即平卧休息
排便困难(发生原因包括灌肠失败)	患者常有头痛、乏力、食欲不佳、腹痛及腹胀等症状	1.插管的不适抑制了大脑皮层的排便中枢，患者出现排便困难 2.插管过程中，肛管插入粪便内，使肛管堵塞，导致灌肠失败 3.对于大便干结的患者，注入的灌肠液短时间内不能使粪便软化、溶解，因此，尽管灌肠液进入患者肠腔，但直肠内干结的粪便堵塞肛门及直肠，患者仍感排便困难 4.插管过程中，肛管紧贴肠壁或进入粪块中，阻力增大，如强行插管，则患者不能耐受，导致插管失败	1.插管前常规用石蜡油润滑肛管前端，以减小插管时的摩擦力 2.根据灌肠的目的，选择不同的灌肠液和量，常用溶液有清水、生理盐水、肥皂水及为降温用的冷水或冰水。成人用量为500～1000 mL，不得超过1500 mL 3.灌肠时将肛管自肛门插入2～4 cm后打开灌肠夹，在灌肠液流入肠腔的同时将肛管轻轻插入直肠内一定深度(10～15 cm)，使灌肠液缓缓流入肠腔 4.提供适当的排便环境和排便姿势，以减轻患者的思想负担 5.指导患者顺应肠道解剖结构，做腹部环形按摩，以增加腹内压，促进排便 6.若为非器质性便秘，可协助患者建立正常排便习惯；在饮食中增加新鲜水果、蔬菜、粗粮等促进排泄的食物；增加液体摄入量；适当增加运动量及使用一些缓泻药物如开塞露等

续表

常见并发症	临床表现	原因	预防及处理
肠道感染	腹痛，大便次数增多，大便的量、颜色、性状有所改变	1. 肛管反复多次使用，易致交叉感染 2. 灌肠术作为一种侵袭性操作常可致肠道黏膜的损伤，降低了其抵抗力 3. 人工肛、肠造瘘口患者清洁肠道时易发生感染	1. 灌肠时应做到一人一液一管，一次性使用，不得交叉和重复使用 2. 临床上可使用一次性输液器插入装有灌肠液的液体瓶内，排气后连接适宜的肛管，润滑肛管前端，然后插入肛门达灌肠所需深度即可。这样即可减少交叉污染，同时也避免对肠道黏膜的损伤 3. 尽量避免多次、重复插管，大便失禁时注意肛门会阴部位的护理 4. 肠造瘘口的患者需肠道准备时，可用 16 号一次性双腔气囊导尿管，插入 7～10 cm，注气 15～20 mL，回拉有阻力后注入灌肠液，夹紧，保留 5～10 分钟，这样可避免肠道及造瘘口部位的感染。此法也适用于人工肛门的灌肠 5. 将 20%甘露醇与庆大霉素、甲硝唑联合应用于肠道清洁的准备方法如下：术前 3 天口服庆大霉素 40000 U，每天 3 次；甲硝唑 0.2 g，每天 3 次；术前晚、术日晨禁食，术前一天下午及时给予 20%甘露醇 500～1000 mL＋生理盐水 500～1000 mL 口服；术前 1 小时静滴 0.2%甲硝唑 250 mL。这样可避免清洁灌肠中反复多次插管导致的交叉感染 6. 根据大便化验和致病微生物情况，选择合适的抗生素

续表

常见并发症	临床表现	原因	预防及处理
大便失禁	大便不由自主地由肛门排出	1.长时间留置肛管，降低了肛门括约肌的反应，甚至可导致肛门括约肌永久性松弛 2.清洁灌肠时，患者心情紧张，造成排便反射控制障碍 3.操作粗暴，损伤肛门括约肌或其周围的血管或神经	1.需肛管排气时，一般不超过20分钟，必要时可隔2～3小时后重复插管排气 2.消除患者紧张不安的情绪，鼓励患者加强排便意识 3.帮助患者重建控制排便的能力，鼓励患者尽量自己排便，帮助患者逐步恢复其肛门括约肌的控制能力 4.必要时适当使用镇静剂 5.已发生大便失禁者，床上铺橡胶（或塑料）单和中单或一次性尿布，每次便后用温水洗净肛门周围及臀部皮肤，保持皮肤干燥。必要时，肛门周围涂擦软膏以保护皮肤，避免破损感染

四、操作技术操作考核评分标准

大量不保留灌肠技术操作考核评分标准

项目	总分	技术操作要求	评分	扣分
仪表	5	仪表端庄，服装整洁，无长指甲，（手）无饰品	一项不符合要求扣1分	
评估患者	10	1.评估患者病情、意识状态及合作程度 2.评估患者排便情况及肛门周围皮肤黏膜状况 3.向患者解释操作目的、方法，取得患者的配合	一项不符合要求扣2分	
操作前准备	5	1.洗手，戴口罩 2.用物准备：根据病情选择正确灌肠液、一次性灌肠袋、石蜡油棉球、手套、一次性方垫、屏风（床幔）、弯盘、污物桶、便盆、执行单、速干手消毒剂；车下放小桶内，套黄色垃圾袋	一项不符合要求扣1分	

续表

项目		总分	技术操作要求	评分	扣分
操作流程	安全与舒适	10	1. 携用物至患者床旁，问候患者，核对床号、姓名、性别、住院号，向患者解释操作目的及注意事项，取得合作 2. 病房环境整洁、舒适安全，关闭门窗，拉上床幔（遮挡屏风） 3. 患者卧位舒适，保护患者隐私，注意心理反应	未查对或无效核对扣 5 分；查对不符合要求一项扣 1 分；未解释、未评估扣 2 分；其余未做或不符合要求扣 1 分	
	操作步骤	55	1. 协助患者取左侧卧位，裤子褪至臀下，注意保暖；垫小垫于臀下，盖好被子 2. 评估肛门部的皮肤黏膜 3. 检查并打开灌肠袋，戴手套，将灌肠液（温度适宜）倒入灌肠袋，悬挂在输液架上，排尽管内气体，关闭管夹，灌肠液面距肛门 40～60 cm 4. 石蜡油润滑肛管前段，左手垫卫生纸分开肛门，暴露肛门，嘱患者深呼吸，右手将肛管轻轻插入直肠 7～10 cm，并鼓励患者 5. 固定肛管，开放管夹，使液体缓缓流入 6. 随时询问患者感受并正确指导 7. 灌洗完毕，用卫生纸包裹肛管轻轻拔出，脱手套，裹起肛管放入污物桶内，擦净肛门 8. 交代注意事项，嘱患者保留 5～10 分钟后再排便，并观察大便性状	1. 卧位不符合要求扣 2 分；其余未做或不符合要求一项扣 1 分 2. 未评估扣 2 分 3. 配置灌肠液不符合要求扣 5 分；其余未做或不符合要求一项扣 1 分 4. 未润滑扣 2 分；未指导扣 2 分；插管长度不符合要求扣 5 分 5. 未固定扣 2 分 6. 未观察、未指导患者各扣 2 分 7. 未做或不符合要求一项扣 1 分 8. 未交代、未观察各扣 2 分	
操作后		5	1. 整理、正确处理用物 2. 洗手，记录，签字	一项不符合要求扣 1 分	
评价提问		10	1. 操作轻柔，熟练，查对规范 2. 与患者沟通有效，爱伤观念强 3. 操作时间 15 分钟	一项不符合要求扣 2 分	
总分		100			

导尿技术

导尿术是将导尿管经尿道插入膀胱引出尿液。

一、目的

1. 抢救危重、休克患者时正确记录每小时尿量，测量尿比重，以密切观察患者的病情变化。

2. 为盆腔手术排空膀胱，使膀胱持续保持空虚，避免术中误伤。

3. 某些泌尿系统疾病手术后留置导尿管，便于引流和冲洗，并减轻手术切口的张力，促进切口的愈合。

4. 为尿失禁或会阴部有伤口的患者引流尿液，保持会阴部的清洁干燥。

5. 为尿失禁患者行膀胱功能训练。

二、操作流程

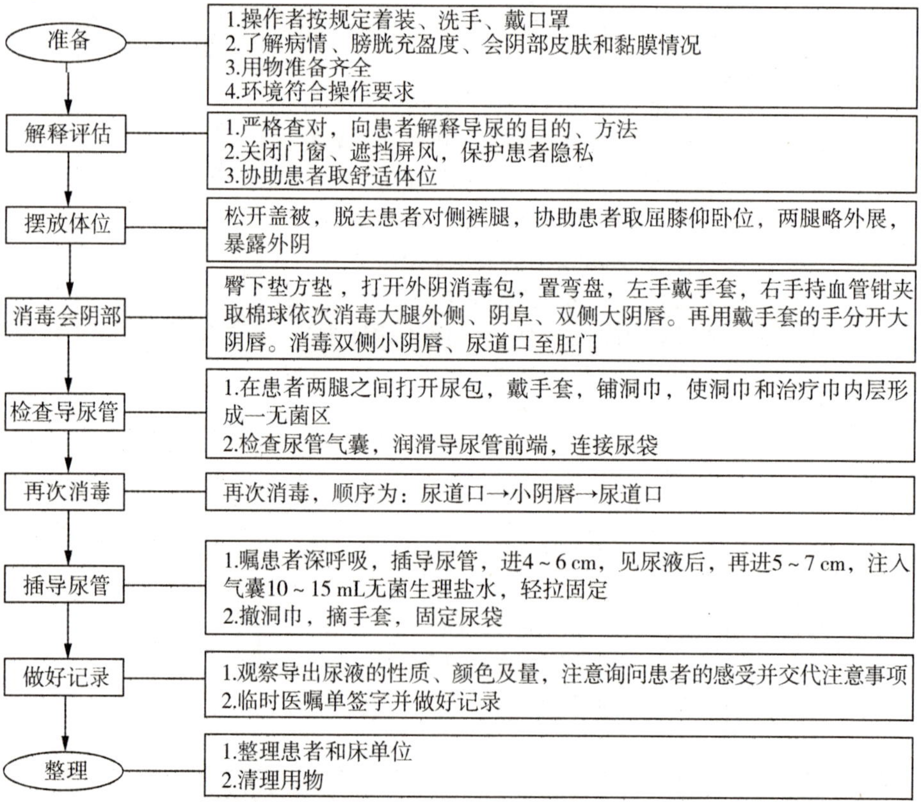

三、操作注意点与说明

(一)操作要点

1. 保暖,避免过多暴露患者。

2. 如气囊漏气,应更换导尿管。润滑导尿管可减轻尿管对黏膜的刺激和减小插管时的阻力。固定小阴唇,既可避免尿道口污染,又可充分暴露尿道口,便于插管。插管动作要轻柔,避免损伤尿道黏膜。导尿管的前端距气囊 5～6 cm,要将气囊完全送入膀胱。充盈的气囊不宜卡在尿道内口,以免气囊压迫膀胱内壁,造成黏膜损伤。导尿管误插入阴道时,应更换导尿管。

3. 一次性放尿不超过 1000 mL,因为大量放尿可使腹压急剧下降而虚脱;又因膀胱内压突然降低,导致膀胱黏膜急剧充血,发生血尿。

4. 引流袋位置必须低于膀胱位置。

5. 拔导尿管前应先训练膀胱反射功能,可采用间歇性夹管。气囊未抽瘪,在拔出导尿管时可损伤尿道。

(二)宣教与告知

1. 向患者及家属解释留置导尿的目的和护理方法,并鼓励其主动参与。

2. 说明多饮水对预防泌尿道感染的重要性,每天尿量维持在 2000 mL 以上,以起到自然冲洗尿道的作用。

3. 注意保持引流通畅,避免导尿管受压、扭曲、堵塞。

4. 宣教引流袋位置必须低于膀胱的位置,防止尿液逆流引起泌尿系统感染。

5. 指导患者及家属间歇夹管训练膀胱功能的方法,夹闭导尿管,每 3～4 小时开放一次,使膀胱定时充盈和排空。

（三）操作并发症

导尿技术常见并发症的预防及处理

常见并发症	临床表现	原因	预防及处理
尿道黏膜损伤	尿道外口出血，有时伴血块；尿道内疼痛，排尿时加重，伴局部压痛；部分病例有排尿困难甚至发生尿潴留；有严重损伤时，可有会阴血肿，尿外渗，甚至直肠瘘；并发感染时，出现尿道流脓或尿道周围脓肿	1. 男性尿道长，存在弯曲和狭窄部位，也存在个体差异，不易掌握插管深度 2. 操作者不熟悉气囊导尿管常识及病理情况下男性尿道解剖 3. 患者因害羞、担心、焦虑、恐惧等不良心理，造成精神高度紧张，插尿管时可出现尿道括约肌痉挛 4. 下尿路有病变时，尿道解剖发生变化，如前列腺增生症，使前列腺部尿道狭窄、扭曲变形，此时插入导尿管易致尿道损伤 5. 患者难以忍受导尿管所致的膀胱、尿道刺激而自行拉扯导尿管甚至强行拔管 6. 所使用的导尿管粗细不合适或使用质地僵硬的橡胶导尿管，导尿管置入时易引起尿道黏膜的损伤，反复插管引起尿道黏膜水肿、损伤出血 7. 使用气囊导尿管时，导尿管末端未进入膀胱或刚进入膀胱，即向气囊内注水。此时，导尿管虽有尿液流出，但气囊部分仍位于后尿道部，胀大的气囊压迫后尿道	1. 术者需熟悉男性尿道解剖特点并严格按常规操作 2. 插管前充分润滑导尿管，尤其是气囊处的润滑，以减小插管时的摩擦力；操作时手法宜轻柔，插入速度要缓慢，切忌强行插管，不要来回抽插及反复插管 3. 对于下尿路梗阻不全的患者，导尿前可先用右手取已备好的润滑止痛胶，挤出少许润滑软管尖端及尿道外口，再轻柔地将尖端插入尿道，拇指用力一次性推压，促使软管内胶液进入尿道并达到尿道膜部，退出软管尖嘴后，以左手拇指、食指、中指三指加压关闭尿道外口 1～2 分钟；可用去除针头的注射器将润滑剂注入尿道口；在导尿管后端接润滑剂注射器，边插边注射润滑剂，易获成功 4. 对于前列腺增生者，遇插管有阻力时，将润滑剂 5～10 mL 由导尿管末端快速注入，插管者用左手将阴茎提起与腹壁呈 60°角，右手稍用力将润滑剂注入，同时借助其润滑作用将尿管迅速插入，即可顺利通过增生部位 5. 选择粗细合适、质地软的导尿管（硅胶材质为最好，14～16 号为最宜） 6. 插管时延长插入长度，见尿液流出后继续前进 5 cm 以上，充液后再轻轻拉回至有阻力感处，这样可避免由于导尿管未进入膀胱，球囊充液膨胀而压迫，损伤后尿道 7. 对患者耐心解释，如其精神过度紧张，可遵医嘱插管前肌内注射安定 10 mg、阿托品 0.5～1.0 mg，待患者安静后再进行插管 8. 导尿所致的黏膜损伤，轻者无须处理，或者经止血、镇痛等对症治疗即可痊愈。偶有严重损伤者，需要尿路改道、尿道修补等手术治疗

续表

常见并发症	临床表现	原因	预防及处理
尿路感染	主要症状为尿频、尿急、尿痛，当感染累及上尿道时可有寒战、发热，尿道口可有脓性分泌物。尿液检查可有红细胞、白细胞，细菌培养可见阳性结果	1. 术者的无菌技术不符合要求，细菌逆行侵入尿道和膀胱 2. 插管时导致尿道黏膜损伤，破坏了尿道黏膜的屏障作用(特别是反复插管) 3. 所采用的导尿管粗细不合适或质地太硬 4. 随着年龄的增长，男性常有前列腺肥大，易发生尿潴留，增加了感染的机会	1. 用物必须严格灭菌，插管时严格执行无菌操作，充分润滑导尿管，动作轻柔，注意会阴部消毒。可在置管前将 0.5%碘伏溶液 3～5 mL 从尿道口注入，以消毒尿道远端，同时可以起润滑作用 2. 仅必要时留置导尿管，尿失禁者可用吸水会阴垫、尿套，或间歇导尿 3. 应用硅胶和乳胶材料的导尿管代替过去的橡胶导尿管；用 0.1%己烯雌酚无菌棉球作润滑剂涂擦导尿管，可减轻泌尿系统刺激症状；导尿管外涂水杨酸可抑制革兰染色阴性杆菌，阻止细菌和酵母菌黏附到硅胶导尿管，预防泌尿系统感染 4. 当尿路感染发生时，必须尽可能拔除导尿管，嘱患者多饮水，合理应用抗菌药物治疗
尿道出血	导尿术后出现肉眼血尿或镜下血尿，若排除血尿来自上尿道，即可考虑为导尿损伤所致	1. 尿道黏膜损伤可引起尿道出血 2. 凝血机制障碍 3. 严重尿潴留导致膀胱内压升高的患者，如大量放尿，膀胱内突然减压，使黏膜急剧充血、出血而发生血尿	1. 因导尿所致的尿道出血几乎都发生在尿道黏膜损伤的基础上，所有防止尿道黏膜损伤的措施均适合于防止尿道出血 2. 凝血机制严重障碍的患者，导尿术前应尽量予以纠正 3. 对有尿道黏膜充血、水肿的患者，尽量选择口径较小的导尿管，插管前充分做好尿道润滑，操作轻柔，尽量避免损伤 4. 插入导尿管后，放尿不宜过快，第一次放尿不超过 1000 mL 5. 镜下血尿一般不需特殊处理，如血尿较为严重，可适当使用止血药

续表

常见并发症	临床表现	原因	预防及处理
虚脱	患者突然出现恶心、头晕、面色苍白、呼吸表浅、全身出冷汗、肌肉松弛、周身无力、突然瘫倒在地，有的伴意识不清	大量放尿，使腹腔内压力突然降低，血液大量滞留腹腔血管内，导致血压下降而虚脱	1. 对膀胱高度膨胀且又极度虚弱的患者，第一次放尿不应超过 1000 mL 2. 发现患者虚脱，应立即取平卧位或头低脚高体位 3. 给予温开水或糖水饮用，并用手指掐压人中、内关、合谷等穴位，或是针刺合谷、足三里等，都有助于急救患者 4. 如经上述处理无效，应及时建立静脉通道，并立刻通知医生抢救
暂时性性功能障碍	男性性功能障碍，阳痿、早泄、不射精、逆行射精、男性性欲低下、男性性欲亢进等，均可见于导尿后，但属少见情况	1. 患者可能有引起性功能障碍的原发病 2. 所有导尿术并发症都可成为男性患者性功能障碍的原因 3. 导尿术本身作为心理因素对男性性功能的影响	1. 导尿前反复向患者做好解释工作，使患者清楚导尿本身并不会引起性功能障碍 2. 熟练掌握导尿技术，动作轻柔，避免发生任何其他并发症 3. 一旦发生性功能障碍，给予心理辅导，如无效，由男科医生给予相应治疗
尿道假性通道形成	尿道疼痛，尿道口溢血。尿道镜检发现假性通道形成	多见于脊髓损伤患者，反复、间歇性插入尿管，损伤膜部尿道	1. 插入导尿管时手法要缓慢轻柔，并了解括约肌部位的阻力。当导尿管前端到达此处时，稍稍停顿，再继续插入，必要时可向尿道内注入 2%利多卡因 2. 严格掌握间歇的时间，导尿次数为 4～6 小时一次，每日不超过 6 次，避免膀胱过度充盈，每次导尿时膀胱容量不得超过 500 mL 3. 已形成假性通道者，必须进行尿道镜检查，借冲洗液的压力找到正常通道，然后向膀胱内置入一导丝，在导丝引导下将剪去头部的气囊导尿管送入膀胱，保留 2～3 周，待假通道愈合后再拔除，以防尿道狭窄

续表

常见并发症	临床表现	原因	预防及处理
误入阴道	导尿管插入后无尿液流出，而查体患者膀胱充盈、膨胀	女性患者导尿通常无困难，但在老年妇女也会出现导尿失败或误入阴道的情况。老年期由于会阴部肌肉松弛，阴道肌肉萎缩牵拉，造成尿道外口异位	1. 如为找不到尿道外口引起的导尿失败，则应仔细寻找尿道外口。寻找方法：常规消毒外阴，戴手套，左手食指、中指并拢，轻轻插入阴道 1.5～2 cm 时，将指端关节屈曲，而后将阴道前壁拉紧、外翻，在外翻的黏膜中便可找到尿道口，变异的尿道口一般不深 2. 导尿管误入阴道，应换管重新正确插入

四、操作技术操作考核评分标准

导尿技术操作考核评分标准

项目	总分	技术操作要求	评分	扣分
仪表	5	仪表端庄，服装整洁，无长指甲，(手)无饰品	一项不符合要求扣 1 分	
评估患者	10	1. 了解病情、膀胱充盈度、会阴部皮肤和黏膜情况 2. 了解患者自理程度、合作程度、耐受力及心理反应 3. 给患者解释导尿目的、方法，语言规范，态度和蔼	一项不符合要求扣 2 分	
操作前准备	5	1. 洗手，戴口罩 2. 用物准备：弯盘 1 个，双腔或三腔尿管 1 根(14 号)，纱布 2 块，一袋装 5 个碘伏棉球，另一袋装一个石蜡油纱布，血管钳 2 把，洞巾 1 块，20 mL 注射器(内有无菌生理盐水)、尿袋别针、无菌手套，无菌外阴消毒包(内有弯盘 1 个、袋装 14 个碘伏棉球、血管钳或镊子、无菌手套 1 只)，一次性方垫、屏风或床幔、利器盒、执行单、速干手消毒剂	用物少准备 1 样扣 0.5 分；影响操作完整性扣 2 分	

续表

项目		总分	技术操作要求	评分	扣分
操作流程	安全与舒适	10	1. 携用物至床旁，问候患者，核对床号、姓名、性别、住院号 2. 向患者解释操作目的，取得合作 3. 环境安静、清洁，关闭门窗，遮挡屏风，协助患者取舒适体位；保护患者隐私，注意心理反应	1. 核对无效扣 5 分；未保护患者隐私扣 3 分；其余项目扣 1 分 2. 未口述清洗会阴扣 3 分	
	操作步骤	55	1. 能自理的患者，嘱其自行洗净会阴，不能自理者应给予协助 2. 松开盖被，脱去患者对侧裤腿，协助患者取屈膝仰卧位，两腿略外展，暴露外阴，评估患者外阴情况 3. 臀下垫一次性方垫，打开外阴消毒包，置弯盘，左手戴手套，右手持血管钳夹取棉球依次消毒大腿外侧、阴阜、双侧大阴唇，再用戴手套的手分开大阴唇，消毒双侧小阴唇、尿道口至肛门。脱下手套置于弯盘内，移至床尾 4. 再次清洁双手，在患者两腿之间打开导尿包，戴手套，铺洞巾，使洞巾和治疗巾内层形成一无菌区 5. 按操作顺序排列好用物，检查尿管气囊，润滑导尿管前端，连接尿袋 6. 再次消毒，顺序为：尿道口→小阴唇→尿道口 7. 嘱患者深呼吸，插导尿管(适时给予鼓励)，进 4～6 cm，见尿液后，再进 5～7 cm，注入气囊 10～15 mL 无菌生理盐水，轻拉固定 8. 撤洞巾，摘手套，固定尿袋 9. 观察导出尿液的性质、颜色及量，注意询问患者的感受 10. 协助患者穿好衣服，取舒适卧位，交代注意事项	1. 卧位不符合扣 3 分 2. 消毒无力度或不到位扣 3 分；跨越无菌区扣 2 分 3. 未使治疗巾和洞巾形成无菌面而有空隙扣 5 分 4. 检查气囊无效扣 5 分 5. 消毒顺序颠倒扣 5 分 6. 进入长度不够或过长扣 5 分；未回拉尿管扣 3 分；未评估导尿效果扣 3 分；固定牵拉尿管过紧扣 3 分；未询问患者感受扣 3 分；未记录尿色扣 3 分 7. 其他一项不合格扣 2 分	

续表

项目	总分	技术操作要求	评分	扣分
操作后	5	1.协助患者整理衣裤、床单位,恢复舒适卧位 2.用物处理正确,洗手后记录并执行签字	一项不合格扣2分	
评价提问	10	1.动作熟练,步骤正确,查对规范,患者无不适 2.与患者沟通有效,爱伤观念强,无菌观念强 3.操作时间10分钟	一项不合格扣2分	
总分	100			

氧气吸入技术

氧气吸入是指通过给氧，提高动脉血氧分压和动脉血氧饱和度，增加动脉血氧含量，纠正各种原因造成的缺氧状态，促进组织的新陈代谢，维持机体生命活动的一种治疗方法。

一、目的

提高血氧分压，改善组织缺氧。

二、操作流程

步骤	内容
准备	1.操作者按规定着装、洗手、戴口罩 2.了解病情、意识及患者缺氧程度 3.用物准备齐全 4.环境符合操作要求
解释评估	1.严格查对，向患者解释吸氧目的、注意事项、配合方法 2.协助患者取舒适体位 3.检查用氧安全（漏气、明火、有污染），挂四防牌
安装氧气装置	1.用湿棉签清洁双侧鼻腔 2.如为氧气筒，先开总开关吹尘，关闭总开关，安装氧气表，连接湿化瓶（内盛蒸馏水1/2~2/3），确认流量开关关闭，再开总开关检查有无漏气，检查并连接一次性吸氧管
调节氧流量	1.如为中心供氧，取下氧气端口的帽，安装氧气表，检查并连接一次性吸氧管 2.打开氧流量开关，按医嘱正确调节氧气流量
固定鼻导管	1.检查鼻导管是否通畅，将鼻塞或鼻导管（插入深度为鼻尖至耳垂的2/3，胶布固定）轻轻插入患者鼻腔 2.导管固定牢固、美观、松紧度适宜
做好记录	1.询问患者感受，交代注意事项 2.记录用氧日期、时间、氧流量并签名 3.评估患者吸氧效果，注意用氧后反应
拔出鼻导管	1.向患者解释，拔出鼻导管，协助患者擦净鼻面部 2.先关小开关，再关大开关，再开小开关放余气，再关小开关 3.记录停氧时间，签名
整理	1.整理患者和床单位 2.清理用物 3.洗手并执行签字

三、操作注意点与说明

(一)操作要点

1.保持呼吸道通畅,注意气道湿化。

2.保持吸氧管路通畅,无打折、分泌物堵塞或扭曲。

3.面罩吸氧时,检查面部、耳郭皮肤受压情况。

4.吸氧时先调节好氧流量再与患者连接,停氧时先取下鼻导管或面罩,再关闭氧流量表。

5.注意用氧安全,尤其是使用氧气筒给氧时注意防火、防油、防热、防震。

6.新生儿吸氧应严格控制用氧浓度和用氧时间。

7.观察、评估患者吸氧效果。

(二)宣教与告知

1.不要擅自调节氧流量或开、关氧气。

2.严禁吸烟,防油、防火、防热。

(三)操作并发症

氧气吸入技术常见并发症的预防及处理

常见并发症	临床表现	原因	预防及处理
无效吸氧	1.患者自感空气不足、呼吸费力、胸闷、烦躁,不能平卧 2.查体:呼吸急促,胸闷,缺氧症状无改善,氧分压下降,心电监护显示氧饱和度偏低,口唇及指(趾)甲床发绀,鼻翼煽动等。呼吸频率、节律、深浅度均发生改变	1.中心供氧站或氧气瓶气压低,氧气装置连接不紧密,有漏气 2.吸氧管扭曲、堵塞、脱落 3.氧流量未达病情要求 4.吸氧方法选择错误,如气管切开患者采用鼻导管(鼻塞)吸氧,氧气从套管溢出,未能有效进入气管及肺 5.气道梗阻未解除,气道内分泌物过多,而未及时吸出,导致氧气不能进入呼吸道	1.检查氧气装置、供氧压力、管道连接是否漏气,发现问题及时处理 2.吸氧前检查吸氧管的通畅性,将吸氧管放入冷开水内,了解气泡溢出情况。吸氧管要妥善固定,避免脱落、移位。在吸氧过程中随时检查吸氧导管有无堵塞,尤其是对使用鼻导管吸氧者,鼻导管容易被分泌物堵塞,影响吸氧效果 3.遵医嘱或根据患者的病情调节吸氧流量 4.对气管切开的患者,采用气管套管供给氧气 5.及时清除呼吸道分泌物,保持气道通畅。分泌物多的患者,宜取平卧位,头偏向一侧 6.吸氧过程中,严密观察患者缺氧症状有无改善,如患者是否由烦躁不安变为安静,心率是否变慢,呼吸是否平稳,发绀有无消失等,并定时监测患者的血氧饱和度 7.一旦出现无效吸氧,立即查找原因,采取相应的处理措施,恢复有效的氧气供给

续表

常见并发症	临床表现	原因	预防及处理
气道黏膜干燥	1. 出现呼吸道刺激症状：刺激性咳嗽，无痰或痰液黏稠，不易咳出 2. 气管插管或气管切开患者有痰痂形成，阻塞气道而出现呼吸困难，部分患者有鼻出血或痰中带血	1. 氧气湿化瓶内湿化液不足，氧气湿化不充分，尤其是患者发热、呼吸急速或张口呼吸，导致体内水分蒸发过多，加重气道黏膜干燥 2. 吸氧流量过大，氧浓度＞60％	1. 及时补充氧气湿化瓶内的湿化液。对发热患者，及时做好对症处理。对有张口呼吸习惯的患者，做好解释工作，争取其配合改用鼻腔呼吸，利用鼻前庭黏膜对空气有加温加湿的功能，减轻气道黏膜干燥的发生。对病情严重者，可用湿纱布覆盖口腔，定时更换。气管切开患者加用气道湿化装置 2. 根据患者缺氧情况调节氧流量，轻度缺氧 1～2 L/min，中度缺氧 2～4 L/min，重度缺氧 4～6 L/min，小儿 1～2 L/min，吸氧浓度控制在 45％以下 3. 加温加湿吸氧装置能防止气道黏膜干燥 4. 对于气道黏膜干燥者，给予超声雾化吸入(超声雾化器可随时调节雾量的大小，并能对药液加湿和加热) 5. 房间保持湿度 50％～60％
氧中毒	1. 氧中毒的程度主要取决于吸入气体的氧分压及吸入时间 2. 氧中毒的特点是肺实质改变，如肺泡壁增厚、出血。一般情况下连续吸纯氧 6 小时后，患者即可有胸骨后灼热感、咳嗽、恶心、呕吐、烦躁不安、面色苍白、胸痛；吸氧 24 小时后，肺活量可减少；吸纯氧 1～4 天后可发生进行性呼吸困难。有时可出现视力或精神障碍	1. 氧治疗中发生氧中毒在临床上极为少见。一般认为，在安全的“压力-时程”阈限内是不会发生氧中毒的，但患者在疲劳、健康水平下降、精神紧张等情况下对氧过敏或耐力下降时可发生 2. 吸氧持续时间超过 24 小时，氧浓度高于 60％，高浓度氧进入人体后，产生的过氧化氢、过氧化物基、羟基和单一态激发氧，能导致细胞酶失活和核酸损害，从而使细胞死亡。这种损伤最常作用于肺血管细胞，早期毛细血管内膜受损，血浆渗入间质和肺泡中引起肺水肿，最后导致肺实质的改变	1. 严格掌握吸氧指征、停氧指征，选择恰当给氧方式 2. 严格控制吸氧浓度，一般吸氧浓度不超过 45％。根据氧疗情况，及时调整吸氧流量、浓度和时间，避免长时间高流量吸氧 3. 对氧疗患者做好健康教育，告诫患者吸氧过程中勿自行随意调节氧流量 4. 吸氧过程中，经常做血气分析，动态观察氧疗效果。一旦发现患者出现氧中毒，立即降低吸氧流量，并报告医生，对症处理

续表

常见并发症	临床表现	原因	预防及处理
晶体后纤维组织增生	视网膜血管收缩,视网膜纤维化,临床上可造成视网膜变性或脱离、继发性白内障、继发性青光眼、斜视、弱视,最后出现不可逆的失明	新生儿,尤其是早产低体重儿,长时间高浓度氧气吸入会引起此并发症	1. 对新生儿,尤其是早产低体重儿,勿长时间、高浓度吸氧,吸氧浓度小于 40% 2. 对于曾长时间高浓度吸氧后出现视力障碍的患儿应定期行眼底检查 3. 已发生晶体后纤维组织增生者,应早日行手术治疗
腹胀	缺氧症状加重,患者烦躁、腹胀明显,腹壁张力大,呼吸急促表浅,胸式呼吸减弱,口唇青紫,脉搏细速,呈急性表现,严重者危及生命	1. 多见于新生儿,鼻导管插入过深,因新生儿上呼吸道相对较短,易误入食管 2. 全麻术后患者咽腔收缩,会厌活动度降低,食管入口括约肌松弛,舌体后移,咽腔因插管而水肿,使气体排出不畅,咽部成为一个气体正压区。此时氧气的吸入流量大,正压更加明显,迫使气体进入消化道	1. 正确掌握鼻导管的使用方法。插管不宜过深,成人在使用单鼻孔吸氧时鼻导管插入的深度以 2 cm 为宜。新生儿鼻导管吸氧时,必须准确测量长度,注意插入方法。插入鼻导管时,可将患儿头部稍向后仰,避免导管进入食管,插入不可过深 2. 用鼻塞、鼻前庭或面罩吸氧法能有效避免此并发症的发生 3. 如发生急性腹胀,及时进行胃肠减压和肛管排气
感染	患者出现局部或全身感染症状,如畏寒、发热、咳嗽、咳痰、败血症等	1. 吸氧终端装置污染:吸氧管道、氧气湿化瓶、湿化瓶内湿化液等容易发生细菌生长。 2. 插管动作粗暴导致鼻腔黏膜破损,而患者机体免疫力低下,抵抗力差,易发生感染	1. 每日更换吸氧管、氧气湿化瓶及湿化瓶内湿化液,湿化瓶每日消毒 2. 湿化瓶内液体为灭菌处理的冷开水、蒸馏水 3. 每日口腔护理 2 次 4. 插管动作宜轻柔,以保护鼻腔黏膜的完整性,避免发生破损 5. 如有感染者,去除引起感染的原因,应用抗生素抗感染治疗

续表

常见并发症	临床表现	原因	预防及处理
鼻衄	鼻腔黏膜干燥、出血，血液自鼻腔流出	1. 插鼻导管动作过猛或反复操作所致；部分患者鼻中隔畸形，而操作者按常规方法插管，使鼻黏膜损伤，引起鼻出血 2. 鼻导管过粗或质地差 3. 长时间吸氧者，鼻导管与鼻咽部分泌物粘连，在更换鼻导管时，鼻咽部的黏膜被外力扯破导致出血 4. 长时间较高浓度吸氧，且湿化不足，导致鼻黏膜过度干燥、破裂	1. 正确掌握插管技术，插管时动作轻柔。如有阻力，要排除鼻中隔畸形的可能，切勿强行插管。必要时改用鼻塞法吸氧或面罩法吸氧 2. 选择质地柔软、粗细合适的吸氧管 3. 长时间吸氧者，注意保持室内湿度，做好鼻腔湿化工作，防止鼻腔黏膜干燥。拔除鼻导管前，如发现鼻导管与鼻黏膜粘连，应先用湿棉签或液体石蜡湿润，再轻摇鼻导管，等结痂物松脱后再拔管 4. 如发生鼻出血，及时报告医生，进行局部止血处理。如使用血管收缩剂或局部压迫止血。对鼻出血出血量多，上述处理无效者，请耳鼻喉科医生进行鼻孔填塞压迫止血
肺组织损伤	呛咳、咳嗽，严重者产生气胸	给患者进行氧疗时，在没有调节氧流速的情况下，直接与鼻导管连接进行吸氧，导致大量高压、高流量氧气在短时间内冲入肺组织所致	1. 在调节氧流量后，供氧管方可与鼻导管连接 2. 原面罩吸氧患者在改用鼻导管吸氧时，要及时将氧流速减低

续表

常见并发症	临床表现	原因	预防及处理
烧伤	根据烧伤严重程度，分为不同的临床表现： Ⅰ度：达角质层，轻度红、肿、热、痛，感觉过敏，不起水疱，表面干燥 浅Ⅱ度：达真皮层，剧痛，感觉过敏，温度增高，有水疱，基底潮湿，均匀发红，水肿明显 深Ⅱ度：达真皮深层，有附件残留，可有或无水疱，基底湿润苍白，有出血小点，水肿明显，痛觉迟钝，拔毛痛 Ⅲ度：损伤至皮肤全层，甚或包括皮下组织、肌肉、骨骼，皮革样，蜡白或焦黄，炭化，感觉消失，无水疱，干燥，干后可见栓塞静脉呈树枝状，痂下水肿，无拔毛痛	吸氧装置连接不紧密，导致氧气外漏；室内使用明火，如进行艾灸、拔火罐等操作；患者用腈纶质地的衣物摩擦易产生静电，导致火灾发生	1. 注意安全用氧，严禁烟火 2. 为患者吸氧时要妥善固定吸氧装置，防止氧气外漏 3. 患者吸氧时要着棉质外衣。勿用、穿腈纶材料做的枕巾和衣服，避免由衣服或头发与枕巾摩擦产生静电火花而引起火灾 4. 一旦发生火灾，要保持冷静，及时关闭氧气来源，并用床单保护患者，将火扑灭 5. 如患者烧伤，按烧伤处理
过敏反应	呼吸困难加重，患者球结膜充血，皮肤瘙痒，接触吸氧管的鼻腔肿胀、疼痛，面部贴胶布的皮肤发红、起水疱，甚至皮肤溃烂	1. 并发急性肺水肿时，使用20%～30%乙醇进行氧气湿化，而患者对乙醇过敏 2. 对吸氧管材料或胶布过敏	1. 详细询问患者过敏史，包括药物、用物等 2. 乙醇过敏者，湿化液禁用乙醇 3. 发生过敏反应者，及时去除过敏源，给予抗过敏及对症治疗

续表

常见并发症	临床表现	原因	预防及处理
二氧化碳麻醉	神志模糊，嗜睡，脸色潮红，呼吸浅、慢、弱，皮肤湿润，情绪不稳，行为异常	1. 慢性缺氧患者高浓度给氧。因慢性缺氧患者长期二氧化碳分压高，其呼吸主要靠缺氧刺激颈动脉体和主动脉弓化学感受器，沿神经上传至呼吸中枢，反射性地引起呼吸。高浓度给氧，则缺氧反射性刺激呼吸的作用消失，导致呼吸抑制，二氧化碳潴留更严重 2. 吸氧过程中，患者或家属擅自调节吸氧装置，加大氧气流量	1. 对缺氧和二氧化碳滞留并存者，应以低流量、低浓度持续给氧为宜 2. 对慢性呼吸衰竭(简称"呼衰")患者采用限制性给氧，常用低流量持续鼻导管(或)鼻塞吸氧。氧浓度 24%～33%，氧流量控制在 1～3 L/min 3. 加强对患者及家属说明低流量吸氧的特点和重要性，避免患者或家属擅自调大氧流量 4. 加强病情观察，将慢性呼衰患者用氧情况列为床边交班内容 5. 在血气分析动态监测下调整用氧浓度，以纠正低氧血症，不升高 $PaCO_2$ 为原则。一般用氧浓度以 24%为宜，若在连续用呼吸兴奋剂时，给氧浓度可适当增大，但不超过 29% 6. 一旦发生高浓度吸氧后病情恶化，不能立即停止吸氧，应调整氧流量为 1～2 L/min 后继续给氧，同时应用呼吸兴奋剂。加强呼吸道管理，保持呼吸道通畅，促进二氧化碳排出 7. 经上述处理无效者，应建立人工气道进行人工通气

四、操作技术操作考核评分标准

氧气吸入技术操作考核评分标准

项目	总分	技术操作要求	评分	扣分
仪表	5	仪表端庄，服装整洁，无长指甲，(手)无饰品	一项不符合要求扣 1 分	
评估患者	10	1. 了解病情、患者意识及缺氧程度，观察患者合作程度及心理反应 2. 评估患者鼻腔状况 3. 解释吸氧目的、注意事项、配合方法，与患者沟通时语言规范，态度和蔼	未评估患者扣 2 分	
操作前准备	5	1. 洗手，戴口罩 2. 中心供氧装置或氧气筒、氧气表、湿化瓶、通气棒、治疗碗(内盛冷开水)、蒸馏水、一次性吸氧管、棉签、弯盘、纱布、用氧记录单、笔、手表、手电筒、执行单、速干手消毒剂，车下放小桶(内套黄色垃圾袋)、利器盒	用物准备不全扣 2 分	

续表

项目		总分	技术操作要求	评分	扣分
操作流程	安全与舒适	10	1. 备齐用物，携至患者床旁，问候患者，核对床号、姓名、性别、住院号 2. 环境安静、清洁，检查用氧安全（漏气、明火、有污染），挂四防牌 3. 协助患者取舒适体位，向患者解释操作目的和配合方法，取得合作	未反问式核对患者扣 3 分；未检查用氧安全或评估环境各扣 2 分	
	操作步骤	40	1. 用湿棉签清洁双侧鼻腔 2. 检查、安装氧气装置：如为氧气筒，先开总开关吹尘，关闭总开关，安装氧气表，连接湿化瓶（内盛蒸馏水 1/2～2/3），确认流量开关关闭，再开总开关检查有无漏气，检查并连接一次性吸氧管 3. 如为中心供氧，取下氧气端口的帽，安装氧气表，检查并连接一次性吸氧管 4. 打开氧流量开关，按医嘱正确调节氧气流量 5. 检查鼻导管是否通畅，将鼻塞或鼻导管轻轻插入患者鼻腔（插入深度为鼻尖至耳垂的 2/3，胶布固定） 6. 导管固定牢固、美观，松紧度适宜 7. 询问患者感受，交代注意事项 8. 记录用氧日期、时间、氧流量并签名 9. 评估患者吸氧效果，注意用氧后反应	未湿润清洁双侧鼻孔扣 5 分；检查氧气装置顺序颠倒扣 5 分；未调节流量扣 5 分；未检查管路通畅扣 5 分；其余每项不符合要求扣 2 分	
		15	1. 给患者解释，去除别针、胶布，拔出鼻导管，协助患者擦净鼻面部 2. 先关小开关，再关大开关，再开小开关放余气，再关小开关，备用 3. 记录停氧时间，签名 4. 整理床单位，协助患者取舒适卧位	未擦净鼻面扣 5 分；开关顺序颠倒扣 2 分；其余每项不符合要求扣 2 分	
操作后		5	1. 正确处理用物 2. 洗手并执行签字	一项不合格扣 2 分	
评价提问		10	1. 操作方法正确、熟练，正确指导患者吸氧，患者无不适感 2. 与患者沟通有效，爱伤观念强 3. 操作时间 3 分钟	一项不合格扣 2 分	
总分		100			

肌内注射技术

一、目的

1. 不宜或不能作静脉注射及口服的药物，又需迅速发生药效时，需要肌内注射。

2. 注射刺激性较强且药量较多的药物，如 50%硫酸镁 10～20 mL 肌注。

3. 严重水肿患者，皮下注射不易吸收时，可用肌内注射。

二、操作流程

准备

1.操作者着装清洁、洗手、戴口罩
2.了解病情、药物作用、不良反应
3.用物准备齐全
4.环境符合操作要求

↓

吸取药液

1.严格查对床号、姓名，向患者解释
2.按常规割锯、消毒安瓿，然后折断
3.打开注射器抽吸药物
4.排尽空气后放入无菌巾内

↓

消毒注射

1.协助患者取合适体位
2.选择注射部位，常规消毒皮肤
3.注射中查对，排气，以一手拇指和食指绷紧皮肤，另一手持注射器将针头迅速刺入皮下或肌内
4.固定针栓，抽回血，无回血后注入药液
5.注射毕，用无菌棉签轻压进针处，迅速拔针，继续按压片刻

↓

观察整理

1.整理患者及床单位
2.酌情观察
3.再次查对并签名，记录执行时间
4.清理用物

三、操作注意点与说明

(一)操作要点

1. 遵医嘱及药物说明书用药,观察注射后疗效和不良反应;需要两种药物同时注射时,应注意配伍禁忌。

2. 选择合适的注射部位,避免刺伤神经和血管,无回血时方可注射。2 岁以下幼儿最好选臀中肌和臀小肌。

3. 注射部位应当避开炎症、硬结、瘢痕等部位。注射后出现局部硬结,可采用热敷、理疗等方法。

4. 对经常注射的患者,应当更换注射部位,选择细长针头。

5. 注射时切勿将针梗全部刺入,以防针梗从根部折断。

(二)宣教与告知

1. 告知患者和家属肌内注射的目的、药物的名称及主要作用。

2. 告知患者注射时勿紧张,让肌肉放松,使药物顺利进入组织,以利于药物的吸收。

3. 告知患者注射时如有不适应及时告知护士,以便及时处理。

4. 推药完毕,告诉患者用棉签按压 3～5 分钟。

(三)操作并发症

肌内注射技术常见并发症的预防及处理

常见并发症	临床表现	原因	预防及处理
疼痛	注射局部疼痛、酸胀,肢体无力、麻木。可引起下肢及坐骨神经疼痛,严重者可引起足下垂或跛行,甚至可出现下肢瘫痪	1. 针刺入皮肤或推药时药物刺激皮肤引起疼痛 2. 一次性肌内注射药物过多,药物刺激性过大,速度过快 3. 注射部位不当,进针过深或过浅	1. 正确选择注射部位 2. 掌握无痛注射技术。①采用穴位按压肌内注射法,可减轻疼痛,按压的穴位为关元、太冲等穴位;②进行肌内注射前,先用拇指按压注射点 10 秒,然后常规皮肤消毒,肌内注射;③操作前用持针的手掌尺侧缘快速叩击注射区的皮肤(一般为注射区的右侧或下侧)后进针,在一定程度上可减轻疼痛 3. 配制药液浓度不宜过高,每次推注的药量不宜过多,推注不宜过快。对股四头肌及上臂三角肌施行注射时,若药量超过 2 mL,须分次注射;采用生理盐水注射液代替注射用水稀释药物 4. 经常更换注射部位

续表

常见并发症	临床表现	原因	预防及处理
神经性损伤	注射当时即出现神经支配区麻木、放射痛、肢体无力和活动范围减少。1周后疼痛减轻，但留有固定麻木区伴肢体功能部分或完全丧失，发生于下肢者行走无力，易跌跤。局部红肿、疼痛，肘关节活动受限，手部有运动和感觉障碍。根据受累神经支配区运动、感觉障碍程度，将受累神经及神经损伤程度分为完全损伤、重度损伤、中度损伤和轻度损伤。分度标准如下：①完全损伤：神经功能完全丧失；②重度损伤：部分肌力、感觉降至1级；③中度损伤：神经支配区部分肌力和感觉降至2级；④轻度损伤：神经支配区部分肌力和感觉降至3级	主要是药物直接刺激和局部高浓度药物毒性引起神经粘连和变性坏死	1. 周围神经药物注射伤是一种医源性损伤，是完全可以预防的，应在慎重选择药物、正确掌握注射技术等方面严格把关 2. 注射药物应尽量选用刺激性小、等渗、pH值接近中性的药物，不能毫无科学根据地选用刺激性很强的药物来肌内注射 3. 注射时应全神贯注，注意注射处的解剖关系，准确选择臀部、上臂部的肌内注射位置，避开神经及血管。为儿童注射时，除要求进针点准确外，还应注意进针的深度和方向 4. 在注射药物过程中，若发现神经支配区麻木或放射痛，应考虑注入神经内的可能性，须立即改变进针方向或停止注射 5. 对中度以下不完全神经损伤要用非手术治疗法，行理疗、热敷，促进炎症消退和药物吸收，同时使用神经营养药物治疗，将有助于神经功能的恢复。对中度以上完全性神经损伤，则尽早手术探查，做神经松解术

续表

常见并发症	临床表现	原因	预防及处理
局部或全身感染	在注射后数小时，局部出现红、肿、热和疼痛。局部压痛明显。若感染扩散，可导致全身菌血症、脓毒败血症，患者出现高热、畏寒、谵妄等	注射部位消毒不严格，注射用具、药物被污染等，可导致注射部位或全身发生感染	与皮下注射法相同。出现全身感染者，根据血培养及药物敏感试验选用抗生素
药液外渗	①注射部位有肉眼可见的药液或血液；②注射部位皮肤变色（脱色或着色）；③注射部位组织变形（萎缩或水肿）	常见相关因素：①与常规肌内垂直注射方法有关；②注射用药物的总量和药物的性质；③注射的速度；④注射针头的内（外）径；⑤注射后留（拔）针的时间；⑥进针的深度；⑦注射部位情况，如肌肉的大小、组织的弹性、有无水肿和硬节等；⑧全身情况，如有无休克、出血性疾病等；⑨其他，如拔针后按摩注射部位等	1. 选择合适的注射部位，选择神经少、肌肉较丰富之处 2. 掌握注射剂量。每次注射量以 2～3 mL 为限，不宜超过 5 mL 3. 每次轮换部位，避免同一部位反复注射 4. 注射后及时热敷、按摩，加速局部血液循环，促进药液吸收 5. 在注射刺激性药物时，采用“Z”路径（Z-track）肌内注射法预防药物渗漏至皮下组织或表皮（以减轻疼痛及组织受损）。具体步骤如下：①左手将注射部位皮肤拉向一侧；②右手持空针与注射部位呈 90°，迅速进针，并固定；③小心地以左手拇指和食指固定注射器基部（但不可松开对组织的牵引），再以右手反抽注射器活塞，确定无回血后，缓慢将药液注入，并停留 10 秒，让药物散入肌肉，其间仍保持皮肤呈拉紧状态；④拔出针头并松开左手对组织的牵引，此时侧移的皮肤和皮下组织位置还原，原先垂直的针刺通道随即变成“Z”形。不要按摩注射部位，因按摩易使组织受损。告诉患者暂时不要运动或穿紧身衣服

续表

常见并发症	临床表现	原因	预防及处理
针头堵塞	推药阻力大，无法将注射器内的药液推入体内	一次性注射器的针尖锐利、斜面大，抽吸瓶装药品时，极易被橡皮塞堵塞，瓶塞颗粒可随着加入的药物进入液体造成微粒污染或栓塞。针头过细，药液黏稠，粉剂未充分溶解或药液为悬浊液(如长效青霉素等)，均可造成针头堵塞	1. 根据药液的性质选用粗细适合的针头 2. 操作前检查针头通畅后方可进针 3. 保证粉剂药物充分溶解，避免药物颗粒堵塞针头 4. 如发现推药阻力大，或无法将药液继续注入体内，应拔针，更换针头另选部位进行注射 5. 使用一次性注射器加药时，可改变进针角度，即由传统的 90°改为 45°。因为改变进针角度，避开斜面，可减少针头斜面与瓶塞的接触面积，减小阻力

四、操作技术操作考核评分标准

肌内注射技术操作考核评分标准

项目	总分	技术操作要求	评分	扣分
仪表	5	仪表端庄，服装整洁，无长指甲，(手)无饰品	一项不符合要求扣 1 分	
评估患者	10	1. 了解患者病情、合作程度及注射部位状况 2. 向患者讲解操作方法和如何配合 3. 了解药物使用注意事项	未评估患者扣 4 分；其他一项不符合要求扣 1 分	
操作前准备	5	1. 洗手，戴口罩 2. 用物准备：治疗盘内放 2～5 mL 注射器、安尔碘、棉签、砂轮、弯盘、注射药物、起瓶器、执行单、速干手消毒剂，车下放小桶(内套黄色垃圾袋)、利器盒	用物准备不齐全扣 2 分	

续表

项目		总分	技术操作要求	评分	扣分
操作流程	安全与舒适	10	1. 携用物至患者床旁，问候患者，核对床号、姓名、性别、住院号 2. 向患者解释操作目的及方法，取得合作，协助患者取正确卧位，注意保暖并为患者遮挡 3. 环境清洁、舒适	未反问式核对患者扣2分；未评估环境扣2分	
	操作步骤	20	1. 认真核对执行单，检查药液 2. 用安尔碘棉签消毒安瓿颈及砂轮，用消毒砂轮在安瓿颈划一下，再次消毒安瓿颈，折断安瓿 3. 检查注射器，将一次性注射器及针头取出，并衔接紧密 4. 抽吸药液，套安瓿，放于无菌盘内	未核对治疗单和检查药液各扣3分；未消毒砂轮扣2分；未检查注射器扣2分；抽吸药液后未放置无菌盘内扣2分	
		35	1. 核对床号、姓名、执行单 2. 选择注射部位（臀大肌、臀中肌、臀小肌、股外侧肌，上臂三角肌） 3. 根据注射部位协助患者取合适卧位（如臀大肌注射取侧卧位，上腿伸直，下腿稍弯曲，也可取俯卧位，足尖相对，足跟分开），暴露注射部位，使肌肉放松 4. 用安尔碘棉签消毒皮肤两遍，范围不小于5 cm×5 cm，待干 5. 排尽注射器内的空气，再次核对 6. 左手拇指、食指绷紧皮肤（适时给予鼓励），无名指与小指夹一无菌干棉签 7. 右手持注射器，中指固定针栓，将针头垂直快速刺入肌肉2.5～3 cm（针头进入2/3，消瘦者及小儿酌减） 8. 右手固定针头，松开左手，抽动活塞，无回血时，左手缓慢注入药液 9. 密切观察患者反应，询问患者感受 10. 注射完毕，以干棉签轻压进针处，同时快速拔针，做注射后核对	未反问式核对患者扣2分；选择注射部位不正确扣2分；患者安放体位不正确扣2分；消毒皮肤面积过小扣2分；未再次核对扣2分；针头刺入皮肤过深或过浅扣2分；未抽回血扣5分；未询问患者感受扣2分；未再次核对扣2分；其他一项不符合要求扣2分	

续表

项目	总分	技术操作要求	评分	扣分
操作后	5	1.协助患者恢复卧位,整理床单位 2.整理治疗车,正确处理使用过的物品,洗手、记录、执行签字	一项不符合要求扣2分	
评价提问	10	1.动作轻巧、准确,操作方法规范 2.患者舒适,痛感较小 3.操作时间7分钟	一项不符合要求扣2分	
总分	100			

皮内注射技术

一、目的

用于药物的皮肤过敏试验、预防接种及局部麻醉的前驱步骤。

二、操作流程

准备	1.仪表端庄，服装整洁，无长指甲，（手）无饰品 2.洗手、戴口罩，用物准备齐全
解释评估	1.评估患者病情、意识状态、合作程度 2.解释皮试目的，取得配合 3.评估患者局部皮肤状况 4.询问有无过敏史、用药史及不良反应史
检查药物质量	检查药液、青霉素质量及有效期，检查注射器；开启生理盐水瓶，注明日期及“冲青霉素用”字样
配置皮试液	纠正生理盐水瓶负压；抽吸生理盐水，稀释青霉素粉剂，混匀，每毫升含青霉素20万U；取上液0.1 mL加生理盐水至1 mL，每毫升含青霉素2万U；取上液0.1 mL加生理盐水至1 mL，每毫升含青霉素2000 U；取上液0.25 mL加生理盐水至1 mL，每毫升含青霉素500 U（每次配制时，均需将药液摇匀）
消毒穿刺	1.更换皮试液针头，在注射器上注明青霉素及配制时间；再次查对，询问过敏史 2.前臂掌侧下1/3处，用75%乙醇消毒皮肤两遍，直径大于5 cm，待干。左手固定皮肤，右手持注射器，针尖斜面向上，与皮肤呈5°角刺入皮内，注入药液0.1 mL。注射完毕迅速拔出针头，切勿按压，做好标记
告知注意事项	交代注意事项：告知患者注射后不要离开病房，保护好注射部位，不要揉搓，如有不适随时呼叫护士
整理	1.协助患者取舒适卧位，整理床单位，20分钟后观察结果 2.物品用后处理正确；洗手，记录，执行签字

三、操作注意点与说明

(一)操作要点

1. 备好相应抢救药物与设备,如患者对皮试药物有过敏史,禁止皮试。
2. 消毒皮肤时,避免反复用力涂擦局部皮肤,忌用含碘消毒剂。
3. 不应抽回血。
4. 皮试药液要现用现配,剂量要准确,并备肾上腺素等抢救药品及物品。
5. 皮试结果阳性时,应告知医师、患者及家属,并予以注明。

(二)宣教与告知

1. 在做皮试前必须询问患者的过敏史、用药史等情况。
2. 告知患者在使用哪些药物前需做皮试,为何要进行皮试,皮试的必要性,并对常见过敏反应给予简单介绍。
3. 告知皮试期间的注意事项,皮试期间不可离开病房。
3. 皮试部位不可抓、挠及异物污染。
4. 如果有头晕、瘙痒、气短、皮疹等情况,及时按床头铃告知护士。
5. 注意观察皮试结果的时间。

(三)操作并发症

皮内注射技术常见并发症的预防及处理

常见并发症	临床表现	原因	预防及处理
疼痛	注射部位疼痛感尖锐,推注药物时加重。有时伴全身疼痛反应,如肌肉收缩、呼吸加快、出汗、血压下降,严重者出现晕针、虚脱。疼痛程度在完成注射后逐渐减轻	1. 注射前患者精神高度紧张、恐惧 2. 传统进针法,进针与皮纹垂直,皮内张力高,阻力大,推注药物时使皮纹发生机械断裂而产生撕裂样疼痛 3. 配制的药物浓度过高,药物推注速度过快或推药速度不均匀,使皮肤游离神经末梢(感受器)受到药物刺激,引起局部定位特征的痛觉 4. 注射针头过粗、欠锐利或有倒钩,或操作者操作手法欠熟练 5. 注射时消毒剂随针头进入皮内,消毒剂刺激引起疼痛	1. 注重心理护理,向患者说明注射的目的,取得患者配合 2. 原则上选用无菌生理盐水作为溶媒对药物进行溶解。准确配制药液,避免药液浓度过高对机体的刺激 3. 改进皮内注射方法:①在皮内注射部位的上方,嘱患者用一手环形握住另一前臂,离针刺的上方约 2 cm 处用拇指加力按压(儿童患者让其家属按上述方法配合),同时按皮内注射法持针刺入皮内,待药液注入,直至局部直径约 0.5 cm 的皮丘形成,拔出针头后,方将按压之手松开,能有效减少皮内注射疼痛的发生;②采用横刺进针法(其注射方向与前臂垂直)亦能减轻疼痛 4. 可选用神经末梢分布较少的部位进行注射。如选取前臂掌侧中段做皮试,不仅疼痛轻微,更具有敏感性 5. 熟练掌握注射技术,准确注入药量 6. 选用口径较小、锋利、无倒钩的针头进行注射 7. 注射在皮肤消毒剂干燥后进行 8. 疼痛剧烈者,予以止痛剂对症处理;发生晕针或虚脱者,按晕针或虚脱处理

续表

常见并发症	临床表现	原因	预防及处理
局部组织反应	注射部位红肿、疼痛、瘙痒、水疱、溃烂、破损及色素沉着	1.药物本身对机体的刺激,导致局部组织发生的炎症反应(如疫苗注射) 2.药液浓度过高,推注药量过多 3.违反无菌操作原则,使用已污染的注射器、针头 4.皮内注射后,患者搔抓或揉按局部皮丘 5.机体对药物敏感性高,局部发生变态反应	1.避免使用对组织刺激性较强的药物 2.正确配制药液,推注药液剂量准确,避免因剂量过大而增加局部组织反应 3.严格执行无菌操作 4.让患者了解皮内注射的目的,不可随意搔抓或揉按局部皮丘,如有异常不适可随时告知医护人员 5.详细询问药物过敏史,避免使用可引发机体过敏反应的药物 6.对已发生局部组织反应者,应进行对症处理,预防感染。出现局部皮肤瘙痒者,告诫患者勿抓、挠,用0.5%碘伏溶液外涂;局部皮肤有水疱者,先用0.5%碘伏溶液消毒,再用无菌注射器将水疱内液体抽出;注射部位出现溃烂、破损,则进行外科换药处理
过敏性休克	由于喉头水肿、支气管痉挛、肺水肿而引起胸闷、气促、哮喘与呼吸困难;因周围血管扩张而导致有效循环血量不足,表现为面色苍白、出冷汗、口唇发绀、脉搏细弱、血压下降;因脑组织缺氧,可表现为意识丧失、抽搐、二便失禁等;其他过敏反应表现有荨麻疹、恶心、呕吐、腹痛及腹泻等	1.操作者在注射前未询问患者的药物过敏史 2.患者对注射的药物发生速发型过敏反应	1.皮内注射前必须仔细询问患者有无药物过敏史,尤其是青霉素、链霉素等易引起过敏的药物,有其他药物过敏史或变态反应疾病史者也应慎用 2.皮试观察期间,嘱患者不可随意离开。注意观察患者有无异常不适反应,正确判断皮试结果 3.注射盘内备有0.1%盐酸肾上腺素、尼可刹米、洛贝林注射液等急救药品,必要时备氧气、吸痰器。 4.一旦发生过敏性休克,立即组织抢救:①立即停药,使患者平卧。②立即皮下注射0.1%肾上腺素1 mL,小儿剂量酌减,症状如不缓解,可每隔半小时皮下或静脉注射肾上腺素0.5 mL,直至脱离危险期。③给予氧气吸入,改善缺氧症状。呼吸受抑制时,立即进行口对口人工呼吸,并肌内注射尼可刹米、洛贝林等呼吸兴奋剂。有条件者可插入气管导管,借助人工呼吸机辅助或控制呼吸。喉头水肿引起窒息时,应尽快施行气管切开。④根据医嘱静脉注射地塞米松5～10 mg或琥珀酸钠氢化可的松200～400 mg加入5%～10%葡萄糖溶液500 mL内静脉滴注;应用抗组胺类药物,如肌内注射盐酸异丙嗪25～50 mg或苯海拉明40 mg。⑤静脉滴注10%葡萄糖溶液或平衡溶液扩充血容量;如血压仍不回升,可按医嘱加入多巴胺或去甲肾上腺素静脉滴注;如为链霉素引起的过敏性休克,可同时应用钙剂,以10%葡萄糖酸钙或稀释一倍的5%氯化钙溶液静脉推注,使链霉素与钙离子结合,从而减轻或消除链霉素的毒性症状。⑥若心跳骤停,则立即进行复苏抢救,如施行胸外心脏按压、人工呼吸或气管内插管等。⑦密切观察病情,记录患者呼吸、脉搏、血压、神志和尿量等变化

续表

常见并发症	临床表现	原因	预防及处理
疾病传播	传播不同的疾病出现相应的症状。如细菌污染反应，患者出现畏寒、发热等症状；乙型肝炎，患者出现厌油、上腹饱胀不适、精神不振、乏力等症状	1. 操作过程中未严格执行无菌技术操作原则，如未执行一人一针一管；抽吸药液过程中被污染；皮肤消毒不严格等 2. 使用疫苗，尤其是活疫苗，未严格执行有关操作规程，用剩的活疫苗未及时销毁，用过的注射器、针头未焚烧，污染环境，造成人群中疾病传播	1. 严格执行一人一针一管，不可共用注射器、注射液和针头。操作过程中，严格遵循无菌技术操作原则及消毒隔离要求 2. 使用活疫苗时，防止污染环境。用过的注射器、针头及用剩的疫苗要及时焚烧 3. 操作者为一例患者完成注射后，需进行手消毒后方可为下一例患者进行注射治疗 4. 对已出现疾病传播者，报告医生，对症治疗。如有感染者，及时抽血化验检查并及时隔离治疗

四、操作技术操作考核评分标准

皮内注射法操作考核评分标准(青霉素过敏试验)

项目	总分	技术操作要求	评分	扣分
仪表	5	仪表端庄，服装整洁，无长指甲，(手)无饰品	一项不符合要求扣1分	
评估患者	10	1. 评估患者病情、意识状态、合作程度 2. 评估患者局部皮肤状况 3. 询问有无过敏史、用药史及不良反应史	未评估患者扣4分；其他一项不符合要求扣1分	
操作前准备	5	1. 洗手，戴口罩 2. 用物准备：治疗盘内放安尔碘、75%乙醇、棉签、5 mL注射器、1 mL注射器、5号针头、12号针头、青霉素、生理盐水、砂轮、起瓶器、胶布、盐酸肾上腺素、笔、表、弯盘、速干手消毒剂、利器盒、执行单	用物准备不齐全扣2分	

续表

项目		总分	技术操作要求	评分	扣分
操作流程	安全与舒适	10	1. 携用物至床旁，问候患者，核对床号、姓名、性别、住院号，有无过敏史 2. 向患者解释皮试目的，取得配合 3. 环境清洁、安静，光线明亮，协助患者摆放正确舒适的体位	未反问式核对患者扣 2 分；未评估环境扣 2 分	
	操作步骤	55	1. 检查药液、青霉素质量及有效期，检查注射器 2. 开启生理盐水瓶，注明日期及“冲青霉素用”字样 3. 开启青霉素，分别消毒青霉素与生理盐水瓶塞 4. 纠正生理盐水瓶负压 5. 抽吸生理盐水，稀释青霉素粉剂，混匀，每毫升含青霉素 20 万 U；取上液 0.1 mL 加生理盐水至 1 mL，每毫升含青霉素 2 万 U；取上液 0.1 mL 加生理盐水至 1 mL，每毫升含青霉素 2000 U；取上液 0.25 mL 加生理盐水至 1 mL，每毫升含青霉素 500 U（每次配制时，均需将药液摇匀） 6. 更换皮试液针头，在注射器上注明青霉素及配制时间 7. 再次查对，询问过敏史 8. 选择注射部位：前臂掌侧下 1/3 处，用 75%乙醇消毒皮肤两遍，直径大于 5 cm，待干。左手固定皮肤，右手持注射器，针尖斜面向上，与皮肤呈 5°角刺入皮内，注入药液 0.1 mL。注射完毕迅速拔出针头，切勿按压，做好标记 9. 再次核对，在执行单上记录注射时间和观察时间 10. 交代注意事项：告知患者注射后不要离开病房，保护好注射部位，不要揉搓，如有不适随时呼叫护士 11. 协助患者取舒适卧位，整理床单位，20 分钟后观察结果	未检查药液扣 3 分；未消毒瓶塞扣 2 分；未检查注射器扣 2 分；生理盐水未备注用法扣 2 分；配置药液不正确扣 5 分；未摇匀药液扣 2 分；未更换皮试针头扣 5 分；未标记时间扣 2 分；未再次核对询问过敏史扣 5 分；选择注射部位错误扣 3 分；未告知患者注意事项扣 3 分；其他一项不合格扣 2 分	

续表

项目	总分	技术操作要求	评分	扣分
操作后	5	1.物品用后处理正确 2.洗手,记录,执行签字	一项不符合要求扣2分	
评价提问	10	1.操作准确、熟练,无菌观念强,查对规范 2.与患者沟通有效 3.操作时间15分钟	一项不符合要求扣2分	
总分	100			

皮下注射技术

皮下注射法是将少量药液注入皮下组织的方法。

一、目的

通过皮下注射给予药物，多用于局部麻醉和胰岛素治疗。

二、操作流程

流程	内容
准备	1.操作者按规定着装、洗手、戴口罩 2.了解病情及药物作用、不良反应 3.用物准备齐全 4.环境符合操作要求
核对、解释评估	1.核对医嘱、患者、药物、药物批号等 2.评估患者病情、用药史、过敏史 3.评估患者营养状态、注射部位组织情况（有无瘢痕、硬结） 4.告知注射目的、药物不良反应及注意事项
抽吸药液	1.检查药名、浓度、剂量、效期及药物质量 2.正确抽吸药液
选择注射部位	选择上臂三角肌下缘、上臂外侧、大腿前侧及外侧、腹部、后背
消毒注射	1.安尔碘消毒注射部位两遍，直径5 cm 2.再次核对患者及药物，排尽注射器中的空气 3.左手绷紧局部皮肤，右手持注射器，食指固定针栓。针头斜面向上，与皮肤呈30°~40°角，迅速刺入针头的1/2~2/3，松开左手，固定针栓，抽吸无回血，即可推注药液
观察记录	1.观察注射过程中患者的反应、用药后的疗效及不良反应 2.棉签按压，迅速拔针 3.执行单签字，做好记录
整理	1.整理患者，取舒适体位 2.清理用物

三、操作注意点与说明

（一）操作要点

1. 严格执行无菌操作原则。

2. 尽量避免应用刺激性较强的药物做皮下注射。

3. 选择注射部位时应当避开炎症、破溃或者有肿块的部位。

4. 应用减轻患者疼痛的注射技术，取合适体位，注射时做到“两快一慢加匀速”，进针、拔针快，推药速度缓慢，用力均匀。

5. 注射小于 1 mL 的药液，必须使用 1 mL 注射器，保证剂量准确。

6. 进针不宜过深，以免刺入肌层，消瘦者可捏起皮肤；减少进针角度，不宜超过 45°，以免刺入肌层。

7. 进针后无回血可推注药液。

8. 需长期注射者应有计划地更换注射部位。

9. 观察注射后不良反应：出血、硬结形成、低血糖反应、针体弯曲或折断等，并给予相应的护理措施。如已形成硬结者，可选用以下方法外敷：①用伤湿止痛膏外贴硬结处（孕妇忌用）；②用 50%硫酸镁湿热敷；③将云南白药用食醋调成糊状涂于局部；④取新鲜马铃薯切片浸入盐酸消旋山莨菪碱注射液（654-2 注射液）后外敷硬结处。

（二）宣教与告知

1. 对于注射短效胰岛素患者，须告知提前备好食物，以免注射后低血糖的发生；注射胰岛素后需密切观察有无低血糖反应，注射后勿剧烈运动、按摩、热敷、洗热水澡等。

2. 长期注射者，让患者了解建立轮换交替注射的计划，经常更换注射部位，促进药物吸收。

3. 应用特殊药物，如低分子肝素钙，需告知患者重视并自我监测，观察大便、尿液颜色，有无皮肤、黏膜、牙龈出血现象；用药期间勿热敷，勿抠鼻，用软毛牙刷刷牙；注意安全，尽量避免发生碰撞或跌倒。

4. 告知患者注射药物的作用、不良反应、相关并发症及处理措施；如有不适，及时告知医务人员。

（三）操作并发症

皮下注射技术常见并发症的预防及处理

常见并发症	临床表现	原因	预防及处理
出血	拔针后少量血液从针眼处流出。对于迟发性出血者可形成皮下血肿，注射部位肿胀、疼痛，局部皮肤瘀血	1. 注射时针头刺破血管 2. 患者本身有凝血机制障碍，拔针后局部按压时间过短，按压部位欠准确	1. 正确选择注射部位，避免刺伤血管；如刺破血管，立即拔针，按压注射部位，更换注射部位重新注射 2. 注射完毕后，做好局部按压 3. 拔针后针眼少量出血者，按压注射部位。皮下小血肿者，早期采用冷敷促进血液凝固，48 小时后应用热敷促进淤血吸收和消散。皮下较大血肿者，早期可采用无菌注射器穿刺抽出血液，再加压包扎；如血液凝固后，可行手术切开取出血凝块
硬结形成	局部肿胀、瘙痒，可扪及硬结。严重者可导致皮下纤维组织变性、增生，形成肿块或出现脂肪萎缩，甚至坏死	1. 同一部位反复长期注射；注射药量过多，药物浓度过高；注射部位过浅；局部血循环不良导致药物吸收速度慢，药物不能充分吸收，蓄积而形成硬结 2. 不正确抽吸药液可吸入玻璃屑、橡皮粒等微粒，在进行注射时，微粒随药液进入组织无法吸收，作为异物刺激机体防御系统，引起巨噬细胞增殖，结果导致硬结形成 3. 注射部位感染后纤维组织增生形成硬结	1. 熟练掌握注射深度。注射时，针头斜面向上与皮肤呈 30°～40°，快速刺入皮下，深度为针梗的 1/2～2/3 2. 操作前，选用锐利针头，选择注射点要尽量分散，避免在同一处多次反复注射，避开瘢痕、炎症、皮肤破损部位 3. 注射药量不宜过多，少于 2 mL 为宜。推药时，速度缓慢，用力均匀，以减少对局部的刺激 4. 注射后及时给予局部热敷或按摩，以促进局部血液循环，加速药物吸收，防止硬结形成（胰岛素注射除外） 5. 护理人员应严格执行无菌技术操作，防止微粒污染 6. 做好皮肤消毒，防止注射部位感染

续表

常见并发症	临床表现	原因	预防及处理
低血糖反应	突然出现饥饿感、头晕、心悸、出冷汗、软弱无力、心率加快，重者虚脱、昏迷，甚至死亡	皮下注射所致低血糖反应多发生在胰岛素注射期间。胰岛素剂量过大，注射部位过深，在运动状态下注射，注射后局部热敷、按摩引起温度改变，导致血流加快，加快胰岛素的吸收	1. 严格遵守给药剂量、时间、方法，严格执行技术操作规程，经常更换注射部位。对使用胰岛素的患者多次反复进行胰岛素注射有关知识的宣教，直到患者掌握为止 2. 准确抽吸药液剂量 3. 根据患者的营养状况，把握进针深度，避免误入肌肉组织 4. 避免注入皮下小静脉血管中。推药前要回抽，无回血方可注射 5. 注射后勿剧烈运动、按摩、热敷、日光浴、洗热水澡等 6. 注射胰岛素后，密切观察患者情况。如发生低血糖症状，立即监测血糖，同时口服糖水、馒头等易吸收的糖类。严重者可静脉推注 50%葡萄糖 40～60 mL
针体弯曲或针体折断	患者感觉注射部位疼痛。若针体折断，则折断的针体停留在注射部位上，患者情绪惊慌、恐惧	1. 针头质量差，如针头过细过软；针头钝，欠锐利；针头有钩；针头弯曲；针头消毒后重复使用 2. 进针部位有硬结或瘢痕 3. 操作人员注射时用力不当	1. 选择粗细适合、质量过关的针头。针头不宜反复消毒并重复使用 2. 注射部位避开硬结或瘢痕 3. 协助患者取舒适体位，注意进针手法、力度及方向 4. 注射时勿将针梗全部插入皮肤内，以防发生断针时增加处理难度 5. 若出现针头弯曲，要寻找引起针头弯曲的原因，采取相应的措施，更换针头后重新注射 6. 一旦发生针体断裂，医护人员要保持镇静，立即用　手捏紧局部肌肉，嘱患者放松，保持原体位，勿移动肢体或做肌肉收缩动作（避免残留的针体随肌肉收缩而游动），迅速用止血钳将折断的针体拔出。若针体已完全没入体内，需在 X 线片定位后通过手术将残留针体取出

四、操作技术操作考核评分标准

皮下注射技术操作考核评分标准

项目	总分	技术操作要求	评分	扣分
操作前准备	5	1. 着装整齐，洗手，戴口罩 2. 用物：1～2 mL 注射器、5～6 号针头、注射药液、安尔碘、弯盘、棉签、执行单、速干手消毒剂、利器盒	用物准备不齐全扣 2 分	
评估	10	1. 了解患者的身体状况及合作情况 2. 评估患者有无药物过敏史及用药史 3. 评估患者注射部位皮肤及皮下组织状况	未评估患者扣 4 分；未询问患者过敏史扣 2 分；其他一项不符合要求扣 1 分	
操作步骤	4	护士在护士站进行：已经双人核对医嘱单、治疗单正确无误	未口述扣 2 分，缺少一项扣 1 分	
	4	护士在治疗室进行(洗手)： 1. 检查注射器及药液质量 2. 打开注射器，抽吸药液，套上安瓿，放入无菌治疗盘内	未检查注射器及药液扣 3 分；未将药液放置无菌盘内扣 1 分	
	10	护士到病床前进行： 1. 携用物至患者床旁，问候患者，核对床号、姓名、性别、住院号 2. 向患者解释操作目的及方法，取得合作，协助患者取正确卧位，注意保暖并为患者遮挡 3. 环境清洁、舒适	未反问式核对患者扣 2 分；未评估环境扣 2 分；未向患者解释扣 2 分	

续表

项目	总分	技术操作要求	评分	扣分
操作步骤	55	1. 选择合适的注射部位，一般选择上臂三角肌下缘、腹部、后背、大腿外侧 2. 安尔碘消毒注射部位两遍，直径 5 cm，待干 3. 再次核对患者及药物，并排尽注射器内空气 4. 安慰患者，左手绷紧局部皮肤，右手持注射器，食指固定针栓，针头斜面向上，与皮肤呈 30°～40°角，迅速刺入针头的 1/2～2/3，松开左手，固定针栓，抽吸无回血，即可推注药液 5. 注射过程中随时询问患者感受 6. 注射完毕，以无菌干棉签轻压针刺处，迅速拔针 7. 再次核对 8. 协助患者取舒适体位，整理床单位，交代注意事项	选择注射部位不正确扣 2 分；患者安放体位不正确扣 2 分；消毒皮肤面积过小扣 2 分；未再次核对扣 2 分；未排尽空气扣 3 分；针头刺入皮肤过深过浅扣 2 分；未抽回血扣 5 分；未询问患者感受扣 2 分；未再次核对扣 2 分；其他一项不符合要求扣 2 分	
	5	1. 整理治疗车，正确处理用物 2. 洗手，记录，执行签字	一项不符合要求扣 2 分	
评价提问	7	1. 动作轻巧、准确，操作方法规范 2. 患者舒适，痛感较小 3. 操作时间 7 分钟	一项不符合要求扣 2 分	
总分	100			

留置针静脉输液技术

静脉输液是将无菌溶液或药液直接滴入静脉内的一种方法。

一、目的

1. 为静脉输液及静脉用药提供通路，便于抢救，适用于长期输液患者。
2. 减少患者痛苦，让患者在输液过程中感觉舒适。

二、操作流程

步骤	内容
准备	1.操作者按规定着装、洗手、戴口罩 2.了解病情及药物作用、不良反应、掌握输液反应的防治 3.用物准备齐全 4.环境符合操作要求
解释评估	1.严格查对，向患者解释目的，嘱排便 2.评估患者血管条件，选择合适穿刺血管 3.协助患者取舒适体位
检查药物质量	检查药名、剂量、浓度及有效期是否符合要求；对光检查液体有无变色、浑浊、沉淀及絮状物。袋装液体有无漏气；瓶装液体检查瓶盖有无松动，瓶体有无裂缝。除去液体瓶铅盖中心部分，套上网套
插管排气	1.消毒加药口及其周围，检查输液器包装有无破损 2.是否在有效期内，插入输液管 3.倒挂液体袋（瓶）于输液架上，进行排气 4.使药液平面达莫非氏管之1/3~1/2，关调节夹，将输液管挂在输液架上
消毒穿刺	1.暴露穿刺部位，垫小治疗巾，备止血带、输液贴 2.扎止血带。以穿刺点为中心消毒皮肤。直径≥8 cm 3.再次查对患者床号、姓名、药名、剂量、浓度、时间、用法 4.取输液管。再次排气，嘱咐患者握拳（视血管条件可不握拳），以适宜的穿刺角度、深度一次穿刺成功
固定滴速	1.松止血带、松拳、松调节夹，固定穿刺针 2.根据患者病情及治疗要求调节输液滴速 3.挂输液卡并在输液巡视单上签名 4.观察患者及输液情况，交代注意事项
整理	1.整理患者及床单位 2.查对，在医嘱执行单上签名 3.清理用物

三、操作注意点与说明

(一)操作要点

1.严格执行无菌技术操作原则及三查七对制度。

2.多组液体静脉输入时,应根据患者病情及治疗原则,合理安排输液顺序;输注2种以上药液时,注意药物间的配伍禁忌。

3.输液速度应根据年龄、病情、液体量、药物说明书要求等进行调节,一般成人为60～80滴/分,小儿为20～40滴/分。年老体弱、婴幼儿、心肺功能不全、肾功能不全、腹水等患者,或者输入血管活性药物、含钾药物、高渗盐水等情况时,速度宜慢,必要时选用输液泵控制输液速度。

4.输液过程中加强巡视,保持输液通畅,严密观察有无输液反应。一旦发生输液反应,及时处理,并按输液反应处理程序报告相关部门。

5.对于24小时输液患者,每天更换输液器。

6.选择粗直、弹性好、易于固定的静脉,避开关节和静脉瓣,下肢静脉不应作为成年人穿刺血管的常规部位。对长期输液的患者,应当注意保护和合理使用静脉。在满足治疗前提下,选用型号最小、最短的留置针。

7.定期更换透明贴膜。若患者出汗多,局部渗血或出血,更换后也要记录当时穿刺日期。

8.每次输液前后应当检查患者穿刺部位及静脉走向有无红、肿,询问患者有关情况,发现异常时及时拔除导管,给予处理。静脉套管针保留时间可参照使用说明。

9.不应在输液侧肢体上端使用血压袖带或止血带。

10.敷料、无针接头或肝素帽的更换及固定均应以不影响观察为基础。

(二)宣教与告知

1.静脉留置针的套管比较柔软,不宜损伤血管,还可保证输液安全。减少患者每天进行静脉穿刺的痛苦,并能使患者在输液过程中更为方便和舒适。

2.在输液过程中如穿刺部位疼痛、肿胀,均属异常现象,应及时向护士反应,护士根据具体情况采取有效的护理措施或更换穿刺部位。

3.每天输液完毕,护士会给患者做封管处理,以保留到第2天继续静脉输液。

4.护士做封管处理后,患者可自由活动,但穿刺部位用力不可过猛。如果套管针内回血量较多,请及时告诉护士,护士会根据情况采取相应措施。

5.护士会为患者将穿刺部位妥善固定,并定期为患者更换穿刺部位的敷料。患者要注意保持穿刺部位的清洁、干燥。

（三）操作并发症

留置针静脉输液技术常见并发症的预防及处理

常见并发症	临床表现	原因	预防及处理
发热反应	1. 输液过程中出现发冷、寒战和发热 2. 轻者体温38 ℃，并伴有头痛、恶心、呕吐、心悸 3. 重者高热、呼吸困难、烦躁不安、血压下降、抽搐、昏迷，甚至危及生命	常因输入致热物质（致热原、死菌、游离的菌体蛋白或药物成分不纯）所致	1. 严格检查药物及用具 2. 加药注射器要严格执行一人一针一管 3. 静脉输液过程要严格遵守无菌操作原则 4. 输液中经常巡视观察可避免输液速度过快 5. 合理用药，注意药物配伍禁忌 6. 对于发热反应轻者，减慢输液速度，注意保暖 7. 对高热者给予物理降温，观察生命体征，按医嘱治疗 8. 严重发热反应者应停止输液，保留输液器具和溶液进行检查
急性肺水肿	1. 呼吸困难、胸闷、气促、咳嗽、咳泡沫痰或咳泡沫样血性痰 2. 听诊肺部出现大量湿性啰音	1. 由于输液速度过快，短时间输入过多液体，心脏负荷过重而引起 2. 单位时间内输入较多的液体和钠盐，造成组织间水肿和细胞内水肿	1. 注意调节输液速度，尤其对老年、小儿、心脏病患者速度不宜过快；液量不宜过多 2. 经常巡视输液患者，避免体位或肢体改变而加快或减慢滴速 3. 发生肺水肿时立即减慢或停止输液 4. 在病情允许情况下，使患者取端坐位，两腿下垂 5. 高浓度给氧，必要时用50%～70%乙醇湿化后吸入

续表

常见并发症	临床表现	原因	预防及处理
静脉炎	1. 沿静脉走向出现条索状红线，局部组织发红、肿胀、灼热、疼痛 2. 少数患者伴有畏寒、发热等全身症状	1. 无菌操作不严格，可引起局部静脉感染 2. 输入药液引起血浆pH值改变，干扰血管内膜的正常代谢机能而发生静脉炎 3. 输入高渗液体，使血浆渗透压升高，引起无菌性静脉炎 4. 因机械性刺激和损伤而发生静脉炎 5. 刺激性较大的药液或短时间内大量溶液进入血管内，均可使血管内膜受刺激而发生静脉炎	1. 严格执行无菌技术操作原则 2. 尽量选用上肢静脉粗血管 3. 严格控制药物的浓度和输液速度 4. 严格掌握药物配伍禁忌 5. 尽量避免选择下肢静脉置留置针 6. 留置针在血管内最多保留72小时 7. 一旦发生静脉炎，停止在患肢静脉输液并将患肢抬高、制动。根据情况局部进行处理 8. 如合并全身感染，遵医嘱应用抗生素治疗
空气栓塞	1. 突发性胸闷，胸痛，眩晕，血压下降，呼吸困难，严重发绀，有濒死感 2. 听诊心脏有杂音	1. 输液导管内空气未排尽，导管连接不严密 2. 加压输液时空气进入静脉，造成空气栓塞	1. 输液前注意检查输液器各连接是否紧密 2. 加压输液，应有专人守护 3. 发生空气栓塞，应立即置患者于左侧卧位和头低足高位 4. 给予高流量氧气吸入，提高患者血氧浓度
血栓栓塞	临床表现不同	1. 长期静脉输液造成血管壁损伤及静脉炎，致使血小板黏附于血管壁，激活一系列凝血因子而发生凝血致血栓形成 2. 静脉输液中的液体被不溶性微粒污染，可引起血栓栓塞	1. 避免长期大量输液 2. 减少细菌微粒的污染 3. 发生血栓栓塞时，应抬高患肢，制动，并停止在患肢输液

续表

常见并发症	临床表现	原因	预防及处理
疼痛	患者感觉输液针头周围剧烈疼痛,继而出现红肿	1. 药液本身刺激 2. 输注速度过快 3. 药液漏出血管外	1. 选择大血管进行穿刺,减慢输液速度 2. 输液过程加强巡视 3. 若发现液体漏出血管外,局部皮肤肿胀,应予拔针并另选部位重新穿刺,肿胀部位给予冷敷,外用水胶体敷料可减轻肿胀
败血症	1. 输液过程中突然出现畏寒、寒战、高热、剧烈恶心、呕吐、腰痛、发绀、呼吸及心率增快 2. 重者出现四肢厥冷,血压下降,神志改变	1. 输液系统被污染 2. 局部细菌随导管移动带入体内	1. 各项操作严格遵守无菌技术操作原则 2. 认真检查输入液体质量 3. 严禁自导管取血化验,与导管相连接的输液系统 24 小时更换一次 4. 发生输液败血症后,重新建立静脉通道,遵医嘱用药
神经损伤	1. 穿刺部位肿胀、淤血或伴有发冷、发热,局部疼痛,不能触摸 2. 根据损伤神经的部位,可出现相应关节功能受限	1. 静脉穿刺过程中误伤神经血管 2. 刺激性的药液漏出血管外也可引起神经损伤	1. 输注对血管、神经有刺激性的药液时,先用等渗盐水行静脉穿刺,确定针头在血管内后才连接输液器。输液过程中,严密观察药液有无外漏,有条件者可置入中心静脉导管 2. 长期输液患者应经常更换注射部位,保护好血管 3. 注射部位发生红肿、硬结后,严禁热敷
药液外渗性损伤	局部肿胀疼痛	针头穿破血管,注射过程中针头滑出血管外	1. 选择合适的血管和针头 2. 推注药液不宜过快。出现异常立即停止注射,对症处理
导管阻塞	1. 推药阻力大 2. 静脉点滴不畅或不滴 3. 有时可见导管内凝固的血液	输液或输血完毕未及时发现,导致血液回流至导管凝固,造成导管阻塞	穿刺后要加强巡视,及时发现问题并及时处理

续表

常见并发症	临床表现	原因	预防及处理
注射部位皮肤损伤	胶带周围透明水疱或输液结束揭取胶带时出现表皮撕脱	1. 肢体水肿，揭取胶带时易造成皮肤损伤 2. 皮肤敏感者，如婴幼儿、高敏体质，易造成皮肤损伤 3. 输液时间太长，胶带与皮肤的黏度不断增加，在揭取胶带的外力作用下，也易发生皮肤损伤	1. 改用一次性输液贴可避免过敏所致的皮肤损伤 2. 在输液结束揭取胶布时，动作轻柔，以防止表皮撕脱 3. 如发生表皮撕脱，注意保持伤口干燥，消毒处理

四、操作技术操作考核评分标准

静脉留置针置入技术操作考核评分标准

项目	总分	技术操作要求	评分	扣分
操作前准备	5	1. 着装整齐，洗手，戴口罩，戴手表 2. 用物：治疗盘、弯盘、药液、输液器、安全型静脉留置针（单腔、直型）、5 mL 预充导管冲洗器（BD 福徕喜）、敷贴、胶带、棉签、安尔碘、止血带、治疗巾、橡胶手套（清洁）、输液巡视单、手消毒液、利器盒、垃圾桶 2 个	一项不符合要求扣 1 分；缺一件扣 1 分	
评估	5	1. 评估病情、年龄、意识、心肺功能、自理能力、合作程度、药物性质、过敏史等 2. 评估穿刺点皮肤、血管的状况 3. 选择血管时首选前臂	未评估全扣；评估少一项扣 1 分；未首选前臂扣 2 分	

续表

项目	总分	技术操作要求	评分	扣分
操作步骤	4	护士在护士站进行：已经双人核对医嘱单、治疗单正确无误	未口述扣2分；缺少一项扣1分	
	4	护士在治疗室进行（洗手）： 检查药液，治疗单、输液巡视单、输液贴与药液核对无误。经检查，所有物品均符合操作要求	未口述扣2分；缺少一项扣1分	
	5	护士到病床前进行： 1. 备齐用物携至床旁，评估操作环境。按要求查对床号、姓名，必要时查看腕带	未查对或无效核对扣5分；查对不符合要求一项扣1分；用物缺一件或不符合要求一项扣1分	
	8	2. 向患者说明输液目的及注意事项，取得患者合作，询问大小便，协助患者取舒适卧位，评估患者情况，选择合适的血管	未解释、未评估、未首选前臂血管各扣2分；其余未做或不符合要求一项扣1分	
	2	3. 选择合适型号的留置针	未做或不符合要求一项扣1分	
	5	4. 再次检查药液质量，消毒液体，首次排气以液体不流出头皮针为原则，关闭调节器，对光检查输液管内无气泡，头皮针悬挂在输液架上或放于治疗盘内	未检查药物、污染或液体排出头皮针扣2分；其余未做或不符合要求一项扣1分	
	4	5. 消毒皮肤（用力摩擦）。以穿刺点为中心，顺时针方向用力摩擦，直径大于8 cm，待干。打开敷贴	污染扣2分；其余未做或不符合要求一项扣1分	
	4	6. 再次消毒皮肤。以穿刺点为中心，逆时针方向用力摩擦，直径大于8 cm，待干	污染扣2分；其余未做或不符合要求一项扣1分	

续表

项目	总分	技术操作要求	评分	扣分
操作步骤	4	7. 在距穿刺点上方 10 cm 处，扎止血带	扎止血带时间大于 2 分钟扣 2 分；其余未做或不符合要求一项扣 1 分	
	4	8. 打开留置针外包装，将输液器头皮针针尖插入肝素帽内，打开流量调节器排气，使液体充满肝素帽后，将头皮针完全插入肝素帽，针头朝下排气，对光检查无气泡，关闭流量调节器	未检查气泡、污染、肝素帽排气不合要求、排出药液大于 5 mL 各扣 2 分；1 个大气泡或 5 个以上小气泡各扣 1 分，以此类推；不符合要求一项扣 1 分	
	5	9. 去除针套，检查穿刺针（无弯曲，斜面光滑平整），左手拇指和食指握住透明三通，右手捏住针翼，左右旋转松动针芯（一下），并保证透明三通与持针翼在同一平面，调整针尖斜面	未检查、未松动或手法错误各扣 2 分；一处不规范扣 1 分	
	5	10. 再次核对患者、巡视单、输液贴，安慰鼓励患者，嘱握拳	未查对或无效核对扣 5 分；一处不规范扣 1 分	
	6	11. 穿刺：左手绷紧皮肤，右手持针翼，针尖斜面朝上，在血管上方以 15°～30°角进针，见回血后降低角度，再进针少许，保证外套管在静脉内	手法错误或污染一处扣 2 分；针头倒退一次扣 2 分，3 次倒针未成功，更换穿刺血管	
	4	12. 送外套管： 方法一：右手固定针翼，左手将外套管全部送入静脉 方法二：针尖退入导管内 2～3 mm，借助针芯将导管与针芯一起送入静脉	手法错误或污染一处扣 2 分；一处不规范扣 1 分	

续表

项目	总分	技术操作要求	评分	扣分
操作步骤	3	13. 三松(松止血带,打开调节器,嘱松拳头),观察穿刺处局部无异常,滴速正常,左手固定,右手将针芯完全撤回,将其卸下,并放入利器盒	未观察、手法错误或污染各扣2分;其余未做或不符合要求一项扣1分	
	6	14. 固定:以穿刺点为中心,将白色隔离塞包裹在内,无张力粘贴(单手持膜),轻捏导管及针座突出部位进行有效塑形,由中心向四周抚压整片敷料;从预切口处开始,缓慢撕除边框离型纸,边撕除离型纸边按压敷料边缘(一平放二塑形三压紧);记录穿刺日期,签名,并粘贴在敷贴上(透明三通处)。撕取8~10 cm胶带,以高举平台法U形固定延长管,肝素帽高于导管尖端并与血管平行	手法不规范一处扣2分;未记录扣2分;其余未做或不符合要求一项扣1分	
	4	15. 调整输液滴速,再次核对,填写输液巡视卡	未查对或无效核对扣3分;其余未做或不符合要求一项扣1分	
		16. 整理用物,脱手套,洗手	未做或不符合要求一项扣1分	
	3	17. 指导:告知患者或家属不可随意调节滴速,输液期间避免用力过度或剧烈活动,可适度活动;尽量避免输液侧肢体下垂,以免造成回血堵塞导管,可以抬高,与心脏平齐或高于心脏,以利血液回流;注意防水,保持敷贴固定、干燥,感觉不适时及时通知医护人员。定时观察	未指导扣2分;未做或不符合要求一项扣1分	
		18. 协助患者取合适体位,询问患者感受,现场整洁	卧位不舒适、爱伤观念差各扣1分	
评价提问	10	1. 操作准确、熟练,查对规范 2. 与患者沟通有效,爱伤观念强 3. 操作时间10分钟	一项不符合要求扣2分	
总分	100			

密闭式静脉输血技术

静脉输血是指将全血或成分血如血浆、红细胞、白细胞或血小板等通过静脉输入人体内的方法。

一、目的

1. 为患者补充血容量，改善血液循环。
2. 为患者补充红细胞，纠正贫血。
3. 为患者补充各种凝血因子、血小板，改善凝血功能。
4. 为患者输入新鲜血液，补充抗体及白细胞，增加机体抵抗力。

二、操作流程

步骤	内容
准备	1.操作者按规定着装、洗手、戴口罩 2.了解体温及血红蛋白等病情、掌握输血反应的防治 3.血型报告单等用物准备齐全，液体三查九对，血制品双人三查八对 4.环境符合操作要求
解释评估	1.严格核对患者血型等内容 2.向患者解释输血目的，告知输血种类，嘱排便 3.评估患者血管条件，选择合适输血途径，协助患者取舒适体位
检查药液质量	检查药名、剂量、浓度及有效期是否符合要求：对光检查液体有无变色、浑浊、沉淀及絮状物，袋装液体有无漏液、外包装是否完好无破损，除去液体瓶口中心部分
插管排气、连接液体	1.消毒瓶口及其周围，检查输血器的包装、有效期，插入输血器 2.进行排气，检查排气效果，关调节夹 3.消毒二遍留置针的肝素帽，待干 4.再次核对后，连接液体，观察调节液体滴速，固定
更换血袋	1.双人再次三查八对：①三查：血液有效期、血液质量、输血装置是否完好；②八对：床号、姓名、住院号、血液种类、剂量、血型、血袋编码、交叉配血试验 2.旋转摇匀，消毒血袋瓶口，水平插入输血器； 3.合理调节输血速度，开始宜慢，15滴/分，床旁观察15分钟，记录
再次核对	1.床旁观察15分钟后无输血反应，再按病情需要调节滴速，记录 2.交代注意事项和输血反应的临床表现 3.加强巡视、观察患者有无输血反应，如有，及时告知医师 4.观察患者及输液情况，交代注意事项
输血结束	1.再次核对 2.注明输血结束时间并签名、记录 3.生理盐水冲管，执行签字 4.拔针或留置针封管
整理	1.整理患者及床单位，正确处理用物 2.输血袋用后套双层黄色垃圾袋送输血科保存24小时

三、操作注意点与说明

(一)操作要点

1. 严格执行查对制度,双人按三查八对逐项核对和检查,确保无误后输入。

2. 输血前确保静脉通路通畅,先输入少量生理盐水,冲洗输血器管道。

3. 血液取回后将血袋内的血液轻轻摇匀,勿震荡、加温,避免血液成分破坏引起不良反应,不得自行储存,尽快应用。

4. 1 U 全血或成分血应在 4 小时内输完。应从血库取出后 30 分钟内输注。

5. 输入两个以上供血者的血液时,在两份血液之间输入 0.9%氯化钠溶液,防止发生反应。

6. 操作中再次查对。

7. 开始输血时速度宜慢,观察 15 分钟,无不良反应后,将流速调节至要求速度,输血全过程应定期对患者进行监测。

8. 告知患者如有不适及时使用呼叫器通知护士。

9. 输血器使用超过 4 小时输血未完成者,建议更换新输血器。

10. 出现输血反应应立即减慢或停止输血,更换输血器,用生理盐水维持静脉通畅,通知医生,做好抢救准备,保留余血并记录。

11. 输血袋用后需放入双层黄色垃圾袋内按医疗废物登记,立即返回输血科。

(二)宣教与告知

1. 向患者告知三查八对的重要性。

2. 向患者说明输血速度调节的依据,告知患者勿擅自调节滴速。

3. 告知患者如出现皮肤瘙痒、腰部疼痛等不适时,及时使用呼叫器通知护士。

(三)操作并发症

密闭式静脉输血技术常见并发症的预防及处理

常见并发症	临床表现	原因	预防及处理
非溶血性发热反应	1. 发生在输血过程中或输血后1～2小时内,初起发冷或寒战,继之体温逐渐上升,可高达39～40℃ 2. 伴有皮肤潮红、头痛、恶心、呕吐等症状 3. 少数反应严重者可出现抽搐、呼吸困难、血压下降,甚至昏迷	1. 外来性或内生性致热原,如蛋白质、细菌的代谢产物或死菌、污染保存液或输血用具等 2. 免疫反应:主要出现在反复输血的患者或经产妇中	1. 严格管理血库保养液和输血用具,使用一次性输血器 2. 输血前进行白细胞交叉配血试验,选用洗涤红细胞等成分血制品 3. 一旦发生发热反应,立即停止输血,余血冰箱保存。如病情需要可另行配血输注 4. 遵医嘱给药,如阿司匹林、异丙嗪对症治疗;严重者予以肾上腺皮质激素 5. 对症处理:高热时给予物理降温,畏寒、寒战时给予保暖等措施。严密观察病情并记录
过敏反应	1. 多数患者发生在输血后期或即将结束时,也可在输血刚开始时发生 2. 轻者出现皮肤局限性或全身性红斑、荨麻疹、瘙痒、轻度血管神经性水肿(表现为眼睑、口唇水肿) 3. 重者出现咳嗽、呼吸困难、喘鸣、面色潮红、腹痛、腹泻、神志不清、休克等症状,可危及生命	1. 输入血液中含有致敏物质 2. 患者呈过敏体质 3. 多次输血的患者,可产生免疫球蛋白,抗原和抗体相互作用而产生过敏反应	1. 勿选用有过敏史的献血员 2. 献血者在采血前4小时内不宜吃高蛋白、高脂肪饮食,宜食用少量清淡饮食或糖水 3. 既往有输血过敏史者若确实因病情需要须输血时,应输注洗涤红细胞或冰冻红细胞,输血前半小时口服抗组胺药或使用类固醇类药物 4. 输血前详细询问患者的过敏史及过敏原 5. 患者仅表现为局限性皮肤瘙痒、荨麻疹或红斑时,可减慢输血速度,口服抗组胺药,继续观察;反应重者须立即停止输血,保持静脉畅通,严密观察患者的生命体征,根据医嘱给予0.1%肾上腺素0.5～1 mL皮下注射 6. 严重者,保持呼吸道通畅、高流量吸氧;必要时做气管插管或气管切开,以防窒息;遵医嘱予以抗过敏药物、心肺功能监护

续表

常见并发症	临床表现	原因	预防及处理
溶血反应	1. 输血中最严重的反应。开始阶段，由于红细胞凝集成团，阻塞部分小血管，可引起头胀痛、面部潮红、恶心呕吐、心前区压迫感、四肢麻木、腰背部剧烈疼痛和胸闷等症状。中间阶段，由于凝集的红细胞发生溶解，大量血红蛋白散布到血浆中，可出现黄疸和血红蛋白尿，同时伴有寒战、高热、呼吸急促和血压下降等症状。最后阶段，由于大量血红蛋白从血浆中进入肾小管，遇酸性物质变成结晶体，致使肾小管阻塞；又因为血红蛋白的分解产物使肾小管内皮缺血、缺氧而坏死脱落，也可导致肾小管阻塞。患者出现少尿、无尿等急性肾衰竭症状，可迅速死亡 2. 溶血程度较轻的延迟性溶血反应可发生在输血后7～14天，表现为不明原因的发热、贫血、黄疸和血红蛋白尿等 3. 还可伴有出血倾向，引起出血	1. 输入异型血：即供血者和受血者血型不符，造成血管内溶血，一般输入10～15 mL即可产生症状 2. 输血前红细胞已被破坏发生溶血，如血液储存过久、保存温度不当（血库冰箱应恒温4 ℃）、血液震荡过剧、血液内加入高渗或低渗溶液或影响pH值的药物、血液受到细菌污染等 3. 恒河猴（Rh）因子所致溶血：人类红细胞除含有A、B凝集原外，还有另一种凝集原，称“Rh因子”。我国人口1%为阴性。Rh阴性者接受Rh阳性血液后，其血清中产生抗Rh阳性抗体，当再次接受Rh阳性血液时可发生溶血反应。一般在输血后1～2小时发生，也可延迟至6～7天后出现症状 4. 输入未被发现的抗体所致延迟性的溶血反应	1. 认真做好血型鉴定和交叉配血试验 2. 严格核对患者、血液制品和配血报告，采用同型输血 3. 采血时要轻拿轻放，运送血液时不要剧烈震荡；严格观察储血冰箱温度，并详细记录；严格执行血液保存规则，不可采用变质血液 4. 一旦怀疑发生溶血，应立即停止输血，维持静脉通路，备抢救使用，及时报告医生 5. 溶血反应发生后，立即抽取受血者静脉血加肝素抗凝剂，及时送检 6. 核对受血者与供血者姓名和ABO血型、Rh血型。复查ABO血型、Rh血型、不规则抗体及交叉配血试验 7. 抽取血袋中血液做细菌学检验，以排除细菌污染反应 8. 口服或静脉滴注5%碳酸氢钠，以碱化尿液，防止或减少血红蛋白结晶阻塞肾小管 9. 双侧腰部封闭，并用热水袋热敷双侧肾区或使用双肾超短波透热疗法，以解除肾血管痉挛，保护肾脏 10. 严密观察生命体征和尿量、尿色的变化并记录，同时做尿血红蛋白测定。对少尿、无尿者，按急性肾衰竭护理。如出现休克症状，给予抗休克治疗

续表

常见并发症	临床表现	原因	预防及处理
循环负荷过重（急性左心衰）	1. 表现为输血过程中或输血后突发头部剧烈胀痛、胸闷、呼吸困难、发绀、咳嗽、咳大量粉红色泡沫痰，严重者可导致死亡 2. 查体：患者常端坐呼吸，颈静脉怒张，听诊肺部有大量水泡音，中心静脉压升高 3. 胸部摄片显示肺水肿影像	由于输血速度过快，短时间内输入过多血液，使循环血容量急剧增加，心脏负荷过重而引起心力衰竭和急性肺水肿。多见于心脏代偿功能减退的患者，如心脏病患者、老年人、幼儿或慢性严重贫血患者（红细胞减少而血容量增多者）	1. 严格控制输血速度和短时间内输血量，对心、肺疾病患者或老年、儿童尤应注意 2. 出现肺水肿症状，立即停止输血，及时与医生联系，配合抢救。协助患者取端坐位，两腿下垂，以减少回心血量，减轻心脏负担 3. 加压给氧，给予 20%～30% 乙醇湿化吸氧，但要注意吸入时间不可过长，以免引起乙醇中毒 4. 遵医嘱予以镇静、镇痛、利尿、强心、血管扩张剂等药物治疗，以减轻心脏负荷。同时应严密观察病情变化并记录 5. 清除呼吸道分泌物，保持呼吸道通畅，定时给患者拍背，协助排痰，并指导患者有效呼吸 6. 必要时用止血带进行四肢轮扎，以阻断静脉血流，但动脉血流仍通畅。每隔 5～10 分钟轮流放松一侧肢体的止血带 7. 心理护理，以减轻患者的焦虑和恐惧
出血倾向	患者创面渗血不止或手术野渗血不止，手术后持续出血；非手术部位皮肤、黏膜出现紫癜、瘀斑，鼻衄、牙龈出血、血尿、消化道出血、静脉穿刺处出血等。凝血功能检查可发现血浆凝血酶原时间(PT)、活化部分凝血酶时间（APTT）、血小板(PIT)明显降低	1. 稀释性血小板减少：库存血超过 3 小时、24 小时及 48 小时后，血小板存活指数仅为正常的 60%、12% 和 2%。若大量输入无活性血小板的血液，可导致稀释性血小板减少症 2. 凝血因子减少：库存血液中，血浆中第Ⅴ、Ⅷ、Ⅺ因子都会减少 3. 枸橼酸钠输入过多：枸橼酸盐与钙离子结合，使钙离子下降，从而导致凝血功能障碍 4. 弥散性血管内凝血（DIC）、输血前使用过右旋糖酐等扩容剂等	1. 短时间内输入大量库存血时应严密观察患者意识、血压、脉搏等变化，注意皮肤、黏膜或手术伤口有无出血 2. 尽可能输注保存期较短的血液，情况许可时每输库存血 3～5 U，应补充新鲜血 1 U。即每输 1500 mL 库存血，给予新鲜血 500 mL，以补充凝血因子 3. 若发现出血表现，首先排除溶血反应，立即抽血做出血、凝血项目检查，查明原因，输注新鲜血、血小板悬液，补充各种凝血因子

续表

常见并发症	临床表现	原因	预防及处理
枸橼酸钠中毒反应	患者大量输血时或输血后出现手足搐搦、出血倾向、血压下降、心率减慢甚至心跳骤停，心电图示QT时间延长、ST段延长、T波低平倒置，血液化验血清钙小于2.2 mmol/L。	大量输血的同时输入大量枸橼酸钠。如肝功能不全，枸橼酸钠尚未氧化即与血中游离钙结合而使血钙下降，导致凝血功能障碍、毛细血管张力减低、血管收缩不良和心肌收缩无力等	1. 严密观察患者的反应，慎用碱性药物，注意监测血气和电解质化验结果，以维持体内水、电解质和酸碱的平衡 2. 每输注库血1000 mL，须按医嘱静脉注射10%葡萄糖酸钙或氯化钙10 mL，以补充钙离子
细菌污染反应	患者出现烦躁不安、剧烈寒战，继之高热、呼吸困难、发绀、腹痛，可出现血红蛋白尿和急性肾衰竭、DIC、中毒性休克等	1. 采血袋、保养液及输血器具未消毒或消毒不彻底 2. 献血者皮肤未经严格消毒；在有化脓病灶的皮肤处穿刺采血；献血者有菌血症 3. 采血环境无菌状况不符合要求，采血后针头帽拔出过早使空气进入采血袋	1. 采血到输血的各个环节要严格遵守无菌操作原则 2. 血袋内血制品变色、混浊、有絮状物、较多气泡等任何可疑迹象，均可以认为有细菌污染可能而废弃不用 3. 一旦发现，立即停止输血，及时通知医生 4. 剩余血和患者血标本送化验室，做血培养和药敏试验 5. 定时测量体温、脉搏、呼吸和血压，高热者，给予物理降温。准确记录出入液量，严密观察病情变化，早期发现休克症状，积极配合治疗

续表

常见并发症	临床表现	原因	预防及处理
低体温	患者出现寒冷或寒战，皮肤冰冷，心律紊乱，监测体温降至30 ℃左右	输入的血液温度过低，或输血过快、过量	1.将大量备用的库存血放在温度适宜的环境中，或自然升至室温再输入，也可以用热水袋加温输血的肢体 2.大量、快速输血时将房间温度控制在24～25 ℃ 3.注意给患者保温，避免不必要的躯体暴露；输血过程中使用温热的盐水作为冲洗液；低体温者给予热水袋保暖 4.密切观察并记录患者的体温变化。使用能测量35.5 ℃以下的体温计
疾病传播	输血后一段时间，出现经输血传播的相关疾病的临床表现。常见的疾病有：乙型肝炎、丙型肝炎、艾滋病、巨细胞病毒感染、梅毒、疟疾、EB病毒感染、黑热病、回归热、丝虫病和弓形体病等	1.献血员患有感染性疾病，如乙型病毒性肝炎、丙型病毒性肝炎、艾滋病等，未能被检出，患者误用了带有病原体的血液 2.采血、储血、输血操作过程中血液被污染	1.严格掌握输血适应证，非必要时应避免输血 2.杜绝传染病患者和可疑传染病者献血 3.严格对献血者进行血液制品的检测 4.在血液制品生产过程中采用加热或其他有效方法灭活病毒 5.鼓励自体输血 6.严格对各类器械进行消毒，在采血、储血及输血操作的各个环节，认真执行无菌操作 7.对已出现输血传染疾病者，报告医生，因病施治

续表

常见并发症	临床表现	原因	预防及处理
液血胸	进行性呼吸困难，口唇及皮肤发绀；查体可见患侧胸部肿胀、隆起、呼吸运动减弱，纵隔向健侧移位；叩诊由浊音到实音；呼吸音减弱或消失；X线胸片可明确诊断	多见于外科手术后留置颈静脉套管针的患者。经套管针输入血液，由于医护人员穿刺技术或患者烦躁不安，不能配合等原因，导致套管针穿破静脉管壁并进入胸腔，使输注的血液进入胸腔	1. 输血前向患者做好解释工作，取得合作。对烦躁不安者，穿刺前遵医嘱予以镇静剂。同时，提高医务人员留置套管针的穿刺水平 2. 输血前认真检查留置套管针有无外漏，确定无外漏后方可输血 3. 疑有外漏者，立即取下输血管，用注射器接套管针反复回抽，如无见回血，迅速拔出套管针 4. 已发生液血胸者，用注射器在右胸第二肋下穿刺，可取得血性胸液。立即行胸腔闭式引流，留取引流液化验，并按胸腔闭式引流术进行护理 5. 改用其他静脉通路继续输血、输液 6. 严密观察病情变化，监测血压、脉搏、呼吸、血氧饱和度，并记录
空气栓塞、微血管栓塞	当有大量气体进入时，患者可突发乏力、眩晕、濒死感，胸部感觉异常不适或有胸骨后疼痛，随即出现呼吸困难和严重发绀	1. 输血导管内空气未排尽 2. 导管连接不紧，有缝隙 3. 加压输血时，无人在旁看守	1. 输血前务必排气，输血过程中密切观察；加压输血时应专人守护，及时更换输血袋 2. 进行锁骨下静脉和颈外静脉穿刺时，术前让患者取仰卧位，头偏向对侧，尽量使头后仰，然后屏气，深吸气后憋住气，再用力做呼气运动。置管后，随即摄胸部平片 3. 拔除较粗、近胸腔的静脉导管时，必须严密封闭穿刺点 4. 若发生空气栓塞，立即停止输血，及时通知医生，安慰患者。立即为患者取左侧卧位和头低脚高位，气体向上飘移到右心室尖部，避开肺动脉口 5. 给予高流量氧气吸入 6. 每隔15分钟观察患者神志变化，监测生命体征，直至平稳 7. 严重病例需气管插管人工通气，出现休克症状时及时行抗休克治疗

续表

常见并发症	临床表现	原因	预防及处理
移植物抗宿主反应	输血后 7～14 天出现发热、皮肤红斑、呼吸困难、肝脾肿大等排斥反应表现	1. 免疫缺陷或功能低下患者多次接受输血 2. 免疫功能正常者，供血者的纯合子人白细胞抗原（HLA）输入受血者的杂合子 HLA 后产生的 T 细胞所引起的一种罕见的致命并发症	1. 避免长期反复输血 2. 尽量输入经过放射线照射的血制品，以灭活血液中的淋巴细胞 3. 遵医嘱应用类固醇、环磷酰胺、T 淋巴细胞抑制剂等积极抗排斥反应治疗

四、操作技术操作考核评分标准

密闭式静脉输血技术操作考核评分标准

项目	总分	技术操作要求	评分	扣分
仪表	5	仪表端庄，服装整洁，无长指甲，（手）无饰品	一项不合格扣 2 分	
评估	10	1. 了解患者病情、合作程度、有无输血史及不良反应 2. 评估穿刺部位的皮肤及血管情况 3. 询问患者大便、小便	未评估患者扣 5 分，漏评估扣 2 分	
操作前准备	10	1. 洗手，戴口罩 2. 用物准备：治疗盘内放生理盐水、血制品、一次性输血器 2 套、止血带、垫巾、棉签、输液贴、弯盘、表、安尔碘、输血单、血型单、执行单、输液架或吊轨、速干手消毒剂。治疗车下放小桶 3 个（2 个套双层黄色垃圾袋，1 个套黑色垃圾袋）、利器盒、压脉带小桶、剪刀，物品放置合理 3. 血液准备：核对医嘱，两名护士对血液、血型单进行三查八对（三查：血液有效期、血液质量、输血装置是否完好；八对：床号、姓名、住院号、血液种类、剂量、血型、交叉配血试验、血袋编码），并在血袋上注明床号、姓名、住院号，核实血型检验报告单，确认无误后签名。血液温度适宜	用物准备不全一项扣 1 分；影响操作完整性扣 2 分；未双人核对血液质量扣 5 分；漏核对项目扣 3 分；未签字扣 3 分；没有真实签名扣 1 分；其他一项不符合要求扣 1 分	

续表

项目		总分	技术操作要求	评分	扣分
操作流程	安全与舒适	10	1. 携用物至床前，问候患者，核对床号、姓名、性别、住院号 2. 向患者解释输血目的及注意事项，告知输入血制品的种类 3. 安全与舒适：环境清洁、安静，患者体位舒适安全	未反问式核对及核对无效扣5分；其余每项扣2分	
操作流程	操作步骤	20	1. 备胶布或输液贴，检查生理盐水质量，开启瓶盖消毒瓶塞，检查打开输血器，插入瓶塞至根部，排气（排出液体3～5 mL），对光检查排气是否彻底 2. 评估患者血管情况，观察静脉留置针穿刺点及血管走向，有无红肿疼痛等情况，消毒肝素帽或无针输注接头2遍（包括消毒肝素帽附近皮肤），待干 3. 再次核对（床号、姓名、药物），将输血器针头插入肝素帽内，确认静脉留置针是否通畅，选择合适血管，行留置针穿刺 4. 胶布固定，调节滴速，询问患者感受，输入少量生理盐水	未检查生理盐水质量扣3分；排气有气泡或排出过多扣2分；未对光检查扣2分；消毒皮肤范围过小，消毒顺序颠倒，穿刺距离过大或过小各扣2分；未再次核对扣2分；未调节滴速扣2分；其他一项不合格扣1分	
操作流程	操作步骤	25	1. 两人再次“三查八对”，准确无误后签名 2. 轻轻旋转血袋将血液摇匀后试温，打开血袋封口，将血袋平放于台面上，消毒，插入输血器，将储血袋倒挂于吊轨上 3. 合理调节输血速度，开始速度易慢，15滴/分，观察15分钟后无输血反应，再按病情需要调节滴速 4. 再次核对，执行单签字，注明时间、输血速度，在输血记录单上注明开始时间 5. 协助患者取舒适卧位，将呼叫器放于患者可触及位置，交代注意事项及输血反应的临床表现，加强巡视，注意观察患者有无输血反应，并及时告知医师	未再次核对及核对无效扣5分；未调节滴速扣2分；未交代注意事项扣2分；未签字扣3分；没有真实签字一次扣1分；其他一项不符合要求扣2分	
操作流程	操作步骤	5	1. 输血结束，再次核对，在输血袋上注明输血结束时间并签全名，在输血记录单上注明结束时间，继续滴入少量生理盐水，使输血器内血液全部输入体内，核对执行单并签字 2. 拔针，按压穿刺点至不出血	未再次核对及核对无效扣5分；未签字扣3分；没有真实签字扣1分；其他一项不符合要求扣2分	

续表

项目	总分	技术操作要求	评分	扣分
操作后	5	1.整理床单位,正确处理用物 2.输血袋用后需放入双层黄色垃圾袋内保存24小时,洗手,记录	一项不符合要求扣2分	
评价提问	10	1.动作熟练、轻稳、准确,严格查对,关心爱护患者 2.输血顺利,患者安全,治疗性沟通有效 3.操作时间12分钟	一项不符合要求扣2分	
总分	100			

静脉采血技术

静脉采血是通过静脉抽取血液的方法，主要用于协助临床诊断疾病，为临床治疗提供依据。

一、目的

获得实验室分析所需的血液标本。

二、操作流程

准备	1.操作者按规定着装、洗手、戴口罩 2.了解病情，询问患者是否按要求进行采血准备，如是否空腹； 3.用物准备齐全 4.环境符合操作要求
解释评估	1.严格查对床号、姓名、性别、住院号 2.向患者解释目的，方法，取得配合 3.评估患者血管条件，选择合适穿刺血管 4.协助患者取舒适体位
核对患者试管	1.认真核对化验执行单、试管条形码、试管，戴手套，选择合适的静脉 2.铺治疗巾，安尔碘消毒皮肤，直径≥5 cm，再次消毒皮肤，范围小于第一次，待干，扎压脉带；检查并取出注射器或采血针，再次核对
静脉穿刺	1.嘱握拳并安慰鼓励患者，左手绷紧静脉下端的皮肤，右手持采血针，针尖斜面与皮肤呈15°~30°角刺入静脉，见回血后固定针头，嘱患者松拳 2.将血液根据不同检验目的置于不同密闭试管中，采血量正确；采血完毕，松开压脉带，按压穿刺部位至不出血
标本采集	1.采全血标本时，血液慢慢注入抗凝试管中，轻轻转动试管防止血液凝固 2.取血清标本时，将血液缓慢注入干燥试管中，避免震荡，以防红细胞破裂造成溶血
再次核对	再次核对，脱手套，协助患者取舒适体位
整理	1.整理患者及床单位 2.查对，在医嘱执行单上签名 3.清理用物

三、操作要点与注意事项

(一)操作要点

1. 严格执行无菌技术操作原则及查对制度。

2. 应在安静状态下采集血标本。

3. 若患者正在进行静脉输液、输血,不宜在同侧手臂采血。

4. 在采血过程中,应当避免导致溶血的因素,压脉带结扎时间少于 120 秒。

5. 需要抗凝的血标本,应将血液与抗凝剂混匀。

6. 同时采集多种血标本时,采血顺序依次为:血培养→蓝管→黑管→黄管→绿管→紫管→白管。

7. 采集后尽快送检,送检过程中避免过度震荡。

8. 外周静脉采血困难时,可股静脉采血。

(二)告知与宣教

1. 采血前根据检验项目提前做好宣教。抽血完毕后,棉签按压时间在 5min 以上。

2. 不要揉搓穿刺部位。

3. 告知患者静脉穿刺后如果出现出血、疼痛、麻木或刺痛,要及时报告医护人员。

(三)操作并发症

静脉采血技术常见并发症的预防及处理

常见并发症	临床表现	原因	预防及处理
皮下出血	穿刺部位疼痛、肿胀,有压痛,肉眼可见皮下瘀斑	1. 棉签按压时间不足 5 分钟 2. 棉签按压方法不对 3. 上衣衣袖较紧,影响静脉血回流 4. 采血人员技术不过关:针头在皮下多次进退	1. 棉签按压时间在 5 分钟以上 2. 使用正确的按压方法:如果穿刺时针头经皮下直接进入血管,拔针后按压方法是棉签与血管走行垂直;如果穿刺时针头在皮下行走一段距离后再进入血管,拔针后按压方法是棉签与血管走行平行 3. 穿刺贵要静脉、肘正中静脉等,如上衣衣袖较紧,要求患者脱去较紧的衣袖后抽血,避免较紧的衣袖影响静脉回流,引起皮下出血 4. 提高抽血技术,掌握入针方法 5. 如果出现皮下出血,早期冷敷,减轻局部充血和出血,3 天后热敷,改善血液循环,减轻炎性水肿,加速皮下出血的吸收

续表

常见并发症	临床表现	原因	预防及处理
晕针或晕血	晕针或晕血发生时间短，恢复快，一般持续2～4分钟 1. 先兆期：患者多有自述头晕眼花、心悸、心慌、恶心、四肢无力 2. 发作期：瞬间昏倒，不省人事，面色苍白，四肢冰凉，血压下降，心率减慢，脉搏细弱 3. 恢复期：神志清楚，自诉全身无力，四肢酸软，面色由白转红，四肢转温，心率恢复正常，脉搏有力	1. 心理因素：情绪过度紧张、恐惧，反射性引起迷走神经兴奋，血压下降，脑供血不足而发生晕针或晕血 2. 体质因素：空腹或饥饿状态，患者机体处于应激阶段，通过迷走神经反射，引起短暂血管扩张，外周阻力下降，血压下降，脑血流量减少，发生晕针 3. 患者体位：坐位姿势下接受抽血发生晕针，可能与体位和血压有关。坐位时下肢肌肉及静脉张力低，血液蓄积于下肢，回心血量少，心输出血量少，收缩压下降，影响脑部供血 4. 疼痛刺激：较难抽血的患者，反复操作对皮肤神经末梢产生刺激，引起强烈疼痛，全身神经高度紧张，反射性引起小血管扩张，血压下降，脑供血不足，发生晕针 5. 个体差异：个别人见到血产生恐惧等紧张情绪，反射性引起迷走神经兴奋，血压下降，脑供血不足而发生晕针或晕血	1. 进行心理疏导、解释工作，陪伴者可在患者旁边扶持协助，给予心理安慰，教会患者放松技巧，尽可能身心放松，减轻疼痛与不适 2. 与患者交谈，了解患者的基本情况，分散患者的注意力 3. 协助患者取适当体位、姿势，以利机体放松，尤其是易发生晕针或晕血患者可采取平卧位 4. 熟练掌握操作技术，操作应轻柔、准确，做到一针见血，减少刺激。 5. 注意观察病情变化，发现晕针或晕血时及时处理 6. 发生晕针或晕血时，立即将患者抬到空气流通处或吸氧。坐位患者立即改为平卧位，以增加脑部供血，指压或针灸人中、合谷穴。口服热开水或热糖水，适当保暖，数分钟后即可自行缓解。老年人或心脏病患者要防止发生心绞痛、心肌梗死或脑部疾病等意外
误抽动脉血	如误抽动脉血，不用回抽血液自动上升到注射器里。血液呈红色，比静脉血鲜红	在部分患者上肢或下肢浅静脉抽血困难时，常在股静脉抽血。这些患者常因过度肥胖，或血容量不足，动脉搏动不明显，容易误抽股动脉血	1. 准确掌握股静脉的解剖位置。股静脉在股动脉内侧约0.5 cm处 2. 正确的穿刺方法：洗手后用消毒液消毒手指，于股三角区扪股动脉搏动或找髂前上棘和耻骨结节联线中点的方法作股动脉定位，并用手指加以固定；右手持注射器，针头与皮肤呈直角或45°角，在股动脉内侧0.5 cm处刺入，见抽出暗红色血，示已达股静脉 3. 如抽出为鲜红色血液，即提示穿入股动脉，应立即拔出针头，紧压穿刺处5～10分钟，直至无出血为止，再重新穿刺抽血

四、操作技术操作考核评分标准

静脉采血技术操作考核评分标准

项目	总分	技术操作要求	评分	扣分
操作前准备	5	1. 仪表端庄，服装整洁，无长指甲，（手）无饰品，洗手，戴口罩，戴手套 2. 用物准备：治疗盘内放 5～10 mL 空针或采血针、贴条形码的试管、一次性手套、安尔碘、棉签、压脉带、治疗巾、弯盘、化验执行单、带敷贴胶布、速干手消毒剂，车下放小桶（内置黄色垃圾袋）、利器盒	用物准备不齐全扣 2 分	
评估	5	1. 了解病情，询问患者是否按要求进行采血准备，如是否空腹 2. 评估患者局部皮肤、血管状况	一项不符合要求扣 2 分	
操作步骤	10	1. 备齐用物，携至床旁，问候患者，核对床号、姓名、性别、住院号 2. 向患者解释采血目的、方法，取得配合 3. 舒适与安全：环境清洁、安静，光线明亮，协助患者摆放正确舒适的体位，注意保暖	未反问式核对患者扣 2 分；未评估环境扣 2 分	
	60	1. 认真核对化验执行单、试管条形码、所备试管与检验项目是否相符，戴手套	未核对试管条形码扣 5 分；未戴手套扣 2 分	
		2. 选择合适的静脉，铺治疗巾，以穿刺点为中心顺时针消毒，直径≥5 cm，待干	污染扣 2 分；消毒范围过小扣 2 分	
		3. 以穿刺点为中心逆时针消毒，范围小于第一次，待干	污染扣 2 分；再次消毒大于第一遍消毒范围扣 2 分	
		4. 在穿刺点上方 5～7.5 cm 处扎压脉带	扎止血带时间＞120 秒扣 2 分；其余未做或不符合要求一项扣 1 分	
		5. 检查并取出注射器或采血针，再次核对	未再次核对扣 2 分	
		6. 嘱患者握拳并安慰鼓励患者，左手绷紧静脉下端的皮肤，右手持采血针，针尖斜面与皮肤呈 15°～30°角刺入静脉，见回血后固定针头，嘱患者松拳，根据不同检验目的置于不同密闭试管中，采血量正确	进针角度过大或过小扣 2 分	

续表

项目	总分	技术操作要求	评分	扣分
操作步骤		7.采血完毕，松开压脉带，按压穿刺部位至不出血	一项不符合要求扣2分	
		8.采全血标本时，血液慢慢注入抗凝试管中，轻轻转动试管防止血液凝固	一项不符合要求扣2分	
		9.取血清标本时，将血液缓慢注入干燥试管中，避免震荡，以防红细胞破裂造成溶血	一项不符合要求扣2分	
		10.再次核对，脱手套，协助患者取舒适体位	未再次核对扣2分；其余一项不符合要求扣2分	
	10	1.物品用后正确处理并洗手 2.核对医嘱，记录，执行签字	一项不合格扣2分	
评价提问	10	1.操作准确，符合无菌原则 2.血标本处理正确，及时送检 3.患者痛感较小，无不适反应 4.操作时间5分钟	操作超时1分钟扣1分；其他一项不合格扣2分	
总分	100			

动脉血标本采集技术

动脉血标本采集是自动脉抽取动脉血标本的方法。

一、目的

1. 采集动脉血，进行血气分析，判断患者的呼吸、氧化及酸碱平衡状态。
2. 根据血气分析结果，评估患者的氧合状况以及酸碱平衡状况。
3. 为危重患者的诊断与治疗提供依据。

二、操作流程

步骤	内容
核对	根据“标本采集原则”进行核对，并贴标签于采集容器上
评估	1.正在进行的治疗（氧疗、呼吸机） 2.患者动脉搏动情况 3.患者病情、意识状态、生命体征、有无口服抗凝药 4.穿刺部位的皮肤情况：有无水肿、结节、疤痕、伤口等 5.患者心理状态 6.患者沟通、理解及合作能力 7.患者的需求
准备	1.操作者：洗手，戴口罩 2.环境：清洁、采光好 3.用物：治疗盘内放无菌手套、无菌小方孔巾、安尔碘、棉棒、纱布、专用动脉采血针或无菌2 mL注射器、肝素钠、橡皮塞、弯盘、速干手消毒剂、利器盒、必要时备屏风
告知	1.动脉采血的目的和配合方法 2.采血前后注意事项
采血	1.再次核对患者 2.选取动脉：桡动脉、肱动脉、股动脉、足背动脉 3.确定动脉及走向后常规消毒穿刺局部皮肤（以动脉搏动最强点为圆心，直径大于5 cm），同时消毒操作者左手食指、中指前段 4.按照标准准备专用动脉采血针或抗凝剂注射器 5.用已消毒好的左手食指、中指固定穿刺动脉，右手持专用动脉采血针或现配肝素抗凝剂注射器，在两指间垂直或与动脉呈40°角处刺入动脉 6.见鲜红色动脉回血后固定针头，动脉血将自动把针拴向上推，采集到的1~2 mL后迅速拔针，即刺入橡胶塞
整理	1.协助患者取舒适体位 2.按照医疗垃圾处理条例处置用物、洗手

三、操作注意点

1. 严格执行无菌操作技术，预防感染。

2. 同一部位避免反复穿刺，否则容易形成假性动脉瘤。

3. 患者穿刺部位应当压迫止血至不出血为止(一般 5～10 分钟)。若穿刺时针头在皮下行走一段距离后再进入血管者，拔针后按压方法应是棉签与血管走向平行，将皮肤入口与血管入口一起按压。有出血倾向者慎用此操作。

4. 帮助患者吸痰后，待 20 分钟患者体内血气、酸碱平衡达到稳定状态方可采血。

5. 若患者饮热水、洗澡、运动，需休息 30 分钟。应做好解释工作，避免患者情绪过度紧张，使患者在稳定状态下取血。检验条码，注明患者体温，以保证检验结果的准确性。

6. 做血气分析时，注射器内勿有空气，若存有气泡应立即将其排除。

7. 标本应立即送检，以免影响检查结果。若不能立即送检血液标本时，可将血液标本放置于 4 ℃冰箱保存，但不宜超过 2 小时，室温(＜25 ℃)不宜超过 30 分钟，以免细胞代谢耗氧。

8. 吸氧患者若病情允许应暂停吸氧 30 分钟再采血。若因病情不能停吸氧，应在采血条码上注明氧疗方法与浓度、持续时间、呼吸机各种参数等。

四、操作技术操作考核评分标准

动脉血标本的采集技术操作考核评分标准

项目	总分	技术操作要求	评分	扣分
操作前准备	10	1. 仪表端庄，服装整洁，无长指甲，(手)无饰品 2. 用物：治疗盘内放无菌手套、无菌小方孔巾、安尔碘、棉棒、纱布、无菌 2 mL 注射器、肝素钠、橡皮塞、贴好条码的化验单、弯盘、速干手消毒剂、利器盒，必要时备屏风	一项不符合要求扣 2 分	
评估	10	1. 了解患者病情、吸氧情况或呼吸机参数的设置 2. 评估患者穿刺部位的皮肤及动脉搏动情况	一项不符合要求扣 2 分	

续表

项目	总分	技术操作要求	评分	扣分
操作步骤	4	1. 携用物至床旁，问候患者，查对床号、姓名、性别、住院号	未查对或无效查对扣 4 分	
	3	2. 向患者解释操作目的及方法，取得患者配合	未向患者解释目的及方法扣 3 分	
	3	3. 安全与舒适：环境清洁，光线明亮，协助患者取卧位或坐位	未协助患者取合适的卧位或坐位扣 2 分	
	5	4. 检查并打开注射器和肝素液，抽取肝素液混匀注射器后连同空气一起排尽，放于治疗盘内	未检查注射器及肝素扣 2 分；未按要求抽取肝素混匀及排净空气扣 3 分	
	8	5. 选取穿刺动脉：常用部位为股动脉、桡动脉等，适当暴露穿刺部位。如选择股动脉，拉上床幔(或用屏风)	未选择合适的穿刺动脉扣 5 分；股动脉穿刺未保护隐私扣 3 分	
	8	6. 再次核对，安尔碘消毒穿刺部位，至少两遍，直径不少于 5 cm，待干，消毒操作者左手食指、中指或左手戴无菌手套	未再次核对扣 2 分；穿刺部分消毒不规范扣 3 分；操作者未消毒左手食指、中指或消毒不规范扣 3 分	
	10	7. 安慰鼓励患者，用左手食指、中指触摸动脉波动处，确定动脉走向后，以两指固定动脉，右手持注射器在两指间垂直或与动脉走向呈 40°角刺入动脉。若穿刺成功，动脉血自动流入空针，抽取 1 mL	操作过程污染穿刺部位扣 2 分；重新调整穿刺位置进针扣 2 分；穿刺失败扣 4 分；抽取血量不足扣 2 分	
	6	8. 左手拿无菌纱布或干棉签按压穿刺点，右手迅速拔出针头，将针尖斜面刺入橡皮塞或专用的凝胶针帽以隔绝空气，穿刺点垂直按压 5～10 分钟至不出血	未隔绝空气扣 3 分；压迫止血时间不足扣 3 分	

续表

项目	总分	技术操作要求	评分	扣分
操作步骤	5	9. 轻轻转动注射器，使血液与抗凝剂充分混匀，以防止凝血	混匀手法不正确扣5分	
	5	10. 再次核对，立即送检	未核对扣5分	
	2	11. 协助患者取舒适卧位，整理床单位，询问有无不适，交代注意事项	未交代注意事项扣2分	
	3	12. 整理、正确处理用物	未整理、正确处理用物扣3分	
	2	13. 洗手，记录，签字	未洗手、记录、签字扣2分	
	6	14. 观察穿刺部位局部情况	未观察扣6分	
评价提问	10	1. 操作准确、熟练，查对规范 2. 与患者沟通有效，无菌原则强，爱伤观念强 3. 操作时间6分钟	一项不符合要求扣2分	
总分	100			

静脉采血培养技术

血培养是将一定量的血液接种于营养液体培养基内，在一定温度、湿度、气体环境等条件下培养一定时间，使细菌繁殖生长并对其进行鉴定，从而确定感染病原菌的一种人工培养的方法，是临床诊断血液感染的金标准，可为临床治疗提供依据。

一、目的

获得实验室分析所需的血液标本。

二、操作流程

步骤	内容
准备	1.操作者按规定着装、洗手、戴口罩 2.了解病情时，询问患者是否按要求进行采血准备，采血时机，尽可能在寒战或开始发热时采血 3.在接受抗生素治疗前采血；如已经应用抗菌药物进行治疗，应在下一次用药之前采血
解释评估	1.严格查对床号、姓名、性别、住院号 2.向患者解释目的，方法，取得配合 3.评估患者血管条件，选择合适穿刺血管
核对患者试管	1.认真核对化验执行单、试管条形码，戴手套 2.选择合适的静脉，铺治疗巾，消毒穿刺点及周围区域皮肤三遍，依次用75%乙醇-安尔碘-75%乙醇，直径≥8 cm，每遍充分待干，扎压脉带 3.检查并取出注射器或采血针，再次核对
静脉穿刺	1.嘱握拳并安慰鼓励患者，左手绷紧静脉下端的皮肤，右手持采血针，针头斜面朝上，以15°~30°角进针，见回血后固定针头，嘱患者松拳 2.采血量正确，采血：儿童及婴儿0.5~5 mL；成人10~20 mL；细菌性心内膜炎患者15 mL 3.采血完毕，松开压脉带，按压穿刺部位至不出血
标本采集	1.打开培养瓶外盖 2.用75%乙醇消毒瓶塞表面，自然待干 3.把血注入培养瓶内，颠倒混匀标本，以避免血液凝集（儿童采血量少，更应注意颠倒混匀）
再次核对	1.再次核对，脱手套，协助患者取舒适体位 2.标本送检
整理	1.整理患者及床单位 2.查对在医嘱执行单上签名 3.清理用物

三、操作要点与注意事项

(一)操作要点

1. 严格执行无菌技术操作原则及查对制度。

2. 血培养在体温上升阶段采血可提高阳性率,尽量在抗生素使用前采集,对已用抗菌药物而不能停药者,可在下次用药前采血。

3. 若患者正在进行静脉输液、输血,不宜在同侧手臂采血。

4. 避免采血过程中正常皮肤菌群对血培养标本的污染。

5. 采血者的手指如需触摸穿刺部位,应用乙烯吡咯烷酮碘(PVP-I)消毒。

6. 尽可能不从静脉或动脉置管处采集血培养标本。需再次血培养,应从不同部位采血。

7. 通常采血部位为肘静脉。疑为细菌性心内膜炎时,以肘动脉或股动脉采血为宜。如果可疑导管相关性感染,遵循下列方法采集。

(1)保留导管情况下:导管内血液厌氧菌和需氧菌培养各一份,导管对侧外周静脉血厌氧菌和需氧菌培养各一份。

(2)拔除导管情况下:左侧外周静脉血厌氧菌和需氧菌培养各一份,右侧外周静脉血厌氧菌和需氧菌培养各一份。

8. 同时采集多种血标本时,先采集血培养。采集后尽快送检,送检过程中避免过度震荡。

9. 成人一份标本 2 个培养瓶(需氧+厌氧),每瓶 8~10 mL,共 20 mL;要求至少采两份标本,即 40 mL。

10. 儿童一般只需采集需氧瓶,在保证采集血量小于 1%总血量下,一般为 1~3 mL。可按年龄或体重分别采足够的血量。小于 1 个月,不少于 0.5 mL;1~36 个月,不少于 1.0 mL;大于 36 个月:不少于 4.0 mL。

11. 采血量不足时应优先保证需氧瓶,因临床 90%以上的感染为需氧菌或兼性需氧菌感染。

(二)告知与宣教

1. 抽血完毕后,棉签按压时间在 5 分钟以上。

2. 不要揉搓穿刺部位。

3. 告知患者静脉穿刺后如果出现出血、疼痛、麻木或刺痛,要及时报告医护人员。

(三)操作并发症

静脉采血培养技术常见并发症的预防及处理

常见并发症	临床表现	原因	预防及处理
皮下出血	穿刺部位疼痛、肿胀,有压痛,肉眼可见皮下瘀斑	1. 棉签按压时间不够5分钟 2. 棉签按压方法不对 3. 上衣衣袖较紧,影响静脉血回流 4. 采血人员技术不过关:针头在皮下多次进退	1. 棉签按压时间在5分钟以上 2. 使用正确的按压方法:如果穿刺时针头经皮下直接进入血管,拔针后按压方法是棉签与血管走行垂直;如果穿刺时针头在皮下行走一段距离后再进入血管,拔针后按压方法是棉签与血管走行平行 3. 穿刺贵要静脉、肘正中静脉等,如上衣衣袖较紧,要求患者脱去较紧的衣袖后抽血,避免较紧的衣袖影响静脉回流,引起皮下出血。 4. 提高抽血技术,掌握入针方法 5. 如果出现皮下出血,早期冷敷,减轻局部充血和出血,3天后热敷,改善血液循环,减轻炎性水肿,加速皮下出血的吸收
晕针或晕血	晕针或晕血发生时间短,恢复快,一般持续2～4分钟 1. 先兆期:患者多有自述头晕眼花、心悸、心慌、恶心、四肢无力 2. 发作期:患者瞬间昏倒,不省人事,面色苍白,四肢冰凉,血压下降,心率减慢,脉搏细弱 3. 恢复期:患者神志清楚,自诉全身无力,四肢酸软,面色由白转红,四肢转温,心率恢复正常,脉搏有力	1. 心理因素:情绪过度紧张、恐惧,反射性引起迷走神经兴奋,血压下降,脑供血不足而发生晕针或晕血 2. 体质因素:空腹或饥饿状态,患者机体处于应激阶段,通过迷走神经反射,引起短暂血管扩张,外周阻力下降,血压下降,脑血流量减少,发生晕针 3. 患者体位:坐位姿势下接受抽血发生晕针,可能与体位和血压有关。坐位时下肢肌肉及静脉张力低,血液蓄积于下肢,回心血量少,心输出血量少,收缩压下降,影响脑部供血 4. 疼痛刺激:较难抽血的患者,反复操作对皮肤神经末梢产生刺激,引起强烈疼痛,全身神经高度紧张,反射性引起小血管扩张,血压下降,脑供血不足,发生晕针 5. 个体差异:个别人见到血会产生恐惧等紧张情绪,反射性引起迷走神经兴奋,血压下降,脑供血不足而发生晕针或晕血	1. 进行心理疏导、解释工作,陪伴者可在患者旁边扶持协助,给以心理安慰,教会患者放松技巧,尽可能身心放松,减轻疼痛与不适 2. 与患者交谈,了解患者的基本情况,分散患者的注意力 3. 协助患者取适当体位、姿势,以利机体放松,尤其是易发生晕针或晕血患者可采取平卧位 4. 熟练掌握操作技术,操作应轻柔、准确,做到一针见血,减少刺激 5. 注意观察病情变化,发现晕针或晕血时及时处理 6. 发生晕针或晕血时,立即将患者抬到空气流通处或吸氧。坐位患者立即改为平卧位,以增加脑部供血,指压或针灸人中、合谷穴。口服热开水或热糖水,适当保暖,数分钟后即可自行缓解。老年人或心脏病患者,要防止发生心绞痛、心肌梗死或脑部疾病等意外

续表

常见并发症	临床表现	原因	预防及处理
误抽动脉血	如误抽动脉血，血液不用回抽就自动上升到注射器里。血液呈红色，比静脉血鲜红	在部分患者上肢或下肢浅静脉抽血困难时，常在股静脉抽血。这些患者常因过度肥胖或血容量不足，动脉搏动不明显，容易误抽股动脉血	1. 准确掌握股静脉的解剖位置。股静脉在股动脉内侧约 0.5 cm 处 2. 正确的穿刺方法：洗手后用消毒液消毒手指，于股三角区扪及股动脉搏动或找髂前上棘和耻骨结节联线中点的方法作股动脉定位，并用手指加以固定；右手持注射器，针头和皮肤呈直角或 45°角，在股动脉内侧 0.5 cm 处刺入，见抽出暗红色血，示已达股静脉 3. 如抽出为鲜红色血液，即提示穿入股动脉，应立即拔出针头，紧压穿刺处 5～10 分钟，直至无出血为止，再重新穿刺抽血

四、操作技术操作考核评分标准

静脉采血培养操作考核评分标准

项目	总分	技术操作要求	评分	扣分
操作前准备	5	1. 仪表端庄，服装整洁，无长指甲，(手)无饰品，洗手，戴口罩，戴手套 2. 用物准备：治疗盘内放 5～10 mL 空针或采血针、贴条形码的试管、一次性手套、安尔碘、棉签、压脉带、治疗巾、弯盘、化验执行单、带敷贴胶布、速干手消毒剂，车下放小桶(内置黄色垃圾袋)、利器盒。	用物准备不齐全扣 2 分	
评估	5	1. 了解病情，询问患者是否按要求进行采血准备；把握采血时机，尽可能在寒战或开始发热时采血；在接受抗生素治疗前采血；如已经应用抗菌药物进行治疗，应在下一次用药之前采血培养 2. 评估患者局部皮肤、血管状况	一项不符合要求扣 1 分	

续表

项目	总分	技术操作要求	评分	扣分
操作步骤	10	1. 备齐用物，携至床旁，问候患者，核对床号、姓名、性别、住院号 2. 向患者解释采血目的、方法，取得配合 3. 舒适与安全：环境清洁、安静，光线明亮，协助患者摆放正确舒适的体位，注意保暖	未反问式核对患者扣2分；未评估环境扣2分	
	60	1. 认真核对化验执行单、试管条形码、所备试管与检验项目是否相符，无误后将条形码贴于化验单上，戴手套	未核对试管条形码扣2分；未戴手套扣2分	
		2. 选择合适的静脉，铺治疗巾，用75%乙醇消毒穿刺点及周围区域皮肤，直径≥8cm，待干	污染扣2分；消毒范围过小扣2分	
		3. 安尔碘消毒穿刺点及周围区域皮肤，直径≥8 cm，待干	污染扣2分；消毒范围过小扣2分	
		4. 75%乙醇消毒穿刺点及周围区域皮肤，直径≥8 cm，待干	污染扣2分；消毒范围过小扣2分	
		5. 在穿刺点上方5～7.5 cm处扎压脉带	扎止血带时间>120秒扣2分；其余未做或不符合要求一项扣1分	
		6. 检查并取出注射器或采血针，再次核对	未再次核对扣2分	
		7. 嘱患者握拳并安慰鼓励患者，左手绷紧静脉下端的皮肤，右手持采血针，针头斜面朝上，以15°～30°角进针，见回血后固定针头，嘱患者松拳，打开培养瓶外盖，用75%乙醇消毒瓶塞表面，自然待干，把血注入培养瓶内	进针角度过大或过小扣2分；培养瓶塞表面未消毒扣3分；未待干扣1分	
		8. 采血完毕，松开压脉带，按压穿刺部位至不出血	一项不符合要求扣2分	
		9. 颠倒混匀标本，以避免血液凝集。采血量正确：儿童及婴儿0.5～5 mL；成人10～20 mL；细菌性心内膜炎患者15 mL(儿童采血量少，更应注意颠倒混匀)	一项不符合要求扣2分	
		10. 再次核对，脱手套，协助患者取舒适体位	未再次核对扣2分；其余一项不符合要求扣2分	

续表

项目	总分	技术操作要求	评分	扣分
操作步骤		11. 标本送检	一项不符合要求扣2分	
	10	1. 物品用后正确处理并洗手 2. 核对医嘱，记录，执行签字	一项不合格扣2分	
评价提问	10	1. 操作准确，符合无菌原则 2. 血标本处理正确，及时送检 3. 患者痛感较小，无不适反应 4. 操作时间5分钟(每超时1分钟扣1分)	一项不合格扣2分	
总分	100			

咽拭子标本采集技术

咽拭子标本采集是取患者咽部及扁桃体分泌物做细菌培养或病毒分离，以协助临床诊断、治疗、护理的一项技术。

一、目的

取患者咽部及扁桃体分泌物做细菌培养或病毒分离，以协助临床诊断、治疗、护理。

二、操作流程

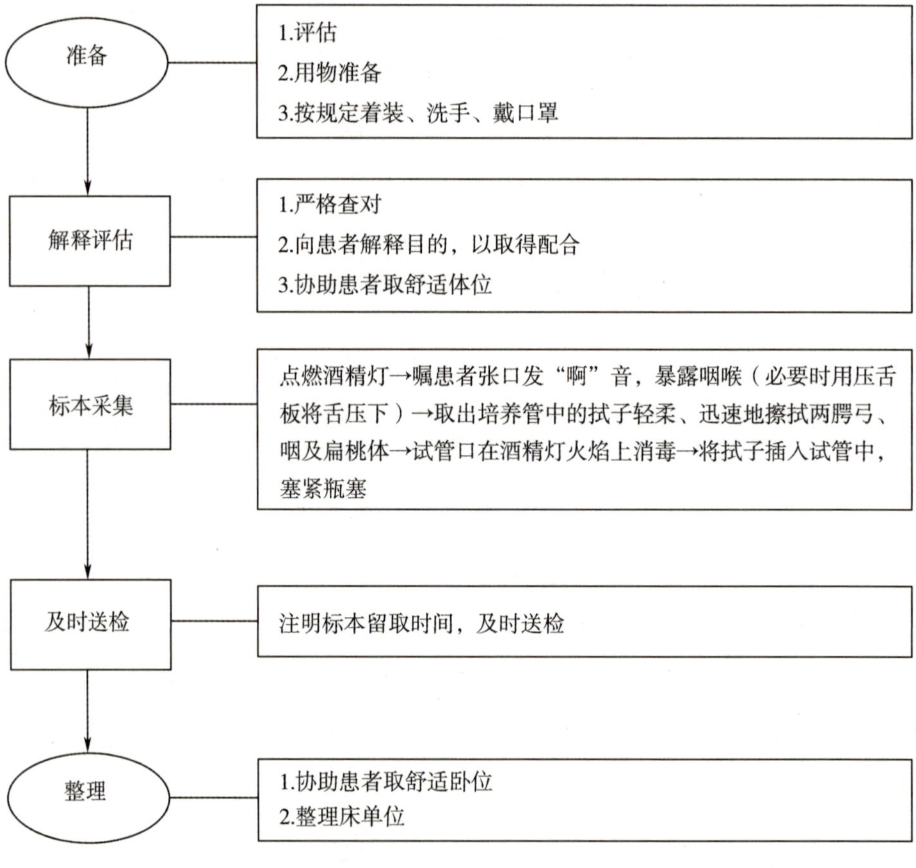

三、操作注意点及说明

(一)操作要点

1. 操作过程中,应注意瓶口消毒,保持无菌。
2. 最好在使用抗菌药物治疗前采集标本。
3. 为防止呕吐,进食2小时后再采集,动作轻、稳、快。
4. 口腔有溃疡时,应在溃疡表面采集。

(二)宣教与告知

1. 说明取咽拭子标本的目的,以取得患者配合,消除紧张心理。
2. 告知检查时间、检查方法。

(三)操作并发症

咽拭子标本采集技术常见并发症及处理

常见并发症	临床表现	原因	预防及处理
呕吐	上腹部不适和紧迫欲吐的感觉	咽部受到刺激反射性呕吐	进食2小时后再采集,动作轻、稳、快

四、操作技术操作考核评分标准

咽拭子标本采集技术操作考核评分标准

项目	总分	技术操作要求	评分	扣分
仪表	5	仪表端庄,服装整洁,无长指甲,(手)无饰品	一项不符合扣1分	
评估患者	10	1. 评估患者身体状况、合作程度 2. 观察患者口腔黏膜及咽部有无异常	未评估患者扣2分;未评估口腔黏膜及咽部情况扣2分	
操作前准备	5	1. 洗手,戴口罩 2. 准备用物:贴好条形码的无菌咽拭子培养管、乙醇灯、治疗碗(内盛温开水)、吸管、压舌板、弯盘、打火机、手电筒、速干手消毒剂	用物少准备1样扣0.5分;影响操作完整性扣2分	

续表

项目		总分	技术操作要求	评分	扣分
操作流程	安全与舒适	10	1. 携用物至床旁，核对床号、姓名、性别、住院号 2. 向患者解释操作目的，说明留取痰液的方法 3. 安全与舒适：环境安静、清洁；患者体位正确、舒适	核对无效扣5分；其余一项不符合扣1分	
	操作步骤	55	1. 协助患者用温水漱口 2. 点燃乙醇灯，安慰患者 3. 指导患者张口发“啊”音，必要时使用压舌板 4. 取出培养管中的拭子轻柔、迅速地擦拭两腭弓、咽及扁桃体（如果口腔有溃疡，应在溃疡表面采集） 5. 试管口在乙醇灯火焰上部消毒 6. 将拭子插入试管中，塞紧瓶塞，熄灭乙醇灯 7. 注明标本留取时间，及时送检 8. 协助患者取舒适卧位，整理床单位，交代注意事项	未协助漱口扣2分；未正确指导患者扣2分；取标本手法错误扣2分；其余一项不符合扣1分	
操作后		5	1. 整理、正确处理用物 2. 洗手，签字	一项不合格扣2分	
评价提问		10	1. 操作轻柔、熟练，无菌观念强，查对规范 2. 与患者沟通有效，爱伤观念强 3. 操作时间5分钟	一项不合格扣2分	
总分		100			

血糖监测技术

毛细血管血糖监测包括患者自我血糖监测(sMBG)及在医院内进行的床边快速血糖监测(POCT),是血糖监测的基本形式。

一、目的

1. 评估糖尿病患者糖代谢紊乱程度。
2. 为制订、调整降糖方案提供依据。
3. 反映降糖治疗效果。

二、操作流程

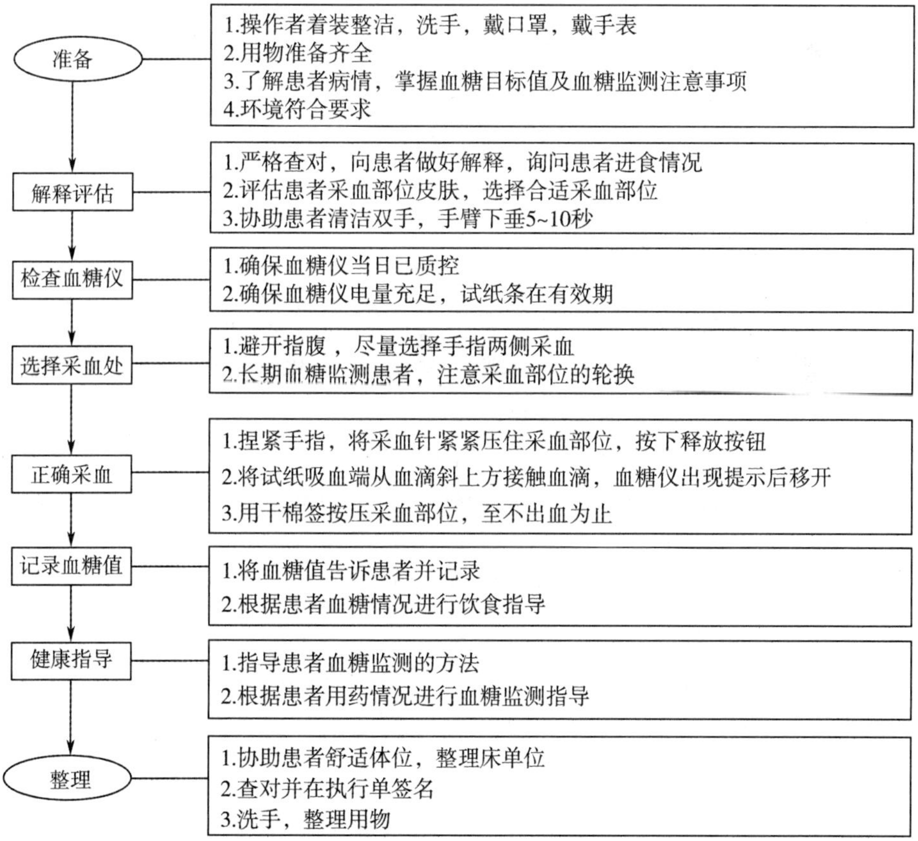

三、操作注意点与说明

(一)操作要点

1.严格执行无菌技术操作原则及查对制度。

2.告知患者监测血糖的目的,做好准备。评估患者穿刺部位皮肤情况。

3.确认血糖仪当日已进行质控,确认患者进餐时间。

4.确认患者手指已清洁,消毒剂干透后实施采血,弃去第一滴血,采血量充足,应使试纸试区完全变成红色。

(1)正确采血:刺破皮肤后应由近心端向远心端轻轻挤出直径约 2.5 mm 的血滴,勿使劲挤压,以免组织液混入血样,造成监测结果偏差。

(2)将用后的一次性采血针头置入利器盒中。

5.指导患者穿刺后按压穿刺处 1～2min。

6.将结果告知患者或家属,做好记录并通知医师。

(1)空腹血糖正常值:3.9～6.1 mmol/L。

(2)餐后 2 小时血糖正常值:小于 7.8 mmol/L。

(3)随机血糖正常值:小于 11.1 mmol/L。

7.对需要长期监测血糖的患者,采血穿刺部位应轮换,并指导患者血糖监测的方法。

(二)宣教与告知

1.护士告知患者毛细血管血糖监测方法只能用于糖尿病患者血糖的监测,不能用于诊断,诊断标准中的血糖是指静脉血浆血糖。

2.护士告知患者自我糖尿病管理血糖控制目标和监测的目的,指导患者如何解释监测结果,如何参考结果采取行动。

3.护士指导患者掌握正确的血糖监测方法,血糖监测的频率和时间要根据患者病情的实际需要来决定。血糖监测选择一天中不同的时间点,包括餐前、餐后 2 小时、睡前及夜间。

4.告知患者使用胰岛素治疗时可根据胰岛素治疗方案进行相应的血糖监测。

5.告知患者毛细血管血糖存在某些局限性:采血部位局部循环差,如休克、重度低血压、糖尿病酮症酸中毒、糖尿病高渗性昏迷、重度脱水及水肿等情况下,不建议使用毛细血管血糖监测。

(三)操作并发症

血糖监测技术常见并发症的预防及处理

常见并发症	临床表现	原因	预防及处理
感染	采血部位红肿热痛,局部压痛明显	糖尿病患者抵抗力低下;采血针头重复使用;采血部位选择不合适	严格无菌操作;采血部位避免太靠近指甲,以免增加感染的危险;采血针头一人一用一废弃
出血	采血后少量血自针眼处流出	采血部位选择不合适;采血后未充分按压;未注意采血部位轮换	选择合适采血部位;嘱患者采血后按压 2 分钟,凝血机制障碍者,适当延长按压时间;注意采血部位的轮换
疼痛	采血部位疼痛	消毒剂未干;采血部位选择不合适;采血针头过长	给予心理指导;消毒剂干燥后采血;将采血针紧靠手指侧面采血,切勿在指尖或指腹采血;选择合适长度的采血针头

四、操作技术操作考核评分标准

血糖监测技术操作考核评分标准

项目	总分	技术操作要求	评分	扣分
操作前准备	5	1. 着装整洁,洗手,戴口罩,戴手表 2. 用物:血糖仪、一次性采血针头、血糖试纸、75%乙醇、棉签、弯盘、速干手消毒剂、利器盒、医嘱单、执行单、血糖记录单	一项不符合扣 1 分	
评估	6	1. 评估血糖仪的工作状态,当日是否质控,检查试纸的有效期 2. 评估患者的病情、意识、自理能力、合作程度、过敏史、末梢循环及采血部位皮肤情况,确认进食时间	未评估扣 2 分;未检查试纸有效期扣 3 分;未确认进食时间扣 4 分;其余每项扣 1 分	

续表

项目	总分	技术操作要求	评分	扣分
操作流程	4	护士在护士站进行:已双人核对医嘱单、执行单正确无误	一项不符合扣2分	
	5	护士在治疗室进行(洗手):检查血糖仪电量及质控情况,试纸条、治疗单、执行单、血糖记录单,经检查,所有物品均符合操作要求	一项不符合扣2分	
	10	护士在病床前进行: 1.携用物至患者床旁,问候患者,按要求核对床号、姓名、住院号,查看手腕带。清洁患者双手并取舒适位 2.向患者解释血糖监测的目的、方法,取得配合 3.评估环境:环境清洁、舒适,光线明亮	核对无效扣5分;其余每项扣2分	
	10	4.确认患者进餐时间符合医嘱要求,打开血糖仪,查看血糖仪电量与质控情况,查看该试纸条有效期	未确认进食时间扣5分;未检查血糖仪扣5分	
	15	5.指导患者手臂下垂5～10秒 6.选择手指两侧任一部位(避开指腹神经末梢丰富部位,减轻疼痛),75%乙醇消毒,待干 7.准备一次性采血针头和试纸,使之处于备用状态	未待干扣5分;采血部位不准确扣5分	
	15	8.再次核对,并安慰鼓励患者,捏紧手指,将采血针紧紧压住采血部位,按下释放按钮,并弃去第一滴血 9.将试纸吸血端从血滴斜上方接触血滴,血糖仪出现提示后移开,用干棉签按压采血部位,至不出血为止 10.将使用后的一次性采血针置入利器盒中	未捏紧手指扣5分;未按压扣5分;核对无效扣5分;测试失败扣10分;其余每项扣2分	
	15	11.读取血糖值,关闭血糖仪 12.再次核对,将测得血糖值告知患者,在血糖记录单上记录测量时间、血糖结果 13.协助患者取舒适卧位,交代注意事项	未告知患者血糖值扣5分;未再次核对扣5分;未交代注意事项扣5分	
	5	14.安置患者,正确处理用物 15.洗手,执行签字	一项不符合扣2分	

续表

项目	总分	技术操作要求	评分	扣分
评价提问	10	1. 动作轻柔,无菌观念强 2. 与患者沟通有效,爱伤观念强 3. 操作时间 6 分钟	动作不轻柔扣 3 分;沟通无效扣 5 分	
总分	100			

经口腔/鼻腔内吸痰技术

吸痰法是指经口、鼻腔、人工气道将呼吸道的分泌物吸出，以保持呼吸道通畅，预防吸入性肺炎、肺不张、窒息等并发症的一种方法。

一、目的

1. 清除呼吸道分泌物，保持呼吸道通畅。
2. 促进呼吸功能，改善肺通气。
3. 预防并发症发生。

二、操作流程

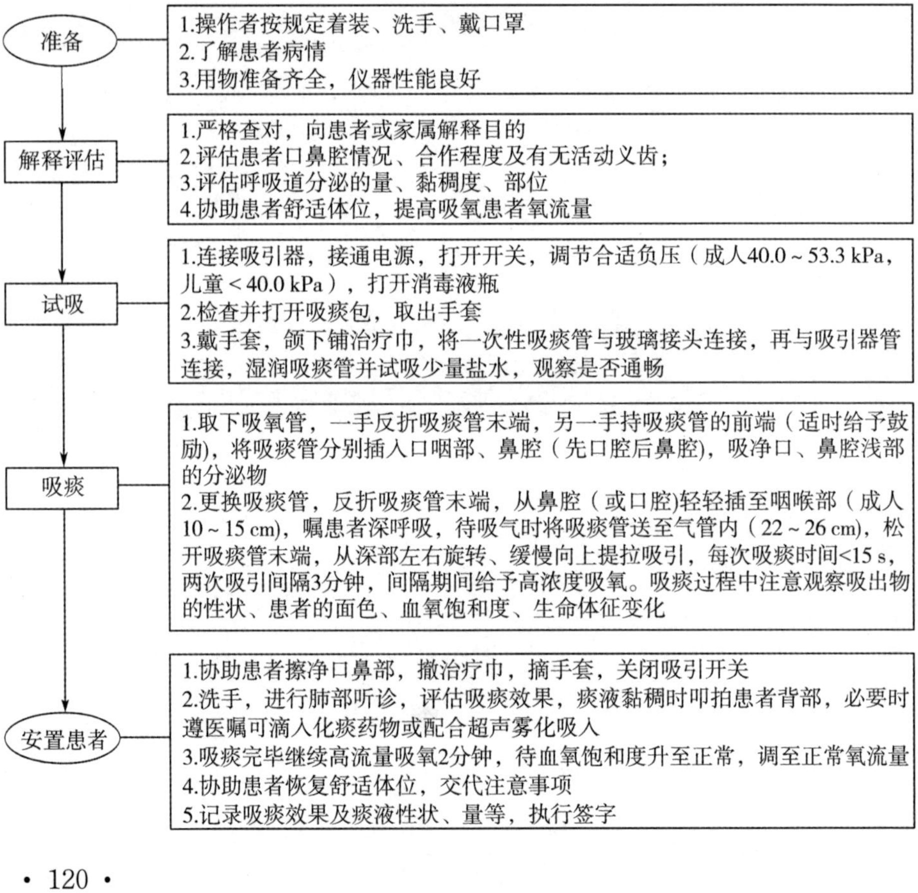

三、操作注意点与说明

1. 严格执行无菌操作原则及身份识别制度。

2. 调节负压，一般成人 40.0～53.3 kPa(300～400 mmHg)，儿童低于 40.0 kPa。

3. 若口腔吸痰有困难，可由鼻腔吸引，但颅底骨折患者禁用，昏迷患者可用压舌板或张口器帮助张口。

4. 吸痰前试吸少量生理盐水检查吸痰管是否通畅，同时润滑导管前端。

5. 每次吸痰前后加大吸氧浓度。

6. 吸痰插管时不可有负压，以免引起呼吸道黏膜损伤；吸痰时采用左右旋转并向上提拉的手法，以利于呼吸道分泌物的充分吸尽；每次吸痰时间少于 15 秒，吸痰过程中应动态评估患者。

7. 一根吸痰管只使用一次，吸痰用物根据吸痰操作性质每班更换或者每日更换 1～2 次。

8. 吸痰结束，做好护理记录，记录痰液的量、颜色、气味、黏稠度以及患者反应等。

四、操作技术操作考核评分标准

经口腔/鼻腔内吸痰技术操作考核评分标准

项目	总分	技术操作要求	评分	扣分
操作前准备	10	1. 着装整洁，洗手，戴口罩，无长指甲，(手)无饰品 2. 用物：中心吸引装置一套或负压吸引器一套，无菌治疗盘内放治疗碗（内盛生理盐水）、吸痰包 2 套（内有吸痰管、无菌手套、治疗巾）、无菌纱布、手套、玻璃接头、弯盘、听诊器，必要时备压舌板、开口器、舌钳、口咽通气道、消毒液瓶、速干手消毒剂、剪刀，车下放小桶（内套黄色垃圾袋）、利器盒	一项不符合要求扣 1 分	

续表

项目	总分	技术操作要求	评分	扣分
评估	6	1.了解患者意识状态、生命体征、吸氧流量、双肺呼吸音 2.了解患者口腔、鼻腔情况，合作程度及有无活动义齿 3.评估呼吸道分泌物的量、黏稠度、部位 4.清醒患者应当进行解释，取得患者配合 5.检查中心负压吸引或电动吸引器性能及管道连接 6.环境安静、舒适、整洁	一项不符合要求扣1分	
操作步骤	3	1.携用物至床旁，问候患者，查对床号、姓名、性别、住院号，协助患者取舒适卧位	未查对或无效核对扣3分	
	2	2.如患者吸氧，需提高氧流量	未提高氧流量扣2分	
	3	3.将患者头转向操作者一侧并稍后仰，检查患者口腔，取下活动义齿，昏迷患者可用压舌板或开口器帮助张口	未取合适体位和未取下义齿各扣1分；人文关怀不到位扣1分	
	5	4.连接吸引器，接通电源，打开开关，调节合适负压[40.0～53.3 kPa(300～400 mmHg)，儿童＜40.0 kPa]，打开消毒液瓶	未调整压力扣2分	
	5	5.检查并打开吸痰包，取出手套	未检查吸痰包扣2分；取手套污染扣3分	
	6	6.戴手套，颌下铺治疗巾，将一次性吸痰管与玻璃接头连接，再与吸引器管连接，湿润吸痰管并试吸少量盐水，观察是否通畅	戴手套不合格扣2分；污染扣2分；未观察通畅扣2分	
	8	7.取下吸氧管，一手反折吸痰管末端，另一手持吸痰管的前端(适时给予鼓励)，将吸痰管分别插入口咽部、鼻腔(先口腔后鼻腔)，吸净口腔、鼻腔浅部的分泌物	流程颠倒扣2分；插管时有负压扣4分	

续表

项目	总分	技术操作要求	评分	扣分
操作步骤	14	8. 更换吸痰管，反折吸痰管末端，从鼻腔（或口腔）轻轻插至咽喉部（成人 10～15 cm），嘱患者深呼吸，待吸气时将吸痰管送至气管内（22～26 cm），松开吸痰管末端，从深部左右旋转、缓慢向上提拉吸引。每次吸痰时间＜15 秒，两次吸引间隔 3 分钟，间隔期间给予高浓度吸氧。吸痰过程中注意观察吸出物的性状、患者面色、血氧饱和度、生命体征变化	插入顺序错误扣 2 分；插管时有负压扣 4 分；吸痰时间＞15 秒扣 2 分；吸痰过程未观察面色及生命体征变化扣 2 分；未观察吸出物性质扣 1 分	
	6	9. 分离吸痰管，将吸痰管放入双层黄色垃圾袋内，抽吸消毒液冲洗玻璃接头及吸引管，玻璃接头插入保护帽中；协助患者擦净口鼻部，撤治疗巾，摘手套，关闭吸引开关	垃圾分类错误扣 2 分；未协助患者擦净口鼻扣 2 分	
	6	10. 洗手，进行肺部听诊，评估吸痰效果，痰液黏稠时叩拍患者背部，必要时遵医嘱可滴入化痰药物或配合超声雾化吸入	未进行肺部听诊扣 2 分；听诊不规范扣 1 分；未评估吸痰效果扣 2 分	
	3	11. 吸痰完毕继续高流量吸氧约 2 分钟，待血氧饱和度升至正常，调至正常氧流量	未高流量吸氧扣 2 分	
	3	12. 协助患者恢复舒适体位，交代注意事项	未交代注意事项扣 2 分	
	10	13. 整理床单位 14. 正确处理用物，洗手，记录吸痰效果及痰液性状、量等，执行签字	未洗手扣 1 分；未签字扣 1 分	
评价	10	1. 操作准确、柔和、节力，无菌观念强 2. 与患者沟通有效，爱伤观念强 3. 操作时间 6 分钟	一项不合格扣 2 分	
总分	100			

经气管插管/气管切开吸痰技术

吸痰法是指经口、鼻腔、人工气道将呼吸道的分泌物吸出，以保持呼吸道通畅，预防吸入性肺炎、肺不张、窒息等并发症的一种方法。

一、目的

1. 清除呼吸道分泌物，保持呼吸道通畅。
2. 促进呼吸功能，改善肺通气。
3. 预防并发症发生。

二、操作流程

准备

1.操作者按规定着装、洗手、戴口罩
2.了解患者病情
3.用物准备齐全，仪器性能良好

↓

解释评估

1.观察患者意识、病情变化情况、合作程度及心理状态
2.评估患者痰液分泌及双肺呼吸音情况
3.了解呼吸机参数设定情况（氧流量情况）
4.检查中心负压吸引或电动吸引器性能及管道连接
5.给清醒患者解释吸痰目的、注意事项
6.环境安静、舒适、整洁

↓

试吸

1.协助患者取舒适卧位
2.将呼吸机的氧浓度调至100%，给予患者纯氧2分钟，如吸氧患者提高氧流量
3.连接吸引器，接通电源，打开开关，调节合适负压(成人40～53.3 kPa，儿童<40 kPa），打开冲洗水瓶，颌下铺治疗巾，检查并撕开吸痰包包装前端，戴无菌手套，将吸痰管抽出并盘绕在手中，连接吸痰管，检查吸痰管是否通畅，并湿润吸痰管

↓

吸痰

1.非无菌手断开呼吸机与气管导管，将呼吸机接头放在无菌治疗巾上，右手进行吸痰操作（适时给予鼓励）：左手反折吸痰管末端，右手持吸痰管的前端，迅速并轻轻地沿气管导管送入吸痰管，吸痰管遇阻力略上提后加负压，边上提边旋转边吸引，避免在气管内上下提插，时间每次<15 s，连续吸痰不超过3次，吸痰间隔给予纯氧吸入
2.更换吸痰管，折叠导管末端，并盘入戴无菌手套的手中插入口腔或鼻腔吸净分泌物
3.吸痰过程中注意观察吸出物的性状、患者的面色、血氧饱和度、生命体征变化
4.吸痰结束后立即接呼吸机通气，给予患者100%纯氧约2分钟，待血氧饱和度升至正常水平后再将氧浓度调至原来水平

↓

安置患者

1.协助患者擦净口鼻部，撤治疗巾，摘手套，关闭吸引开关
2.洗手，进行肺部听诊，观察吸痰效果，痰液黏稠时叩拍患者背部，必要时遵医嘱可滴入化痰药物或配合超声雾化吸入
3.吸痰完毕继续高流量吸氧2分钟待血氧饱和度升至正常，调至正常氧流量；协助患者恢复舒适体位，交代注意事项
4.记录吸痰效果及痰液性状、量等，执行签字

三、操作注意点与说明

1. 严格执行无菌操作原则及身份识别制度。

2. 调节负压，一般成人 40.0～53.3 kPa(300～400 mmHg)，儿童低于 40.0 kPa。

3. 吸痰前试吸少量生理盐水检查吸痰管是否通畅，同时润滑导管前端。

4. 每次吸痰前后给予加大吸氧浓度。

5. 吸痰插管时不可有负压，以免引起呼吸道黏膜损伤；吸痰时采用左右旋转并向上提管的手法，以利于呼吸道分泌物的充分吸尽；每次吸痰时间少于 15 s，吸痰过程中应动态评估患者。

6. 一根吸痰管只使用一次，吸痰用物根据吸痰操作性质每班更换或者每日更换 1～2 次。

7. 吸痰结束，做好护理记录，记录痰液的量、颜色、气味、黏稠度以及患者反应等。

8. 建议成人和儿童使用的吸痰管的直径要小于他们使用的气管插管的直径的 50%，婴儿则要小于 70%。

四、操作技术操作考核评分标准

经气管插管/气管切开吸痰技术操作考核评分标准

项目	总分	技术操作要求	评分	扣分
操作前准备	10	1. 着装整洁，洗手，戴口罩，无长指甲，(手)无饰品 2. 用物：电动负压吸引装置一套，无菌治疗盘内置吸痰包(内有吸痰管、治疗巾、无菌手套)、治疗碗、玻璃接头、生理盐水、无菌纱布、注射器、听诊器、消毒液瓶(内盛 1000 mg/L 含氯消毒液)、速干手消毒剂，车下放小桶(内套黄色垃圾袋)、利器盒	一项不符合要求扣 1 分	

续表

项目	总分	技术操作要求	评分	扣分
评估	6	1. 观察患者意识、病情变化情况、合作程度及心理状态 2. 评估患者痰液分泌及双肺呼吸音情况 3. 了解呼吸机参数设定情况(氧流量情况) 4. 检查中心负压吸引或电动吸引器性能及管道连接 5. 给清醒患者解释吸痰目的、注意事项 6. 环境安静、舒适、整洁	一项不符合要求扣 1 分	
操作步骤	3	1. 携用物至床旁,问候患者,查对床号、姓名、性别、住院号,协助患者取舒适卧位	未查对或无效核对扣 3 分	
	4	2. 将呼吸机的氧浓度调至 100%,给予患者纯氧 2 分钟,如吸氧患者提高氧流量	未给氧或提高氧流量扣 4 分	
	4	3. 连接吸引器,调节合适负压[40.0~53.3 kPa (300~400 mmHg),儿童<40.0 kPa],打开冲洗水瓶	未调整压力扣 2 分	
	10	4. 颌下铺治疗巾,检查并撕开吸痰包包装前端,戴无菌手套,将吸痰管抽出并盘绕在手中,连接吸痰管,检查吸痰管是否通畅,并湿润吸痰管	未检查吸痰包扣 2 分;取手套污染扣 3 分;取吸痰管污染扣 3 分;未观察通畅扣 2 分	
	3	5. 插入口腔或鼻腔吸净分泌物	操作不规范扣 2 分	
	4	6. 更换吸痰管,折叠导管末端,并盘入戴无菌手套的手中	吸痰管污染扣 3 分	
	14	7. 非无菌手断开呼吸机与气管导管,将呼吸机接头放在无菌治疗巾上,右手进行吸痰操作(适时给予鼓励):左手反折吸痰管末端,右手持吸痰管的前端,迅速并轻轻地沿气管导管送入吸痰管,吸痰管遇阻力略上提后加负压,边上提边旋转边吸引,避免在气管内上下提插,时间每次<15 秒,连续吸痰不超过 3 次,吸痰间隔给予纯氧吸入	污染一处扣 2 分;插管时有负压扣 4 分;拔管间断给予负压扣 4 分;吸痰时间超过 15 秒扣 2 分	

续表

项目	总分	技术操作要求	评分	扣分
操作步骤	6	8. 吸痰过程中注意观察吸出物的性状、患者的面色、血氧饱和度、生命体征变化	未观察吸出物扣 2 分；未观察生命体征扣 2 分	
	5	9. 吸痰结束后立即接呼吸机通气，给予患者 100%纯氧约 2 分钟，待血氧饱和度升至正常水平后再将氧浓度调至原来水平	未给予纯氧吸入扣 3 分	
	5	10. 拔出吸痰管后，吸痰管连同手套放入污物桶内，吸消毒液冲洗玻璃接头及负压吸引管，玻璃接头套上保护帽	用物处理错误扣 2 分	
	3	11. 根据痰液黏稠情况，吸痰前后适当滴入生理盐水，如未用呼吸机时吸痰后气管套管口盖无菌纱布，将纱布打湿	处理错误扣 2 分	
	3	12. 擦净口鼻部，撤治疗巾，关闭吸引开关	未协助患者擦净口鼻扣 2 分	
	5	13. 洗手，进行肺部听诊，观察吸痰效果，交代注意事项	未洗手扣 1 分；未评估吸痰效果扣 2 分	
	5	14. 正确处理用物，洗手，记录吸痰效果及痰液性状、量等，执行签字	用物处理错误扣 2 分；记录少一项扣 1 分	
评价	10	1. 操作方法正确、节力、有效，无菌观念强，查对规范 2. 与患者沟通有效，爱伤观念强 3. 操作时间 10 分钟	一项不合格扣 2 分	
总分	100			

氧动力雾化吸入疗法

雾化吸入疗法是指用专用雾化装置将吸入药物分散成液体或固体微粒即气溶胶形式，使其悬浮于气体中，吸气时随气流进入呼吸道及肺内，使得药物直接作用于气道黏膜的治疗方法。

一、目的

S(Relief airway spasm)：解除支气管痉挛，缓解咳嗽、咳痰、喘息等症状。
H(Humidify)：湿化气道。
A(Anti-inflammation)：抗炎。
P(Prevent)：预防呼吸系统并发症，如气道炎症、梗阻、肺不张、感染、窒息等。
E(Expectorant)：祛痰。

二、操作流程

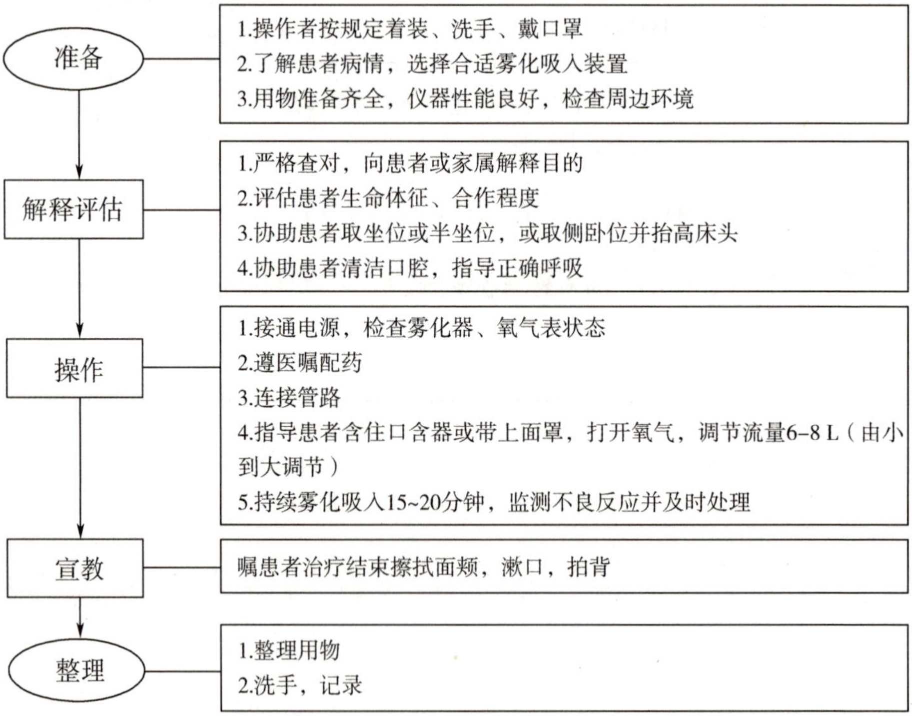

三、操作注意点与说明

1. 评估患者生命体征，以保证患者生命安全为前提。

2. 按医嘱将药液配置好放入雾化吸入器内。调整好氧流量至 6～8 L/min，观察出雾情况，注意勿将药液溅入眼内。

3. 采用舒适的坐位或半卧位，用嘴深吸气、鼻呼气方式进行深呼吸使药液充分达到支气管和肺部。

4. 密切关注患者雾化吸入治疗中潜在的药物不良反应。出现急剧频繁咳嗽及喘息加重，如是雾化吸入过快或过猛导致，应放缓雾化吸入的速度；出现震颤、肌肉痉挛等不适，不必恐慌，及时停药并告知医生；出现呼吸急促、感到困倦或突然胸痛，应停止治疗并立即告知医生。

5. 雾化吸入制剂应在开瓶后立即使用。

6. 使用面罩者嘱其及时洗脸或用湿毛巾抹干净口鼻部以下的雾珠，以防残留雾滴刺激口鼻皮肤引起皮肤过敏或受损。婴幼儿面部皮肤薄，血管丰富，残留药液更易被吸收，需及时洗漱。年幼儿童可用棉球蘸水擦拭口腔后再适量喂水，特别是使用激素类药物后，以减少口咽部的激素沉积，减少真菌感染等不良反应的发生。

7. 及时翻身拍背有助于使黏附于气管、支气管壁上的痰液脱落，保持呼吸道通畅。

8. 雾化吸入装置应该专人专用，避免交叉污染，每次使用后需进行清洁并干燥存放，以防受到污染后成为感染源影响治疗。

四、操作技术操作考核评分标准

氧动力雾化吸入疗法操作考核评分标准

项目	总分	技术操作要求	评分	扣分
操作前准备	5	1. 洗手，戴口罩；仪表端庄，服装整洁，无长指甲，(手)无饰品 2. 用物准备：氧动力雾化装置(口含式或面罩式)、氧气表、一次性吸氧装置、药液、生理盐水、执行单、弯盘、治疗巾或患者毛巾、速干手消毒剂，车下放浸泡桶。检查装置的气密性(漏气、明火、有污染)，按顺序放置，根据医嘱准备药物	一项不符合要求扣 1 分	

续表

项目		总分	技术操作要求	评分	扣分
评估		10	1. 评估患者病情及合作程度 2. 向患者解释操作方法、注意事项及配合方法 3. 与患者交流语言规范，态度和蔼	一项不符合要求扣 2 分	
操作流程	安全与舒适	10	1. 环境安静、整洁 2. 患者体位舒适，检查用氧安全，挂四防牌 3. 核对执行单、床号、姓名，注意安全，认真查对，做好解释工作	一项不符合要求扣 2 分	
	操作步骤	60	1. 安装氧气湿化装置、一次性吸氧装置，检查雾化管路，正确连接 2. 正确配置药物，治疗用雾化液配置一般不应超过 20 mL 3. 患者体位放置正确，颌下置治疗巾或毛巾 4. 根据雾化流量，调节氧流量 6～10 L/min 5. 将面罩或口含嘴放置适当位置；吸入时间 15～30 分钟 6. 指导患者做均匀深呼吸，学会用口吸气、用鼻呼气 7. 注意观察患者病情变化，如有异常情况及时通知医生 8. 停止吸入后，帮助患者擦净面部 9. 关闭氧气开关，取下氧气及雾化装置	体位安放不当扣 2 分；流量调节不当扣 2 分；指导呼吸不当扣 5 分；未指导或帮助患者擦净面部扣 2 分	
操作后		5	1. 帮助患者取舒适卧位，整理床单位，协助患者扣背咳痰 2. 用物处理正确（各部位消毒处理方法正确） 3. 操作结束后洗手，执行签字	一项不符合要求扣 1 分	
评价提问		10	1. 动作轻巧、准确，操作规范 2. 正确指导患者雾化吸入 3. 患者感觉舒适，用药及湿化效果好 4. 操作时间 5 分钟	一项不符合要求扣 2 分	
总分		100			

会阴护理操作技术

会阴护理是协助患者清洁会阴部，增加舒适，预防或减少感染发生的一项技术。

一、目的

1. 保持会阴部清洁，预防感染。
2. 去除异味，增进舒适。

二、操作流程

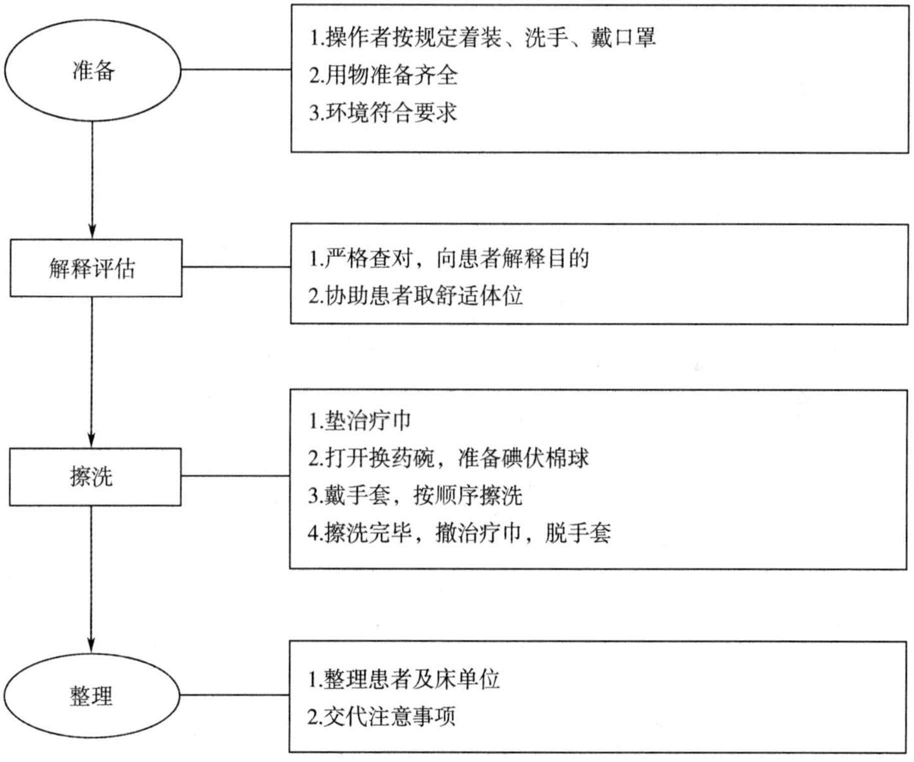

三、操作注意点及说明

(一)操作要点

1.禁用碘酊、乙醇消毒外阴。

2.每擦洗一处应更换棉球。

3.避免浸湿床单位。

4.消毒原则应当是由内向外,自上而下。

5.操作过程中注意遮挡患者,注意保暖,避免受凉。

(二)宣教与告知

1.向患者讲解保持会阴部清洁的意义,每天清洗外阴。有各种异常,如烧灼疼痛等尿路刺激症状及时告知医护人员。

2.鼓励患者多喝水(禁食者除外),一般为 2 L/d,以起到自行冲洗尿道,预防感染的作用。

3.指导患者保持管道通畅,勿使扭曲受压,引流管始终保持向下,导尿管的末端及集尿袋不能高于耻骨联合。

(三)操作并发症

会阴护理操作技术常见并发症的预防及处理

常见并发症	临床表现	原因	预防及处理
泌尿系统感染	1.出现尿路感染的症状 2.会阴部组织红肿 3.分泌物增多	1.没有严格遵守无菌操作原则 2.引流管的位置过高,致使尿液倒流回膀胱,引起逆行感染 3.选择不适当的清洗液	1.护士在操作过程中严格遵循无菌原则 2.按正确顺序进行擦洗 3.操作过程中尿管不得高于耻骨联合,必要时可先夹闭尿管,更换体位后再打开,防止尿液反流引起逆行感染
皮肤黏膜损伤	会阴部黏膜充血、水肿、疼痛	1.操作过程中,裸露的卵圆钳或棉签尖部直接碰触黏膜,造成患者黏膜损伤 2.在为患者护理时,动作粗鲁,造成患者黏膜损伤 3.选择的擦洗液温度过高	1.护士在操作过程中动作轻柔,用棉球将镊子末端严密包住 2.注意观察消毒部位皮肤对消毒液有无过敏反应,若有应更换消毒液 3.会阴冲洗液的温度不宜过高,以免损伤黏膜

四、操作技术操作考核评分标准

会阴护理操作考核评分标准

项目		总分	技术操作要求	评分	扣分
仪表		5	仪表端庄,服装整洁,无长指甲,(手)无饰品	一项不符合要求扣1分	
评估患者		10	1.评估患者病情、会阴清洁度及外阴皮肤情况 2.评估患者导尿管是否通畅	未评估患者扣2分;未评估导尿管通畅情况扣2分	
操作前准备		5	1.洗手,戴口罩 2.用物:橡胶手套、一次性小垫、一次性换药碗、棉球、碘伏溶液、弯盘、速干手消毒剂、污物桶(内套黄色垃圾袋)	用物少准备一样扣0.5分;影响操作完整性扣2分	
操作流程	安全与舒适	10	1.携用物至患者床旁,问候患者,核对床号、姓名、性别、住院号 2.向患者和家属解释操作目的,取得配合,关闭门窗,拉上床幔 3.安全与舒适:病房环境舒适,患者卧位舒适、安全	核对无效扣5分;其余项目扣1分	
	操作步骤	55	1.协助患者取仰卧位,松开衣裤,暴露会阴部,臀下垫一次性小垫 2.观察会阴部清洁度,皮肤有无破损、炎症,有无分泌物过多 3.打开换药碗,准备碘伏棉球 4.戴手套,轻轻提起导尿管,沿导尿管口依次用碘伏棉球擦洗。擦洗顺序男性为:尿道口—龟头—冠状沟—阴茎—尿管(距尿道口5 cm以上);女性为:尿道口—阴道口—小阴唇—大阴唇—会阴—肛门—尿管。每擦洗一处需更换棉球。如患者有会阴部切口,也应轻轻擦净。有外阴伤口者,操作时注意观察外阴伤口周围组织有无红肿,分泌物性质和伤口愈合情况,擦洗过程中注意询问患者感受,适时安慰鼓励患者 5.擦洗完毕,撤下一次性小垫,摘手套,为患者穿好衣裤 6.协助患者取舒适体位,整理床单位,交代注意事项	卧位不合适扣3分;消毒顺序错误扣5分;消毒力度不到位扣3分;重复使用棉球扣3分;未询问患者感受扣3分	

续表

项目	总分	技术操作要求	评分	扣分
操作后	5	1. 整理、正确处理用物 2. 洗手，记录，签字	一项不合格扣2分	
评估提问	10	1. 操作准确、熟练，查对规范 2. 与患者沟通有效，爱伤观念强 3. 操作时间8分钟	一项不合格扣2分	
总分	100			

膀胱冲洗操作技术

膀胱冲洗是应用无菌技术将无菌冲洗液冲入膀胱，并在膀胱内停留一定时间后将其排出体外。该技术用于清洁膀胱，使尿液引流通畅；治疗某些膀胱疾病，如膀胱炎；泌尿外科的术前准备和术后护理。

一、目的

1. 使尿液引流通畅。
2. 治疗某些膀胱疾病。
3. 清除膀胱内的血凝块、黏液、细菌等异物，预防膀胱感染。
4. 前列腺及膀胱手术后预防血块形成。

二、操作流程

准备	1.操作者按规定着装、洗手、戴口罩 2.用物准备齐全 3.环境符合要求
↓ 解释评估	1.严格查对，向患者解释目的 2.协助患者取舒适体位
↓ 查对冲洗溶液及输血器	1.查对冲洗液药名、浓度及有效期是否符合要求，对光检查有无沉淀、浑浊及絮状物。袋装液体有无漏气，瓶装液体有无裂痕 2.检查输血器外包装有无破损，是否在有效期内
↓ 消毒连接	1.消毒瓶塞，打开输血器，将针头插入瓶塞，将冲洗溶液挂于输液架上，排气 2.暴露导尿管，戴手套，垫治疗巾，打开尿袋调节器将尿液放入引流瓶内，夹闭尿管 3.消毒（三腔）导尿管侧口，将输血器末端插入导尿管侧口，打开输血器调节夹，根据医嘱调节滴速，使冲洗液滴入膀胱 4.打开尿袋排出冲洗液，按病情需要如此反复冲洗 5.冲洗完毕，分离接口处，更换尿袋，撤治疗巾，脱手套
↓ 整理	1.整理患者及床单位 2.医嘱单签全名 3.记录冲洗液颜色、性质及量

三、操作注意点及说明

(一)操作要点

1. 严格执行无菌操作。冲洗时,冲洗液瓶内液面距床面约 60 cm,以便产生一定的压力,利于液体流入;冲洗速度根据流出液的颜色进行调节,一般为 80~100 滴/分;如滴入药液,须在膀胱内保留 15~30 分钟后再引流出体外,或者根据需要延长保留时间。

2. 冲洗时若患者感觉不适,应当减缓冲洗速度及冲洗液用量,必要时停止冲洗,通知医师处理。冲洗过程中注意观察引流管是否通畅。

3. 寒冷气候,冲洗液应加温至 35 ℃左右,以防冷水刺激膀胱,引起膀胱痉挛。

4. 引流液的颜色鲜红或突然发生变化时须报告医生。

(二)宣教与告知

1. 保持膀胱冲洗通畅,勿折叠和受压。

2. 冲洗时卧床休息。

(三)操作并发症

膀胱冲洗操作技术常见并发症的预防及处理

常见并发症	临床表现	原因	预防及处理
感染	排尿时尿道烧灼感,常有尿急、尿频、尿痛、排尿不畅、下腹部不适等膀胱刺激症状。急迫性尿失禁,膀胱区压痛,尿常规检查可见脓尿、血尿。尿培养细菌阳性	1. 导尿破坏了泌尿系统局部的防御机制,尿道分泌物无法排出,细菌在局部繁殖,逆行感染 2. 膀胱冲洗破坏了引流系统的密闭状态,增加了逆行感染的机会 3. 没有严格遵守无菌操作原则 4. 引流管的位置过高,致使尿液倒流回膀胱,引起逆行感染 5. 冲洗液被细菌污染	1. 安抚患者,加强心理护理 2. 尽可能不冲洗膀胱 3. 留置导尿管的时间尽可能缩短,如有必要冲洗膀胱时,应严格遵守无菌操作原则 4. 密切观察冲洗情况,使冲洗管的位置低于患者膀胱位置 15~20 cm 5. 不使用过期的冲洗液。冲洗液在使用前应仔细观察瓶口有无松动,瓶身有无裂缝及溶液有无沉淀等 6. 必要时使用抗生素

续表

常见并发症	临床表现	原因	预防及处理
血尿	尿外观呈洗肉水状，甚至有血凝块。尿常规每高倍镜视野红细胞多于5个	1. 插导尿管损伤尿道 2. 冲洗液灌入过多并停留时间过长后放出，导致膀胱内突然减压，使黏膜急剧充血而引起，一般常见于昏迷的患者 3. 继发于膀胱炎	1. 预防及处理同导尿术并发症 2. 每次灌注的冲洗液以200～300 mL为宜，停留时间以5～10分钟为宜
膀胱刺激症状	患者出现尿频、尿急、尿痛等症状	1. 泌尿系统感染 2. 冲洗液温度过低	1. 如由感染引起，给予适当的抗感染治疗 2. 碱化尿液对缓解症状有一定作用 3. 遇寒冷气候，冲洗液应加温至38～40 ℃，以防冷刺激膀胱
膀胱痉挛	膀胱区或尿道阵发性痉挛性疼痛，肛门坠胀感，尿意强烈，导尿管旁有尿液涌出，患者焦躁不安	1. 膀胱内有异物(如血凝块)阻塞导尿管致使引流不畅，导致膀胱压力过高 2. 膀胱手术后进行冲洗时速度过快或温度过低，刺激手术伤口而引起 3. 手术创伤 4. 引流管的刺激 5. 前列腺增生的患者由于长期膀胱出口部梗阻，膀胱逼尿肌代偿性增生、肥厚，膀胱内压增高，以致出现膀胱高敏性，不稳定膀胱以及顺应性降低，手术切除后易出现逼尿肌无抑制性收缩 6. 患者的精神因素	1. 做好心理护理，缓解患者的紧张情绪，术前对患者进行疾病的详细讲解，使患者对疾病有充分的认识，同时保持一个良好的心态；术后引导患者转移注意力，以减轻患者的紧张 2. 在病情允许的情况下尽早停止膀胱冲洗，使患者减轻痛苦 3. 冲洗时密切观察，保持管道的通畅，注意冲洗液的温度(以20 ℃较为合适)和速度(每分钟80～120滴，每15～30分钟快速冲洗半分钟为宜)，以防对膀胱造成刺激而引起痉挛 4. 必要时给予镇静剂、止痛剂以减轻患者的痛苦 5. 操作动作要轻柔，技术过硬，以减少对患者的刺激 6. 酌情减少导尿管气囊内的气体或液体，以减轻对膀胱三角区的刺激 7. 教会患者应对膀胱痉挛的方法：如深呼吸法，屏气呼吸法等 8. 术前选用光滑、组织相容性强、型号合适的硅胶导尿管

续表

常见并发症	临床表现	原因	预防及处理
膀胱麻痹	既往无排尿困难，拔除导尿管后意识清醒的患者不能自行排尿，出现明显的尿潴留症状和体征，并能排除尿路梗阻	某些冲洗液，如呋喃西林冲洗液被吸收后，可干扰神经组织的糖代谢，引起周围神经炎，导致膀胱麻痹	1. 重新导尿，必要时留置导尿管 2. 停用某些膀胱冲洗液，如呋喃西林冲洗液，改用温生理盐水冲洗膀胱 3. 局部热敷、针灸等治疗

四、操作技术操作考核评分标准

膀胱冲洗操作考核评分标准

项目	总分	技术操作要求	评分	扣分
仪表	5	仪表端庄，服装整洁，无长指甲，(手)无饰品	一项不符合要求扣1分	
评估患者	10	1. 评估病情、意识状态、心理状况、自理及合作程度 2. 评估患者膀胱充盈及尿管通畅情况 3. 注意患者反应，观察冲洗液出入量、颜色及有无不适主诉	未评估患者扣2分；叩诊不符合要求扣2分	
操作前准备	5	1. 洗手，戴口罩 2. 用物：安尔碘、棉签、膀胱冲洗溶液(温度38～40 ℃)、输血器、橡胶手套、弯盘、一次性治疗巾、引流瓶、尿袋、大便盆、速干手消毒剂、屏风(床幔)	用物少准备一样扣0.5分；影响操作完整性扣2分	

续表

项目		总分	技术操作要求	评分	扣分
操作流程	安全与舒适	10	1. 携用物至患者床旁，问候患者，核对床号、姓名、性别、住院号 2. 向患者和家属解释操作目的，取得配合 3. 安全与舒适：病房环境舒适，患者卧位舒适、安全	核对无效扣5分；其余项目扣1分	
	操作步骤	55	1. 酌情关闭门窗，拉上床幔(遮挡屏风) 2. 查对冲洗溶液及输血器 3. 消毒瓶塞，打开输血器，将针头插入瓶塞，将冲洗溶液挂于输液架上，排气 4. 松开床尾被盖，协助患者取合适卧位，暴露导尿管 5. 戴手套，垫治疗巾于尿管接口处，打开尿袋调节器将尿液放入引流瓶内，夹闭尿管 6. 消毒(三腔)导尿管侧口，将输血器末端插入导尿管侧口，打开输血器调节夹，根据医嘱调节滴速，使冲洗液滴入膀胱 7. 夹闭冲洗管，打开尿袋，排出冲洗液，按病情需要如此反复冲洗(如滴入治疗用药，须在膀胱内保留30分钟)。冲洗过程中，经常询问患者感受，适时鼓励安慰，观察患者反应、冲洗液入量和出量及性状 8. 冲洗完毕，关闭导尿管侧口及输血器调节夹，分离尿管与输血器，按无菌原则更换尿袋，妥善固定，取出治疗巾，脱手套 9. 协助患者取舒适卧位，整理床单位，交代注意事项	消毒力度不到位扣3分；跨越无菌区扣2分；卧位不合适扣3分；未评估冲洗效果扣3分；未询问患者感受扣3分；未记录尿色扣3分；其他一项不合格扣2分	
操作后		5	1. 整理、正确处理用物 2. 洗手，记录，签字	一项不合格扣2分	
评估提问		10	1. 操作准确、熟练，查对规范 2. 与患者沟通有效，爱伤观念强 3. 操作时间8分钟	一项不合格扣2分	
总分		100			

口服给药技术

口服给药是临床上最常用、方便、经济、安全，适用范围最广的给药方法，药物经口服后被胃肠道吸收入血液循环，从而达到局部治疗和全身治疗的目的。然而，由于口服给药吸收较慢且不规则，易受胃内容物的影响，药物产生效应的时间较长，因此不适用于急救、意识不清、呕吐不止、禁食等患者。

一、目的

1. 协助患者遵照医嘱安全、正确地服下药物。
2. 减轻症状，治疗疾病，维持正常生理功能。
3. 协助诊断，预防疾病。

二、操作流程

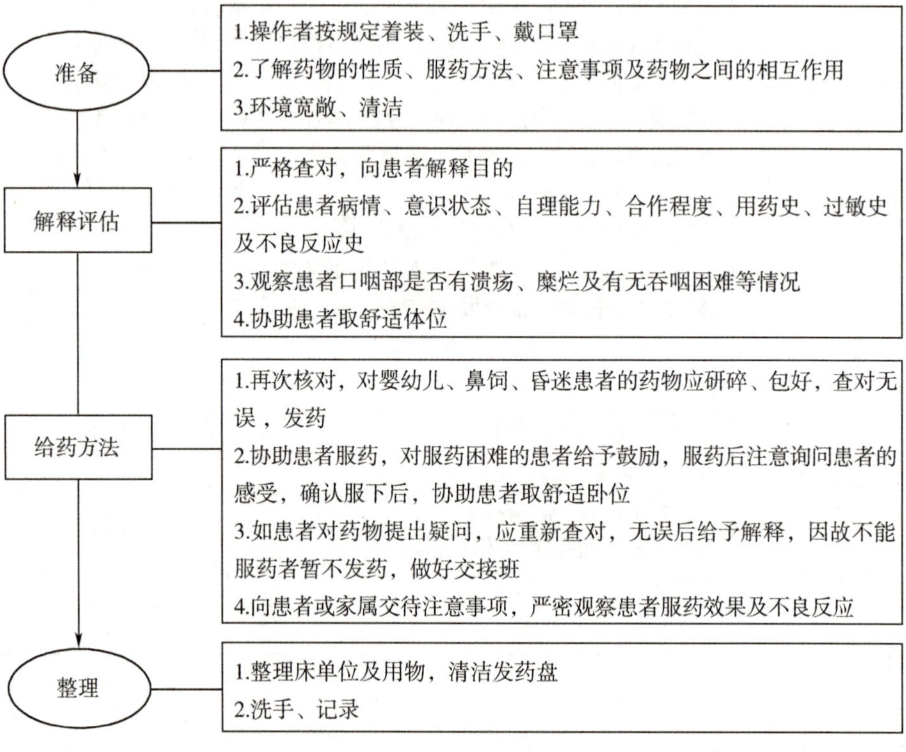

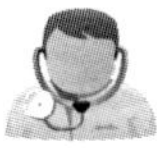

三、操作注意点与说明

(一)操作要点

1. 严格执行查对制度。

2. 掌握患者所服药物的作用、不良反应以及某些药物服用的特殊要求。

3. 对服用强心苷类药物的患者,服药前应当先测脉搏、心率,注意其节律变化,如脉率低于60次/分或者节律不齐时,不可以服用。

4. 若患者不在病房或者因故暂不能服药者,暂不发药,并做好交接班。

(二)宣教与告知

1. 对牙齿有腐蚀作用的药物,如酸类和铁剂,应用吸水管吸服后漱口,以保护牙齿。

2. 缓释片、肠溶片、胶囊吞服时不可嚼碎;舌下含片应放舌下或两颊黏膜与牙齿之间待其溶化。

3. 健胃药宜在饭前服;助消化药及对胃黏膜有刺激性的药物宜在饭后服;催眠药在睡前服;驱虫药宜在空腹或半空腹时服用。

4. 抗生素及磺胺类药物应准时服药,以保证有效的血药浓度。

5. 服用对呼吸道黏膜起安抚作用的药物,如止咳糖浆后,不宜立即饮水。

6. 某些磺胺类药物经肾脏排出,尿少时易析出结晶堵塞肾小管,故服药后要多饮水。

7. 服强心苷类药物时需加强对心率及节律的监测,脉率低于60次/分或节律不齐时应暂停服用,并告知医生。

四、操作技术操作考核评分标准

口服给药法操作考核评分标准

项目	总分	技术操作要求	评分	扣分
仪表	5	仪表端庄,衣帽整洁,无长指甲,(手)无饰品	一项不符合要求扣1分	
评估患者	10	1. 评估患者病情、意识状态、自理能力、合作程度、用药史、过敏史及不良反应史 2. 观察患者口咽部是否有溃疡、糜烂及有无吞咽困难等情况 3. 了解药物的性质、服药方法、注意事项及药物之间的相互作用	未评估患者扣4分;其他一项不符合要求扣1分	

续表

项目		总分	技术操作要求	评分	扣分
操作前准备		5	1. 洗手，戴口罩 2. 用物：各种药物、药匙、量杯、滴管、研钵、药杯、药盒、小毛巾或纱布、服药本、发药盘、小药卡、小水壶、速干手消毒剂、执行单	一项不符合要求扣1分	
操作流程	安全与舒适	20	1. 备齐用物，携至床旁，问候患者，查对床号、姓名、性别、住院号、药名、浓度、剂量、用法、用药时间 2. 向患者或家属解释服药的目的和方法，取得配合 3. 舒适与安全：环境清洁、舒适，光线明亮；患者体位舒适、安全	核对无效扣5分；未解释扣3分；未评估环境扣5分	
	操作步骤	45	1. 再次核对，对婴幼儿、鼻饲、昏迷患者的药物应研碎、包好，查对无误，发药 2. 协助患者服药，对服药困难的患者给予鼓励，服药后注意询问患者的感受。确认服下后，协助患者取舒适卧位 3. 如患者对药物提出疑问，应重新查对，无误后给予解释。因故不能服药者暂不发药，做好交接班 4. 向患者或家属交代注意事项，严密观察患者服药效果及不良反应	未帮助鼻饲患者服药扣10分；其他一项不符合扣5分	
操作后		5	1. 整理床单位及用物，清洁发药盘 2. 洗手，记录	一项不符合要求扣1分	
评估提问		10	1. 动作熟练、准确，查对规范 2. 与患者沟通有效 3. 操作时间5分钟	一项不符合要求扣1分	
总分		100			

痰标本采集技术

临床上常用的痰液标本（sputum specimen）分为常规痰标本、痰培养标本、24 小时痰标本 3 种。

一、目的

根据医嘱采集患者痰标本，进行临床检验，为诊断和治疗提供依据。

二、操作流程

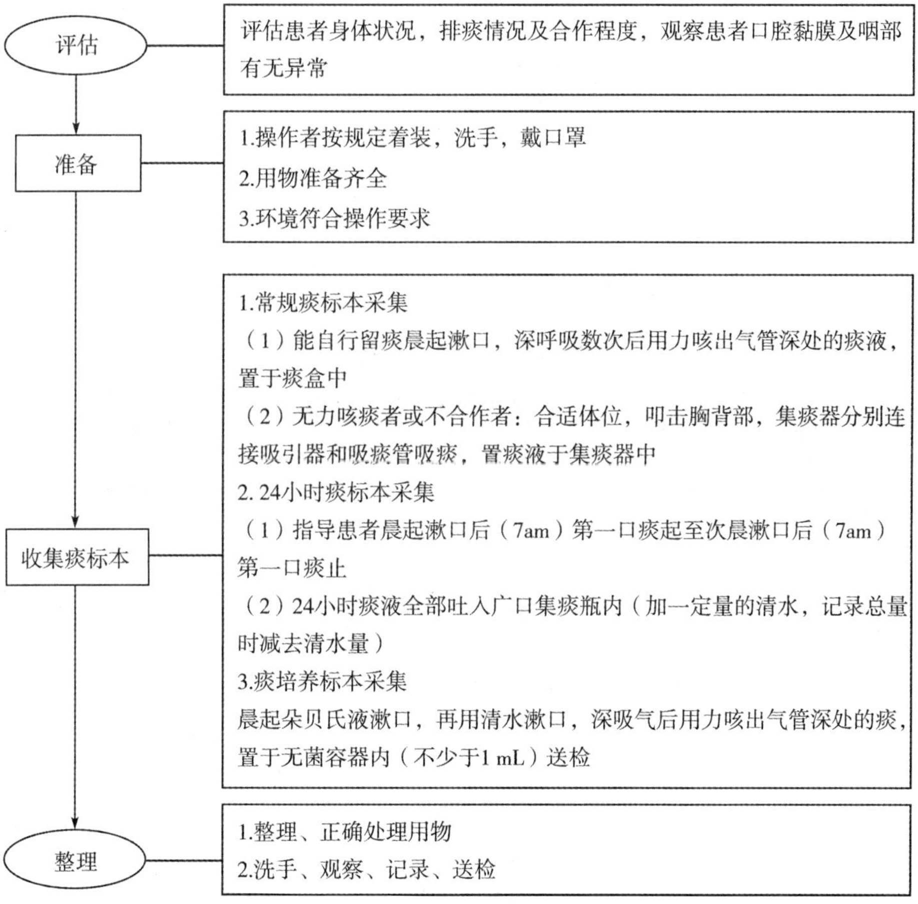

三、操作注意点及说明

(一)操作要点

1. 自行咳痰采集法:晨痰为佳,用冷开水漱口,深吸气后用力咳出呼吸道深部痰液,标本量不少于 1 mL,痰量少或无痰患者可采用 10%盐水加温至 45 ℃左右雾化吸入后,将痰液咳出。

2. 难于自然咳嗽、不合作或人工辅助呼吸患者的痰液采集法:患者取适当卧位,先叩击患者背部,然后将痰集器与吸引器连接,抽吸痰液 2～5 mL 于集痰器内。

2. 24 小时痰标本采集法:在广口集痰瓶内加少量清水。患者从起床后、进食前、漱口后第一口痰开始留取,至次日早晨进食前、漱口后最后一口痰结束,全部痰液流入集痰瓶内,记录痰标本总量、外观和性状。

(二)注意事项

1. 护士在采集过程中要注意根据检查目的选择正确的容器。
2. 患者做痰培养及痰找癌细胞检查时,应及时送检。
3. 留取 24 小时痰液时,要注明起止时间。
4. 除 24 小时痰标本外,痰液收集时间宜选择在清晨。
5. 留取痰培养标本时,应用冷开水漱口数次,尽量排除口腔内大量杂菌。

四、操作技术操作考核评分标准

痰标本采集技术操作考核评分标准

项目	总分	技术操作要求	评分	扣分
操作前准备	5	1. 洗手,戴口罩;仪表端庄,服装整洁,无长指甲,(手)无饰品 2. 用物:漱口溶液、清水、贴好条形码的一次性痰杯(无菌培养皿或痰容器)、无菌杯(螺口、有盖、密封)、手电筒、速干手消毒剂	用物缺一件或不符合要求一项扣 1 分	
评估	10	1. 评估患者身体状况、排痰情况及合作程度 2. 观察患者口腔黏膜及咽部有无异常	未评估扣 2 分; 漏一项扣 1 分; 未观察扣 2 分	

续表

项目		总分	技术操作要求	评分	扣分
操作流程	安全与舒适	10	1.备齐用物，携至床旁，核对床号、姓名、性别、住院号 2.向患者解释操作目的，说明留取痰液的方法 3.环境安静、清洁；患者体位正确、舒适	未查对或无效核对扣2分；未解释扣2分；未做或不符合要求一项扣1分	
	操作步骤	60	1.常规痰标本采集 (1)自行留痰者 ①观察患者口腔黏膜及咽部有无异常 ②协助患者漱口 ③指导患者深吸气，有义齿先取下义齿，用力咳出气管深处的痰液，咳2～3次，盛于清洁容器内送检 ④协助患者擦净口唇 (2)无力咳痰者或不合作者 ①患者取合适体位，叩击其胸背部 ②一次性集痰器分别连接吸引器和吸痰管吸痰，置痰液于集痰器 2.24小时痰标本采集 (1)观察患者口腔黏膜及咽部有无异常 (2)痰容器标签上注明留痰的起止时间 (3)指导患者将24小时(晨7时至次日晨7时)的痰全部吐入痰容器，不可将唾液、漱口水、鼻涕等混入，及时送检 3.痰培养标本采集 (1)观察患者口腔黏膜及咽部有无异常 (2)清晨协助患者用漱口液漱口 (3)用清水漱口 (4)深吸气后用力咳嗽，将痰吐入无菌培养皿内立即送检 (5)协助患者擦净口唇	1.未观察扣2分；未协助漱口扣2分；未指导扣3分；未协助擦净口唇扣2分 2.未观察扣2分；未注明时间扣2分；未指导扣3分 3.未观察扣2分；未协助漱口扣2分；未漱口扣2分；污染扣3分；未协助擦净口唇扣2分	

续表

项目	总分	技术操作要求	评分	扣分
操作后	5	1. 整理、正确处理用物 2. 洗手，签字	未做或不符合要求一项扣1分	
评价提问	10	1. 操作轻柔、熟练，无菌观念强，查对规范 2. 与患者沟通有效，爱伤观念强 3. 操作时间5分钟	一项不符合要求扣2分	
总分	100			

输液泵使用技术

输液泵是用来控制输液滴数或输液流速，保证药物能够速度均匀、药量准确并且安全地进入患者体内发挥作用的一种仪器。

一、目的

准确控制输液速度，使药物速度均匀、用量准确并安全地进入患者体内发挥作用。

二、操作流程

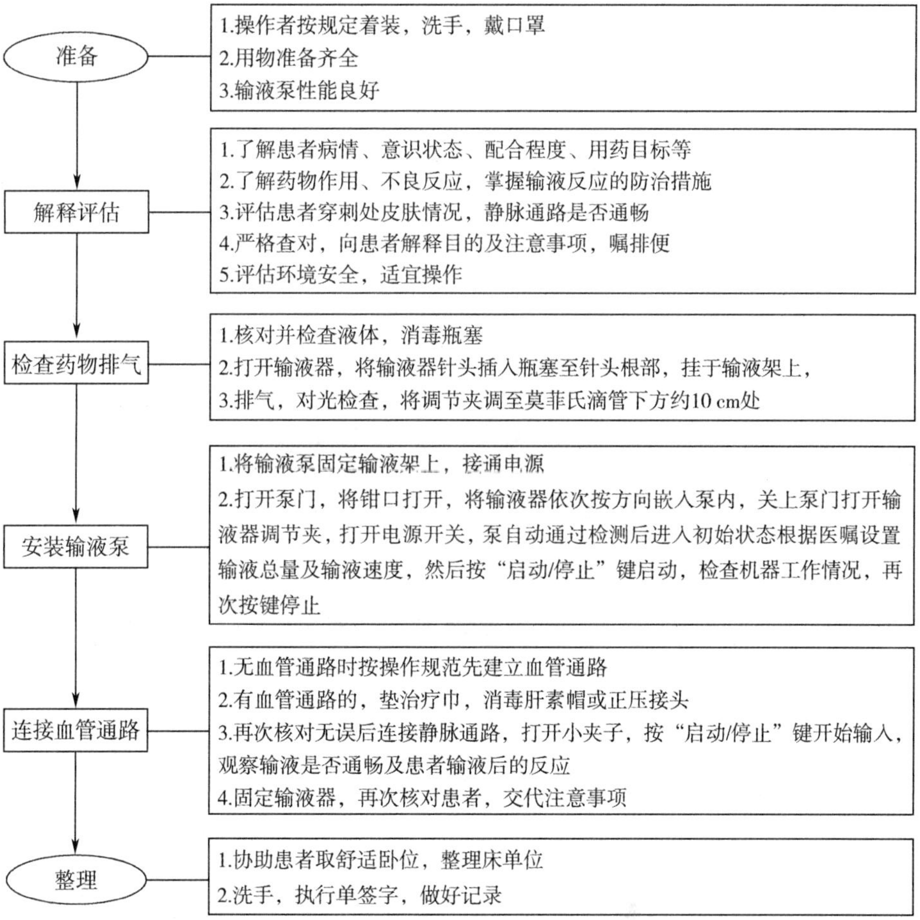

三、操作注意点与说明

(一)操作要点

1. 严格执行无菌技术操作原则及查对制度。

2. 多组液体静脉输入时,应根据患者病情及治疗原则,合理安排输液顺序;输注 2 种以上药液时,注意药物间的配伍禁忌。

3. 正确设定输液速度及其他必需参数,防止设定错误延误治疗。如需更改输液速度,则先按停止键,重新设置后再按启动键;更换药液时,应暂停输注,更换完毕复查无误后,再按启动键;打开输液泵门时,先夹闭输液管道。

4. 护士随时查看输液泵的工作状态,及时排除报警、故障,防止液体输入失控。每 24 小时更换输液泵输液管道。

5. 需要避光的药液,采用避光输液管道。

6. 外周静脉使用输液泵时需谨慎,以免压力过大对外周静脉造成损伤,药液外渗观察不及时。防止发生液体外渗,出现外渗及时给予相应处理,及时排除异常情况。

7. 护士知晓输液泵各种故障的应急预案,出现故障时及时处理。

(二)宣教与告知

1. 操作前告知操作目的与配合方法,取得患者理解。

2. 在输液过程中如穿刺部位疼痛、肿胀,均属异常现象,应及时向护士反映,护士根据具体情况采取有效的护理措施或更换穿刺部位。

3. 输液过程中机器报警应及时向护士反映,不能随意调节机器设置参数。

(三)操作并发症

输液泵使用技术常见并发症的预防及处理

常见并发症	临床表现	原因	预防及处理
机器损坏	机器报警	1. 安装使用不当 2. 药液漏出损坏仪器 3. 仪器本身故障	1. 检查仪器性能 2. 正确使用仪器 3. 报警及时处理

续表

常见并发症	临床表现	原因	预防及处理
导管回血	输液管内有回血,时间长会导致堵管	1. 输液管路安装方向颠倒 2. 输液管连接处有松脱 3. 患者静脉置管内压力增高	1. 正确安装管路,使用前再次检测输液的方向是否正确 2. 输液器连接的附加装置如三通、肝素帽等,必须连接紧密,无漏液现象 3. 解除患者静脉压力增高的影响因素,控制好目标血压
导管堵塞	1. 推药阻力大 2. 静脉点滴不畅或不滴 3. 有时可见导管内凝固的血液	药液泵入完毕未及时处理导致血液回流至导管凝固,造成导管阻塞	穿刺后要加强巡视,及时发现问题并及时处理

四、操作技术操作考核评分标准

输液泵使用技术操作考核评分标准

项目	总分	技术操作要求	评分	扣分
操作前准备	10	1. 着装整齐,洗手,戴口罩 2. 用物:输液泵、一次性输液器、输入药物、安尔碘、治疗巾、棉签、弯盘、速干手消毒剂、剪刀,车下放小桶(内套黄色垃圾袋)、利器盒	用物准备不全一项扣 2 分	
评估	10	1. 了解患者病情、意识状态、配合程度、用药目的等 2. 评估患者穿刺处皮肤情况,静脉通路是否通畅等 3. 检查输液泵性能良好 4. 评估环境安全,适宜操作	漏评估一项扣 2 分	

续表

项目	总分	技术操作要求	评分	扣分
操作步骤	10	1. 备齐用物，携至床旁，问候患者，核对患者床号、姓名、住院号，必要时查看腕带 2. 向患者解释操作目的及注意事项，取得配合，询问大小便	未查对或无效核对扣5分；其余缺一项扣1分	
	5	3. 将输液泵固定在输液架上，接通电源，备胶布	缺一项扣1分	
	10	4. 再次核对液体，消毒瓶塞，打开输液器，将输液器针头插入瓶塞至根部，挂于输液架上，排气，对光检查无气泡，将调节夹调至莫菲氏滴管下方约10 cm处	未再次核对扣2分；排气手法不正确扣3分；其余一项不符合要求扣1分	
	10	5. 打开输液泵泵门，将钳口打开，然后将输液器依次按方向嵌入泵内，关上泵门	输液器嵌入方向错误全扣	
	5	6. 打开输液器调节夹，打开电源开关，输液泵通过检测后进入初始状态	顺序颠倒扣2分	
	10	7. 根据医嘱设置输液总量及速度，然后按“启动/停止”键启动，检查机器运行情况，再次按键停止	未设置参数或参数设置不正确扣5分；未查看机器运行情况扣2分	
	5	8. 已有血管通路患者，垫治疗巾，消毒肝素帽或正压接头。口述：静脉留置针已冲管	一项不符合要求扣2分	
	5	9. 再次核对无误后连接静脉通路，打开小夹子，按“启动/停止”键开始输入，观察输注是否通畅及患者输液后的反应	未核对扣2分；未打开小夹子扣2分；未观察一项扣2分	
	5	10. 固定好输液器，再次核对。对患者及家属做好宣教	未核对扣2分；未固定输液器扣1分；未宣教扣2分	
	5	11. 协助患者取舒适卧位，整理床单位 12. 洗手，签字，做好记录	一项不符合要求扣2分	

续表

项目	总分	技术操作要求	评分	扣分
评价提问	10	1. 操作轻柔、熟练,查对规范 2. 与患者沟通有效,爱伤观念强 3. 操作时间 10 分钟	操作不熟练扣 5 分;缺乏爱伤观念扣 2 分	
总分	100			

微量泵使用技术

微量泵是一种泵力仪器，将少量流体精确、微量、均匀持续地输出。

一、目的

准确控制输液速度，使药物速度均匀、用量准确并安全地进入患者体内发生作用。

二、操作流程

准备	1.操作者按规范着装，洗手，戴口罩 2.用物准备齐全 3.微量泵性能良好 4.按医嘱要求配置药液
解释评估	1.了解患者病情、意识状态、配合程度、用药目标等 2.了解药物作用、不良反应，掌握输液反应的防治措施 3.评估患者穿刺处皮肤情况，静脉通路是否通畅 4.严格查对，向患者解释目的及注意事项，嘱排便 5.评估环境安全，适宜操作
检查药物质量，排气	1.检查药液质量及配置时间，在有效期内可以使用 2.检查静脉延长管及头皮针，打开延长管与注射器连接，连接头皮针 3.排空注射器及延长管内的空气，第一次排气不能排出 4.检查有无气泡
安装微量泵	1.备胶布，将微量泵妥善固定，连接电源 2.将注射器安装入微量泵槽内，固定妥当 3.根据医嘱设置注射总量及注射速度 4.用快进再次排气，检查有无气泡
连接血管通路	1.无血管通路时按操作规范先建立血管通路 2.有血管通路的，垫治疗巾，消毒肝素帽或正压接头 3.再次核对无误后连接静脉通路，打开小夹子，按“启动/停止”键开始输入，观察输注是否通畅及患者注射后的反应 4.固定延长管，再次核对患者，交代注意事项
整理	1.注射结束关闭开关，关闭小夹子，生理盐水封管，取下空针 2.注射泵消毒备用 3.整理患者及床单位 4.洗手，记录

三、操作注意点与说明

(一)操作要点

1. 严格执行无菌技术操作原则及查对制度。

2. 多组液体静脉输入时,应根据患者病情及治疗原则,合理安排输液顺序;输注 2 种以上药液时,注意药物间的配伍禁忌。

3. 正确设定输液速度及其他必需参数,防止设定错误延误治疗。如需更改输液速度,则先按停止键,重新设置后再按启动键;更换药液时,应暂停输注,更换完毕复查无误后,再按启动键。

4. 护士随时查看微量泵的工作状态,及时排除报警、故障,防止液体输入失控。每 24 小时更换微量泵管道及注射器。

5. 需要避光的药液,应用避光注射器抽取药液,采用避光输液管道。

6. 注意观察穿刺部位皮肤情况,防止发生药液外渗,出现外渗及时给予相应处理,及时排除异常情况。

(二)宣教与告知

1. 告知操作目的与配合方法,取得患者信任。

2. 在输液过程中如穿刺部位疼痛、肿胀,均属异常现象,应及时向护士反映,护士根据具体情况采取有效的护理措施或更换穿刺部位。

3. 输液过程中机器报警应及时向护士反映,不能随意调节机器设置参数。

(三)操作并发症

微量泵使用技术常见并发症的预防及处理

常见并发症	临床表现	原因	预防及处理
机器损坏	机器报警	1. 安装使用不当 2. 药液漏出损坏机器 3. 机器本身故障	1. 检查仪器性能 2. 正确使用机器 3. 报警及时处理
静脉炎	1. 沿静脉走向出现条索状红线,局部组织发红、肿胀、灼热、疼痛 2. 少数患者伴有畏寒、发热等全身症状	1. 无菌操作不严格可引起局部静脉感染 2. 输入药液引起血浆 pH 值改变,干扰血管内膜的正代谢机能而发生静脉炎 3. 输入高渗液体,使血浆渗透压升高,引起无菌性静脉炎 4. 因机械性刺激和损伤而发生静脉炎 5. 刺激性较大的药液或短时间内大量溶液进入血管内,均可使血管内膜受刺激而发生静脉炎	1. 严格执行无菌技术操作原则 2. 尽量选用上肢静脉粗血管 3. 严格控制药物浓度和输液速度 4. 严格掌握药物配伍禁忌 5. 尽量避免选择下肢静脉置留置针 6. 留置针在血管内最多保留 72 小时 7. 一旦发生静脉炎,停止在患肢静脉输液并将患肢抬高、制动。根据情况局部进行处理 8. 如合并全身感染,遵医嘱应用抗生素治疗

续表

常见并发症	临床表现	原因	预防及处理
疼痛	患者感觉输液针头周围剧烈疼痛，继而出现红肿	1. 药液本身刺激 2. 泵入速度过快 3. 药液漏出血管外	1. 选择大血管进行穿刺，减慢输液速度 2. 输液过程加强巡视 3. 若发现液体漏出血管外，局部皮肤肿胀，应予拔针另选部位重新穿刺，肿胀部位给予冷敷，外用水胶体敷料可减轻肿胀
导管堵塞	1. 推药阻力大 2. 静脉点滴不畅或不滴 3. 有时可见导管内凝固的血液	药液泵入完毕未及时处理导致血液回流至导管凝固，造成导管阻塞	穿刺后要加强巡视，及时发现问题并及时处理

四、操作技术操作考核评分标准

微量泵使用技术操作考核评分标准

项目	总分	技术操作要求	评分	扣分
操作前准备	10	1. 着装整齐，洗手，戴口罩 2. 用物：微量泵、静脉延长管、头皮针、安尔碘、治疗巾、止血带、棉签、输液贴、速干手消毒剂、剪刀、止血带小桶，车下放小桶（内套黄色垃圾袋）、利器盒 3. 药物：按医嘱准备药物，将药物抽入 20 mL 或 50 mL 注射器内并核对。注射器贴标签注明床号、姓名、剂量、浓度、加药时间，按使用顺序放置	用物准备不全一项扣 2 分；药液无标签或标签不规范扣 2 分	
评估	10	1. 了解患者病情、意识状态、配合程度、用药目标等 2. 评估患者穿刺处皮肤情况，静脉通路是否通畅等 3. 检查微量泵性能 4. 评估环境安全，适宜操作	漏评估一项扣 2 分	

续表

项目	总分	技术操作要求	评分	扣分
操作步骤	5	1. 备齐用物，携至床旁，问候患者，核对患者床号、姓名、住院号，必要时查看腕带；向患者解释操作目的及注意事项，取得配合，询问大小便	未查对或无效核对扣 3 分；未解释扣 2 分	
	5	2. 备胶布，微量泵妥善固定，连接电源	缺一项扣 2 分	
	5	3. 检查药物质量及配置时间，在有效期内可以使用	未检查药液质量及配置时间扣 5 分	
	5	4. 有血管通路患者，垫治疗巾，消毒肝素帽或正压接头。口述：静脉留置针已冲管	缺一项扣 2 分；未口述扣 2 分	
	10	5. 检查静脉延长管及头皮针，打开延长管与注射器连接，连接头皮针，排空注射器及延长管内的空气，第一次排气不能排出，检查有无气泡	操作顺序颠倒扣 3 分；排气不规范扣 5 分；未检查气泡扣 2 分	
	10	6. 将注射器安装入微量泵槽内，固定妥当；根据医嘱设置注射总量和注射速度；用快进再次排气，检查有无气泡	操作不熟练扣 5 分；未设置参数或设置不准确扣 2 分；其他每项扣 1 分	
	5	7. 再次核对无误后连接静脉通路，打开小夹子，按“启动/停止”键开始输入，观察输注是否通畅及患者注射后的反应	操作不符合要求每项扣 2 分	
	5	8. 固定好延长管，再次核对	未固定扣 1 分；漏核对扣 2 分	
	10	9. 注射结束关闭开关，关闭小夹子，用生理盐水封管，取下空针，注射泵用 75% 乙醇纱布擦拭，放置于清洁干燥处备用	顺序颠倒扣 3 分；漏操作一项扣 2 分	
	5	10. 协助患者取舒适卧位，交代注意事项；整理床单位	不符合要求一项扣 2 分	
	5	11. 洗手，记录，执行签字	不符合要求一项扣 2 分	

续表

项目	总分	技术操作要求	评分	扣分
评价提问	10	1. 操作轻柔、熟练，查对规范 2. 与患者沟通有效，爱伤观念强 3. 操作时间 10 分钟	操作不熟练扣 5 分；缺乏爱伤观念扣 2 分	
总分	100			

心电图机使用技术

心电图机使用是指利用心电图机从体表记录心脏每一心动周期所产生电活动变化的曲线图形。

一、目的

1. 用于观察和诊断各种心律失常、心肌病及冠状动脉供血情况。
2. 用于了解某些药物作用、电解质紊乱、某些内分泌疾病对心肌的影响。

二、操作流程

步骤	内容
准备	1.护士着装整洁，洗手 2.用物准备齐全，心电图机在备用状态
评估解释	1.核对患者信息，评估患者病情、意识状态、胸部皮肤情况 2.向清醒患者告知目的、方法及注意事项，取得患者合作 3.评估环境安全，无电磁波干扰
开机	1.携用物到床旁，接通电源，打开心电图机 2.检查仪器性能，检查导线连接是否紧密 3.校对标准电压与走纸速度
摆放体位	1.患者取平卧位 2.解开上衣，暴露胸部、手腕、脚踝处皮肤 3.去除手表等导电介质，胸部毛发过多者给予备皮 4.导电糊涂于局部皮肤
导联安放	1.按照标准位置放置各个肢体导联并且连接紧密 2.按照国际统一标准，准确安放胸导联电极 3.检查安放位置是否有误
走纸并记录	1.指导患者平静呼吸、制动，再次确认导联无干扰，按动走纸键完成12个导联的心电图记录 2.在心电图上记录患者的姓名、性别、年龄
整理	1.操作结束，撤下胸部电极，撤下肢体导联线，整理导联线 2.擦净患者皮肤，协助取舒适卧位，整理床单位 3.整理用物 4.洗手、记录、签字，如有异常心电图及时通知相关医生

三、操作注意点与说明

(一)操作要点

1. 检查机器是否处于常规备用状态,如标准电压 10 mm/mV,走纸速度 25 mm/s,否则心电图(ECG)必须有变更标记,如标准电压 1/2(5 mm/mV)等。

2. 描记心电图前,嘱患者先休息数分钟。对初次做心电图者应解释清楚,消除患者的恐惧心理和精神紧张。

3. 描记心电图时一般取平卧位,不能平卧者可取半坐卧位或坐位。

4. 患者四肢肌肉紧张、寒战时应避免做心电图,以免产生肌电干扰。

5. 放置心电图机的位置应使其电源线离病床尽可能远些,避免其他电器用具及穿行的电源线产生交流电干扰。

6. 如放置电极部位的皮肤污垢及毛发过多,应清洁皮肤或剃毛。

7. 正确放置电极位置,避免电极导联线与电源线打结,必要时用记号笔标明胸前导联电极位置。

8. 对肢残、肥胖患者及小儿患者应特别标明导联位置。

9. 夹子勿过紧或过松;导电糊应涂抹均匀,也可用盐水代替。

10. 记录心电图时,安装好电极后需待显示屏上基线平稳才开始记录心电图,尽量做到基线平稳,减少伪差。

11. 操作过程中注意保暖及患者隐私保护,可用屏风或床帘遮挡。

12. 记录心电图的客观描记,难以下结论时咨询医生。

13. 描述心电图时,应随时观察患者情况,一旦病情突变,应立即处理,在不影响治疗的前提下,尽可能描记一份完整的心电图,供抢救参考。

(二)宣教与告知

1. 检查前向患者说明检查的目的和方法。

2. 向患者及家属解释整个操作过程需要 30~60 秒,在操作过程中,希望家属不要与患者交流并避免使用手机。

3. 过程中嘱患者保持放松状态,避免交谈和躯体的移动,进行正常呼吸等。

4. 嘱患者操作过程中如有任何不适,应随时与护士沟通。

5. 心电图是辅助诊断治疗的一种方法,疾病的确诊需要结合其他的指标。

（三）操作并发症

心电图机使用技术常见并发症的预防及处理

常见并发症	临床表现	原因	预防及处理
机器故障	机器故障可表现为心电图机走纸失败，无心电波形输出显示与描记	1. 机器设备故障 2. 操作手法不当	1. 检查各导联与电极充分接触，导电糊涂抹均匀 2. 联系设备科维修
局部皮肤损伤	局部皮肤损伤可表现为皮肤破溃、青紫	1. 操作时间过长 2. 操作手法不当 3. 患者循环不良	1. 均匀涂抹导电糊 2. 夹子勿过紧 3. 熟练操作

四、操作技术操作考核评分标准

心电图机使用技术操作考核评分标准

项目	总分	技术操作要求	评分	扣分
操作前准备	5	1. 仪表整齐，洗手，戴口罩 2. 物品准备：心电图机 1 台、纱布数块、弯盘、导电糊、速干手消毒剂、执行单（必要时备屏风、备皮包）	物品漏一项或不符合要求扣 1 分；心电图机未处于完好备用状态全扣	
评估患者	10	1. 评估患者病情、意识状态、胸部皮肤情况 2. 对清醒患者告知目的、方法及注意事项 3. 评估患者周围环境、光照情况及有无电磁干扰	漏评估一项扣 2 分	

续表

项目	总分	技术操作要求	评分	扣分
操作步骤	10	1. 携用物至患者床旁，问候患者，核对床号、姓名、性别、住院号，必要时核对腕带；向患者解释操作目的及方法，取得合作 2. 病房环境整洁、舒适安全、光线明亮，无电磁干扰 3. 帮助患者取平卧位，安静休息 1～2 分钟	未核对患者或无效核对扣 2 分；环境不符合要求扣 2 分；体位不符合要求扣 1 分	
	8	4. 接通电源，打开心电图机，检查机器性能及导线连接是否紧密；校对标准电压与走纸速度（心电图机默认为走纸速度 25 mm/s，振幅 1 mV）	未开机检查仪器性能扣 2 分；未检查导线连接扣 2 分；未校对标准电压与走纸速度扣 2 分	
	4	5. 解开上衣，暴露胸部、手腕、脚踝处皮肤，去除手表等导电介质，如胸部毛发过多，予以剃除	皮肤暴露及准备不规范，影响操作，每部位扣 2 分；未去除导电介质扣 2 分	
	4	6. 用导电糊涂于局部皮肤	未涂抹导电糊全扣	
	20	7. 按照标准位置放置各个肢体导联并且紧密连接： 右手腕——红色，左手腕——黄色，左脚腕——绿色，右脚腕——黑色 8. 按照国际统一标准，准确安放胸导联电极 V_1 导联：胸电极安放在胸骨右缘第四肋间 V_2 导联：胸电极安放在胸骨左缘第四肋间 V_3 导联：胸电极安放在 V_2 与 V_4 连线的中点 V_4 导联：胸电极安放在左锁骨中线与第五肋间 V_5 导联：胸电极安放在左腋前线与第五肋间，平 V_4 V_6 导联：胸电极安放在左腋中线与第五肋间，平 V_4	导联安放位置错误全扣	

续表

项目	总分	技术操作要求	评分	扣分
	2	9. 检查安放位置是否有误	未再次确认导联位置扣2分	
	8	10. 指导患者平静呼吸、制动，再次确认导联无干扰，按动走纸键完成12个导联的心电图记录	未指导患者或指导不全扣2分；未再次确认导联无干扰扣2分	
	2	11. 在心电图单上标记患者的姓名、性别、年龄	未记录信息或记录不全扣2分	
	2	12. 取下胸部电极，撤肢体导联线	撤导联顺序错误扣2分	
	5	13. 擦净患者皮肤，协助取舒适卧位	未擦净皮肤扣2分；其余未做一项扣1分	
	5	14. 整理床单位及用物（切断心电图机电源，整理、妥善放置各种导线）	用物整理不规范一项扣1分	
操作后	5	1. 整理用物，清洁，心电图仪备用 2. 洗手，记录，签字	一项不符合要求扣1分	
评价	10	1. 操作动作迅速，手法熟练 2. 患者皮肤完整，无烧伤；床单位整洁 3. 操作时间5分钟	操作欠熟练扣2分；操作时间每延长30秒扣1分	
总分	100			

心电监护操作技术

心电监护是通过有线或无线装置将心电信号输入监视仪的示波装置连续显示心电波形，适用于存在或潜在生命体征不稳定的患者。

一、目的

通过心电监护仪器，持续观察患者生命体征，了解病情动态变化。

二、操作流程

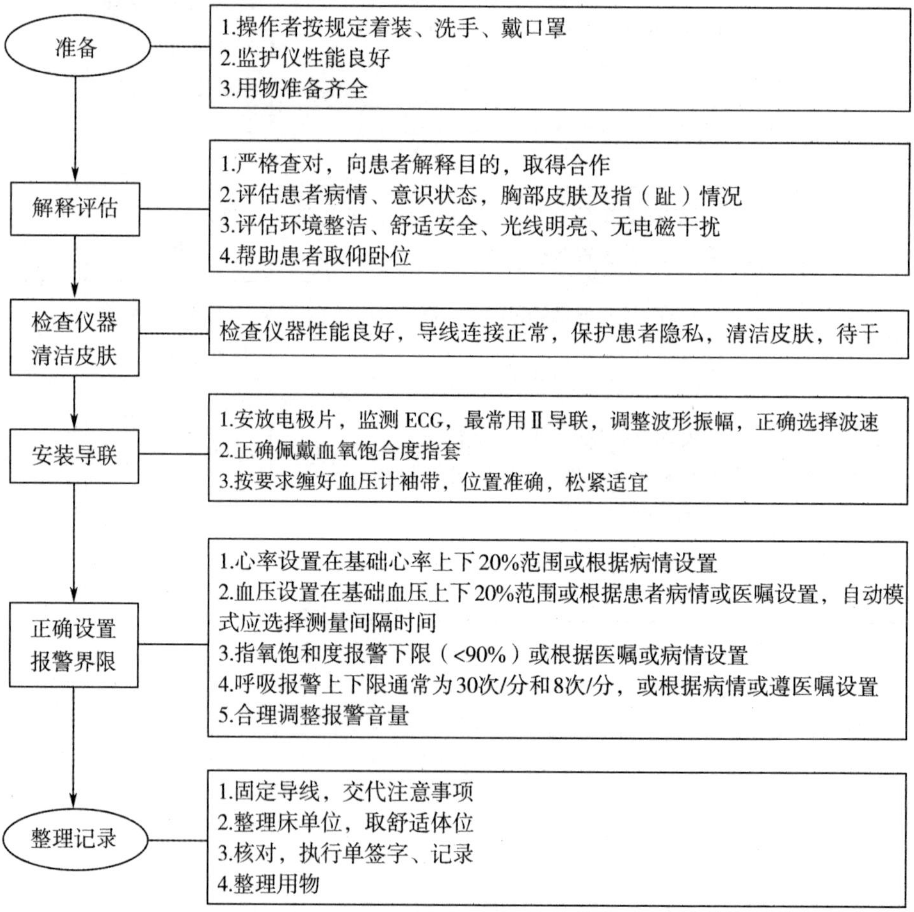

三、操作注意点与说明

(一)操作要点

1. 根据患者病情,协助患者取平卧位或者半卧位。

2. 密切观察心电图波形,及时处理干扰和电极脱落;带有起搏器患者要区别正常心律与起搏心律。

3. 每日定时回顾患者24小时心电监测情况,必要时记录。

4. 正确设定报警界限,不能关闭报警声音,血氧饱和度(SpO_2)监测报警低限设置为90%,发现异常及时通知医生。

5. 放置电极片时应避开伤口、瘢痕、中心静脉导管、起搏器及除颤时电极板的放置位置,定期观察粘贴电极片处的皮肤,定时更换电极片和粘贴位置。

6. 对躁动患者,应当固定好电极和导线,避免电极脱位以及导线打折缠绕。

7. 注意休克、体温过低、低血压或使用血管收缩药物、贫血、偏瘫、指甲过长、同侧手臂测量血压、周围环境光照太强、电磁干扰及涂抹指甲油等对监测结果的影响。

8. 注意更换传感器的位置,以免皮肤受损或血液循环受阻。

9. 怀疑一氧化碳(CO)中毒的患者不宜选用脉搏血氧监测仪。

10. 心电监护不具有诊断意义,如需更详细了解心电图变化,需做常规导联心电图。

11. 停机时,先向患者说明,取得合作后关机,断开电源。

(二)宣教与告知

1. 仪器报警时不要惊慌。

2. 心电图电极片可能会导致皮肤过敏,如有发痒发红,须告知医护人员。

3. 不要随意取下监测导线,以免造成监测中断。

(三)操作并发症

心电监护操作技术常见并发症的预防及处理

常见并发症	临床表现	原因	预防及处理
皮肤过敏	1. 监护电极纸粘贴部位出现发红、起水疱,甚至皮肤破损等 2. 清醒患者主诉局部皮肤瘙痒、疼痛或麻木感	1. 患者为过敏体质 2. 电极纸粘贴时间过长	1. 定期更换粘贴部位,清洁皮肤 2. 取电极时应小心谨慎,防止撕破皮肤 3. 有条件者可使用脱敏的监护电极纸 4. 出现皮肤过敏应更换粘贴部位,安抚患者,给予局部皮肤消毒 5. 如有较大的水疱,可用无菌小针头刺破抽液,无菌纱布覆盖换药,避免指甲抓破皮肤 6 观察局部皮肤情况并记录

续表

常见并发症	临床表现	原因	预防及处理
局部血液循环受阻	1. 局部皮肤肿胀、发绀或湿冷 2. 清醒患者主诉局部皮肤疼痛或麻木感	测量血压的袖带或夹血氧探头的部位长时间受压或松紧不当，导致局部血液循环受阻	1. 经常更换部位 2. 严密观察受压部位循环情况 3. 发现局部血液循环受阻，应更换监测部位，抬高患肢，安抚患者及家属，观察局部循环有无改善(如无改善，可局部行硫酸镁湿敷

四、操作技术操作考核评分标准

心电监护技术操作考核评分标准

项目	总分	技术操作要求	评分	扣分
操作前准备	10	1. 着装整齐，洗手，戴口罩 2. 用物：多功能生命体征监测仪 1 台、导联线以及血压袖带、氧饱和度指套、电极片 3～5 个、75%乙醇、纱布、弯盘及备皮用物、速干手消毒剂(必要时备屏风)	用物不全一项扣 2 分	
评估	10	1. 了解患者病情、意识状态、配合程度等 2. 评估环境整洁、舒适安全，光线明亮，无电磁干扰	漏评估一项扣 2 分	
操作步骤	2	1. 携用物至患者床旁，问候患者，核对床号、姓名、性别、住院号	未查对或无效核对扣 2 分	
	2	2. 向患者解释操作目的及方法，取得合作	未解释或解释不到位扣 2 分	
	6	3. 评估环境安全，协助患者取仰卧位，保护隐私	缺一项扣 2 分	
	5	4. 连接电源，打开监护仪开关，检查心电监护仪的性能及各导线连接是否正常，连接心电导联线与电极片	未检查心电监护仪性能扣 2 分；未检查导线连接扣 2 分	
	2	5. 暴露操作区域，清洁患者皮肤，待干	未清洁皮肤扣 2 分	
	5	6. 将电极片按要求贴于患者胸腹部正确的位置，注意避开伤口、除颤部位、做心电图部位、骨骼以及皮炎处	电极片安放位置不正确扣 5 分	

续表

项目	总分	技术操作要求	评分	扣分
	5	7.监测脉搏血氧饱和度：将血氧饱和度探头有光源一面置于患者的指(趾)甲背面或耳郭处，接触良好，松紧适宜	探头安放不正确扣2分	
	5	8.监测血压：血压计袖带按要求缠好，松紧适宜(容纳一指)，袖带内充气束中心恰好置于肱动脉部位	袖带安放位置不正确扣2分，过松或过紧扣2分	
	5	9.主屏操作：分别调节ECG、SpO_2、呼吸(R)、无创血压(NIBP)等参数	参数设置不正确一项扣2分	
	8	10.选择心电导联，保持监测波形清晰、无干扰，最常见的是Ⅱ导联；调整波形振幅；正确选择波速	一项不符合或漏操作扣2分	
	5	11.正确设置各报警界限，确保ECG、SpO_2、R、NIBP均处于报警(ALARM)、开(ON)状态，并调整报警音量	报警设置不合理扣2分；未调节报警音量扣2分	
	5	12.返回主屏界面，观察并记录血压(Bp)、心率(HR)、R、SpO_2	一项不符合扣2分	
	5	13.固定导线，整理床单位，向患者询问感受并告知注意事项	未告知患者注意事项扣5分；其余每项扣1分	
	5	14.整理、正确处理用物	缺一项扣2分	
	5	15.洗手，记录，签字	缺一项扣2分	
评价提问	10	1.操作轻柔、熟练，查对规范 2.与患者沟通有效，爱伤观念强 3.操作时间6分钟	操作不熟练扣5分；缺乏爱伤观念扣2分	
总分	100			

备注：

(1)五导电极片安放位置：LA、RA放在左、右锁骨中点外下方，LL、RL放在左、右腹部外侧，胸前电极V(中心导联)多选V_1(胸骨肋缘第四肋)～V_5的位置或根据心肌缺血部位选择。

(2)三导联电极片安放位置：RA放右锁骨中点外下方，LA放在左锁骨中点外下方，地线N放V_{5R}或V_{6R}位置(或LL的位置)。

(3)报警界限的设置要求：

①心电监测常规选择Ⅱ导联，并选择滤波模式，根据病情设置心率报警上下限(通常上限120次/分，下限50次/分)。

②选择SpO_2按钮显示SpO_2界面，设置SpO_2报警下限(<90%)，上限关闭。

③调节NIBP按钮显示NIBP界面，选择自动或手动测量模式，自动模式应选择测量间隔时间，根据病情设置收缩压、舒张压报警上下限。

④设置呼吸报警上下限通常为30次/分和8次/分。

轴线翻身操作技术

轴线翻身就是头肩部和腰、腿保持在一条线上翻身，同时同向翻动，不能有扭动。

一、目的

1. 协助颅骨牵引、脊椎损伤、脊椎手术、髋关节术后的患者在床上翻身。
2. 预防脊椎再损伤及关节脱位。
3. 预防压疮，增加患者舒适感。

二、操作流程

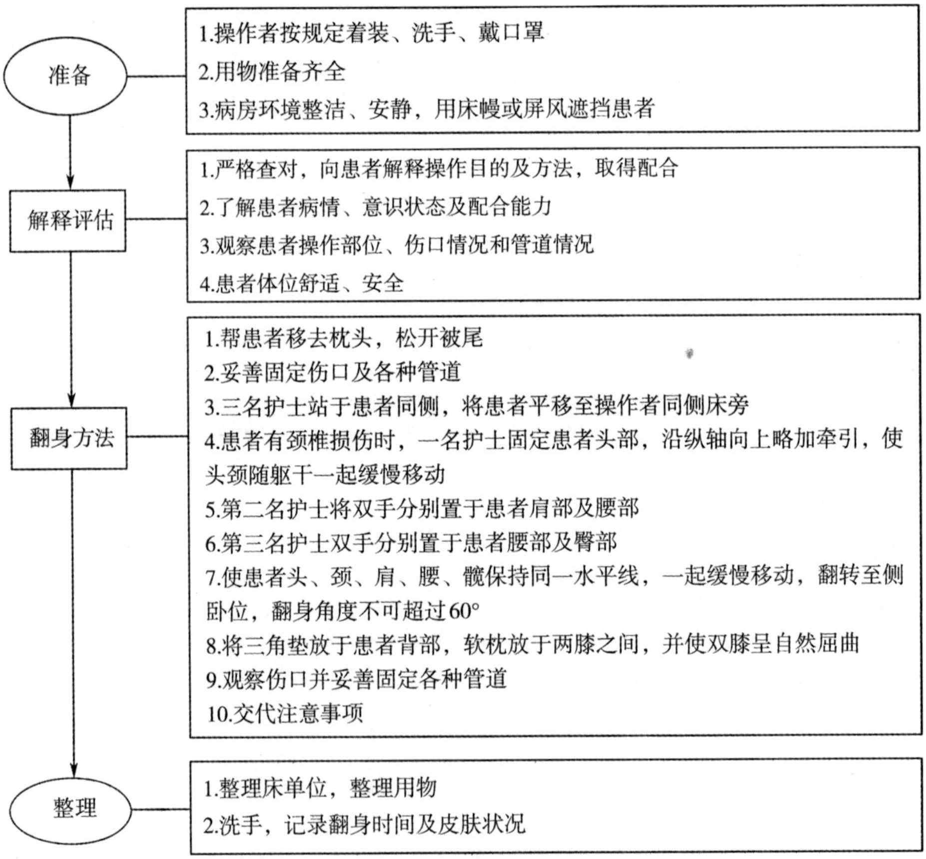

三、操作注意点与说明

(一)操作要点

1.翻转患者时,应注意保持脊椎平直,以维持脊柱的正确生理弯度,避免由于躯干扭曲,加重脊柱骨折、脊髓损伤和关节脱位。翻身角度不可超过60°,避免由于脊柱负重增大而引起关节突骨折。

2.患者有颈椎损伤时,勿扭曲或者旋转患者的头部,以免加重神经损伤引起呼吸肌麻痹而死亡。

3.颈椎或颅骨牵引患者,翻身时不能放松牵引;石膏固定和伤口较大的患者,翻身后应使用软垫支撑,防止局部受压。

4.翻身时注意为患者保暖并防止坠床。

5.准确记录翻身时间及皮肤状况。

(二)宣教与告知

1.向患者及家属解释翻身的目的、过程、方法及配合要点。

2.告知患者在翻身过程中,如感不适立刻向护士说明,防止发生意外。

四、操作技术操作考核评分标准

轴线翻身操作考核评分标准

项目		总分	技术操作要求	评分	扣分
仪表		5	仪表端庄,服装整洁,无长指甲,(手)无饰品	一项不符合要求扣2分	
评估患者		10	1.了解患者病情、意识状态及配合能力 2.观察患者损伤部位、伤口情况和管道情况	一项不符合要求扣2分	
操作前准备		5	1.洗手,戴口罩 2.用物:大单1个、软枕1个、三角垫1个、速干手消毒剂	一项不符合要求扣2分	
操作流程	安全与舒适	10	1.携用物至患者床旁,问候患者,核对床号、姓名、性别、住院号 2.向患者解释操作目的及方法,取得合作 3.病房环境整洁、安静;患者体位舒适、安全,用床幔或屏风遮挡	未反问式核对扣2分;未评估环境扣2分	

续表

项目		总分	技术操作要求	评分	扣分
操作流程	操作步骤	55	1. 帮患者移去枕头，松开被尾（适时给予鼓励） 2. 妥善固定伤口及各种管道 3. 三名护士站于患者同侧，将患者平移至操作者同侧床旁 4. 患者有颈椎损伤时，一名护士固定患者头部，沿纵轴向上略加牵引，使头颈随躯干一起缓慢移动 5. 第二名护士将双手分别置于患者肩部及腰部 6. 第三名护士将双手分别置于患者腰部及臀部 7. 使头、颈、肩、腰、髋保持同一水平线，一起缓慢移动，翻转至侧卧位，翻身角度不可超过 60°（患者无颈椎损伤时，可由两名护士完成轴线翻身），翻身过程中注意询问患者感受，保证安全 8. 将三角垫放于患者背部，软枕放于两膝之间，并使双膝呈自然屈曲状 9. 观察伤口并妥善固定各种管道，整理床单位，交代注意事项 10. 记录翻身时间及皮肤状况	固定位置错误扣 5 分；动作错误扣 5 分；手放置位置错误扣 5 分；未观察伤口扣 5 分；其他一项不符合要求扣 2 分	
操作后		5	1. 整理用物 2. 洗手，记录，签字	一项不符合要求扣 2 分	
评价提问		10	1. 操作准确、熟练，查对规范 2. 与患者沟通有效，爱伤观念强	一项不符合要求扣 2 分	
总分		100			

患者约束操作技术

约束带主要用于保护躁动的患者，限制身体或约束失控肢体活动，防止患者自伤或坠床。

一、目的

1. 对自伤、可能伤及他人以及躁动的患者，限制其身体或者肢体活动，确保患者安全，保证治疗、护理顺利进行。

2. 防止患儿过度活动，以利于诊疗操作顺利进行或者防止肢体损伤。

二、操作流程

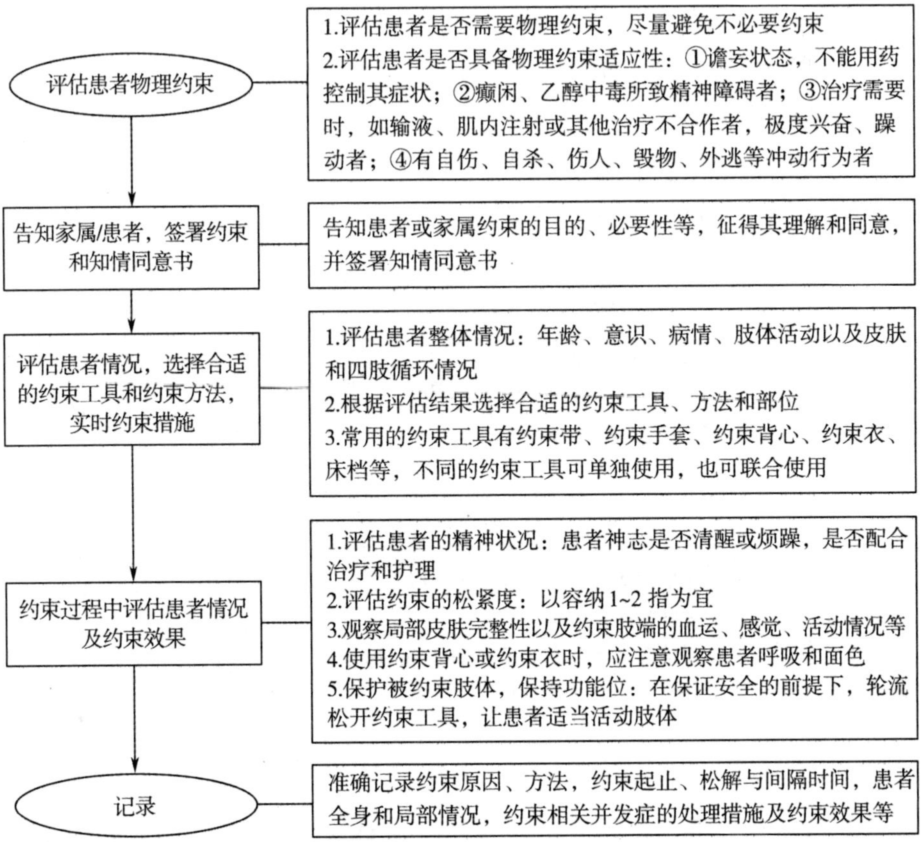

三、操作注意点及说明

1. 核对医嘱。

2. 核对床号、姓名、住院号(核对床头卡、手腕带),评估患者。

3. 洗手,戴口罩。检查制动用物完好,连接牢固。

4. 遵医嘱备齐用物,携至患者床旁,再次核对,松开床尾盖被。

5. 制动方法

(1)肢体制动法:暴露患者腕部或踝部,将约束带包裹腕部或踝部,扣上粘贴缠紧,系带系死结,绕手腕一周系死结,使之不松脱;将系带系于两侧床缘系死结,使系带不能前后滑动。

(2)肩部制动法:暴露患者双肩,使用肩部约束带置于患者双肩绕至床头栏板后系紧,将双侧肩带在胸前系带固定。

6. 将患者肢体处于功能位,约束带松紧适宜,以能伸进 1～2 指为原则。

7. 密切观察制动部位的皮肤情况。

8. 酌情垫防压器具。

9. 整理床单位,行相关知识宣教。

10. 处理用物。

11. 洗手,取下口罩,做好记录。

四、操作技术操作考核评分标准

患者约束法操作考核评分标准

项目	总分	技术操作要求	评分	扣分
操作前准备	10	1. 洗手,戴口罩;仪表端庄,服装整洁,无长指甲,(手)无饰品 2. 用物:约束带、大单、记录单、速干手消毒剂	一项不符合要求扣 1 分	
评估	10	1. 评估患者意识、肢体活动度以及约束部位的皮肤情况 2. 评估需要使用保护具的种类和时间	一项不符合要求扣 2 分	

续表

项目	总分	技术操作要求	评分	扣分
操作步骤	10	1. 携用物至患者床旁，问候患者，核对床号、姓名、性别、住院号 2. 向患者和家属解释操作目的，取得配合；签署约束带使用告知书 3. 安全与舒适：病房环境舒适，患者安全、舒适	未核对扣3分；未核对床号、姓名、性别、住院号各扣1分；其余一项不符合要求各扣1分	
	55	1. 肢体约束法 (1)暴露患者腕部或者踝部(适时给予鼓励) (2)取约束带海绵处固定于约束部位，松紧能容1～2指为宜 (3)将保护带系于两侧床缘，注意活动范围适中 (4)每15分钟观察一次肢体的末梢循环情况，约2小时解开约束带放松一次，协助翻身 (5)记录约束时间、部位、皮肤情况、约束带种类 (6)为患者盖好棉被，整理床单位，交代注意事项 2. 肩部约束法 (1)暴露患者双肩(适时给予鼓励) (2)将约束带海绵处置于患者胸部 (3)将保护带系于两侧床缘，注意活动范围适中 (4)记录约束时间、部位、皮肤情况、约束带种类 (5)为患者盖好棉被，整理床单位，交代注意事项 3. 全身约束法(多用于患儿) (1)将大单折成自患者肩部至踝部的长度，将患儿放于中间(适时给予鼓励) (2)用靠近护士一侧的大单紧紧包裹同侧患儿的手足至对侧，自患儿腋窝下掖于身下 (3)将大单的另一侧包裹手臂及身体，紧掖于靠护士一侧身下 (4)如患儿活动剧烈，可用绷带系好，约束过程中注意询问患儿感受，每15分钟观察一次肢体的末梢循环情况，约2小时解开约束带放松一次，协助翻身 (5)记录约束时间、部位、皮肤情况、约束带种类 (6)交代注意事项，整理床单位	未解释扣3分；操作方法不规范扣5分；约束带固定时，系带过松扣2分；约束带固定时，系带过紧影响血液循环一侧扣3分；松解约束器具后，未观察局部皮肤情况扣10分；其余一项不符合要求扣1分	
	5	1. 整理、正确处理用物 2. 洗手，记录，签字	一项不符合要求扣2分	

续表

项目	总分	技术操作要求	评分	扣分
评价提问	10	1. 爱伤观念强，约束有效 2. 与患者沟通有效 3. 操作时间 6 分钟	一项不符合要求扣 2 分	
总分	100			

患者搬运操作技术

在患者入院、接受检查或治疗、出院时，凡不能自行移动的患者均需护士根据患者病情选用不同的搬运方法移动患者。在搬运过程中，护士应将人体力学原理正确地运用于操作中，以避免发生损伤，减轻双方疲劳及患者痛苦，提高工作效率，并保证患者安全与舒适。

一、目的

协助不能起床的患者做各种特殊检查、治疗、手术或转运。

二、操作流程

准备	1.操作者按规定着装、洗手、戴口罩 2.用物准备齐全 3.病房环境宽敞、安全
解释评估	1.严格查对，向患者解释操作目的及方法，取得合作 2.了解病情、生命体征、意识状态、肢体肌力及配合能力 3.有无约束及各种管道情况 4.患者体位舒适、安全 5.平车性能良好
一人搬运法	1.推平车至患者床尾，将平车头端与床尾呈钝角，固定平车 2.松开盖被，协助患者穿衣，将盖被平铺于平车上 3.协助患者移至床边 4.协助患者屈膝，一臂自患者肢下伸至肩部外侧，一臂伸入患者大腿下，将患者双臂交叉于搬运者颈后，托起患者移步转身，将患者轻放于平车上 5.协助患者取舒适卧位，盖好被单，拉起护栏，交代注意事项 6.打开刹车，安全转运患者
二人搬运法	1.平车推至与床平行，松开盖被，协助患者穿衣，将盖被平铺于平车上 2.两人站于病床同侧，将患者移至床边 3.一名护士一手托住患者颈肩部，另一手托住腹部，另一名护士一手托住患者臀部，另一手托住患者腋窝处使患者身体稍向护士倾斜 4.两名护士同时合力抬起患者，移步转向平车，将患者轻放于平车上 5.协助患者取舒适卧位，盖好被单，拉起护栏，交代注意事项 6.打开刹车，安全转运患者
三人搬运法	1.平车推至与床平行，松开盖被，协助患者穿衣，将盖被平铺于平车上 2.三人站于病床同侧，将患者移至床边 3.一名护士一手托住患者头部，另一手托住肩胛部，另一名护士一手托住患者背部，另一手托住臀部，第三名护士一手托住患者腋窝，另一手托住小腿部 4.由一人发令，三人同时抬起，同时移步转向平车，将患者轻放于平车上 5.协助患者取舒适卧位，为患者盖好被单，拉起护栏，交代注意事项 6.打开刹车，安全转运患者
四人搬运法	1.平车推至与床平行，将盖被松开，协助患者穿衣，将盖被平铺于平车上 2.在患者腰臀下铺中单，将患者双手置于胸前 3.一名护士站于床头，托住患者头及颈肩部；第二名护士站于床尾，托住患者双腿；另两名护士分别站于床及平车两侧，紧握中单四角 4.四人合力同时抬起患者，轻放于平车上，搬运过程中注意询问患者感受 5.协助患者取舒适卧位，为患者盖好被单，拉上护栏，交代注意事项 6.打开刹车，安全转运患者
整理	1.整理用物 2.洗手，记录

三、操作注意点与说明

(一)操作要点

1. 使用前应先检查平车,保证完好无损方可使用;轮椅、平车放置位置合理,移动前应先固定;搬运患者时动作轻稳,协调一致,确保患者安全、舒适。

2. 尽量使患者靠近搬运者,以达到节力。

3. 将患者头部置于平车的大轮端,以减轻颠簸与不适。

4. 推车时车速适宜。护士站于患者头侧,以观察病情。下坡时应使患者头部在高处一端。

5. 对骨折患者,应在平车上垫木板,并固定好骨折部位再搬运。

6. 搬运过程中,妥善安置各种管路,避免牵拉。

(二)宣教与告知

1. 向患者及家属解释搬运的过程、配合方法及注意事项。

2. 告知患者在搬运过程中,如感不适立刻向护士说明,防止发生意外。

四、操作技术操作考核评分标准

患者搬运法操作考核评分标准

项目		总分	技术操作要求	评分	扣分
仪表		5	仪表端庄,服装整洁,无长指甲,(手)无饰品	一项不符合要求扣2分	
评估患者		10	1. 了解病情、生命体征、意识状态、肢体肌力及配合能力 2. 了解有无约束及各种管道情况	一项不符合要求扣2分	
操作前准备		5	1. 洗手,戴口罩 2. 用物准备:平车、被单	一项不符合要求扣2分	
操作流程	安全与舒适	10	1. 备齐用物至床旁,问候患者,查对床号、姓名、性别、住院号 2. 向患者解释操作目的,取得配合 3. 安全与舒适:患者体位舒适、安全,平车性能良好	未反问式核对扣2分;未评估环境扣2分	

续表

项目		总分	技术操作要求	评分	扣分
操作流程	操作步骤	55	1.一人搬运法适用于儿科患者或体重较轻的患者 (1)推平车至患者床尾,将平车头端与床尾成钝角,固定平车 (2)松开盖被,协助患者穿衣,将盖被平铺于平车上 (3)协助患者移至床边(适时给予鼓励) (4)协助患者屈膝,一臂自患者腋下伸至肩部外侧,一臂伸入患者大腿下;将患者双臂交叉于搬运者颈后,托起患者移步转身,将患者轻放于平车上,搬运过程中注意询问患者感受 (5)协助患者取舒适卧位,指导患者双上肢置于胸前,盖好被单,拉起护栏,交代注意事项 (6)打开刹车,安全转运患者 2.二人搬运法适用于不能自行活动或体重较重者 (1)平车推至与床平行,松开盖被,协助患者穿衣,将盖被平铺于平车上 (2)两人站于病床同侧,将患者移至床边(适时给予鼓励) (3)一名护士一手托住患者颈肩部,另一手托住腰部 (4)另一名护士一手托住患者臀部,另一手托住患者腘窝处使患者身体稍向护士倾斜 (5)两名护士同时合力抬起患者,移步转向平车,将患者轻放于平车上;搬运过程中注意询问患者感受,保证安全 (6)协助患者取舒适卧位,将患者双上肢置于胸前,盖好被单,拉起护栏,交代注意事项 (7)打开刹车,安全转运患者 3.三人搬运法适用于不能自行活动或体重较重者 (1)平车推至与床平行,松开盖被,协助患者穿衣,将盖被平铺于平车上 (2)三人站于病床同侧,将患者移至床边(适时给予鼓励) (3)一名护士一手托住患者头部,另一手托住肩胛部		

续表

项目		总分	技术操作要求	评分	扣分
操作流程	操作步骤		(4)另一名护士一手拖住患者背部,另一手托住臀部 (5)第三名护士一手托住患者腘窝,另一手托住小腿部 (6)由一人发令,三人同时抬起,使患者身体稍向护士倾斜,同时移步转向平车,将患者轻放于平车上;搬运过程中注意询问患者感受 (7)协助患者取舒适卧位,将患者双上肢置于胸前,为患者盖好被单,拉起护栏,交代注意事项 (8)打开刹车,安全转运患者 4.四人搬运法适用于病情危重或颈腰椎骨折患者 (1)平车推至与床平行,将盖被松开,协助患者穿衣(适时给予鼓励) (2)将盖被平铺于平车上 (3)在患者腰臀下铺中单,将患者双手置于胸前 (4)一名护士站于床头,托住患者头及颈肩部 (5)第二名护士站于床尾,托住患者双腿 (6)另两名护士分别站于床及平车两侧,紧握中单四角 (7)四人合力同时抬起患者,轻放于平车上;搬运过程中注意询问患者感受 (8)协助患者取舒适卧位,将患者双上肢置于胸前,为患者盖好被单,拉上护栏,交代注意事项 (9)打开刹车,安全转运患者	搬运顺序颠倒扣5分;未拉起护栏扣5分;双手放置位置不正确扣5分;其余每项不符合要求各扣2分	
操作后		5	1.整理、正确处理用物 2.洗手,记录,签字	一项不符合要求扣2分	
评估提问		10	1.爱伤观念强,约束有效 2.与患者沟通有效 3.操作时间6分钟	一项不符合要求扣2分	
总分		100			

第二篇

常用急救技术及仪器操作篇

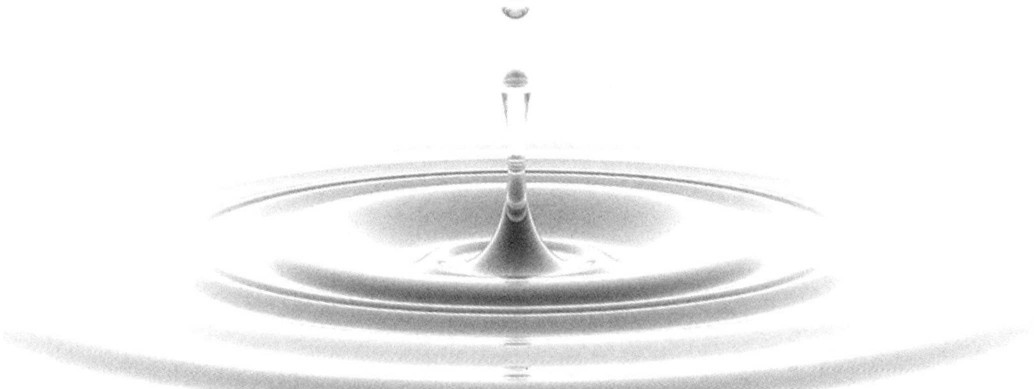

单人心肺复苏操作技术

心肺复苏(cardiopulmonary resuscitation，CPR)是对由于外伤、疾病、中毒、意外、低温、淹溺和电击等各种原因，导致呼吸停止、心跳停搏，必须紧急采取重建和促进心脏、呼吸有效功能恢复的一系列措施。

一、目的

1. 建立患者的循环、呼吸功能。
2. 保证重要脏器的血液供应，尽快促进心跳、呼吸功能的恢复。

二、操作流程

步骤	内容
准备	1.操作者反应迅速、敏捷 2.用物准备齐全
评估	1.评估环境：确保现场安全。 2.判断患者反应：轻拍患者肩部，大声呼叫患者“你还好吗？”，确认意识丧失 3.判断呼吸及颈动脉搏动（同时进行）：注视或观测胸部运动，检查呼吸是否缺失或异常；使用近侧2个或3个手指找到气管，将手指滑到气管和颈侧肌肉之间的沟内，感触脉搏；同时判断5~10秒 4.如果患者无反应、无呼吸或呼吸不正常（仅喘息），没有明确感受到脉搏，立即启动应急反应系统并获取AED/除颤仪 5.记录抢救开始时间
胸外按压	1.抢救者位于患者一侧 2.去枕，确保患者仰卧在坚固、平坦的平面上 3.解开患者衣服，暴露胸部 4.定位：将一只手的掌根放在患者胸骨下半部上，另一只手的掌根置于第一只手上，双手掌根重叠，手指不触及胸壁。手臂与胸骨垂直，使肩、肘、腕关节成一直线 5.深度：两肘伸直，快速、用力按压，按压深度至少5 cm，但应避免超过6 cm 6.回弹：每次按压后确保胸壁完全回弹，但手掌不离开胸壁 7.频率：按压与放松比例1：1，以100~120次/分的平稳方式按压，不因任何原因停止按压10秒以上（30次/15~18秒） 8.复苏方法：胸外按压与人工呼吸比例为按压：通气=30：2 9.在按压过程中始终观察患者的面色，按压一个循环后，开放气道
开放气道	1.检查并取下活动义齿 2.将患者头偏向一侧，用纱布裹以救护者右手食指，或食指、中指，清除口鼻腔分泌物 3.将头部置于中立位。开放气道：仰头提颏法或推举下颌法（怀疑颈椎损伤时）
人工呼吸	1.使用口对口人工呼吸法/口对面罩人工呼吸法对患者吹气，使胸部隆起，吹气同时观察胸部有无起伏。每次吹气时间1秒 2.吹气完毕，使胸廓自行回缩将气体排出 3.连续吹气2次
再评估	1.反复5个循环后再次同时判断呼吸、颈动脉搏动5~10秒。如呼吸、颈动脉搏动恢复，口述：复苏成功，记录时间。（计时结束）如未恢复，继续以上5个循环后再判断（返回胸外按压） 2.观察并口述：瞳孔缩小、角膜湿润；口唇、面色、皮肤、甲床色泽转红润；测上肢收缩压在60 mmHg以上；进行进一步生命支持
整理	1.给予垫枕，整理衣裤，取合适卧位 2.整理用物 3.洗手、记录

三、操作注意点与说明

(一)操作要点

1. 确保现场对施救者和患者均是安全的。

2. 按压部位要准确,用力合适,以防胸骨、肋骨压折。严禁按压胸骨角、剑突下及左右胸部。按压力度要适度,过轻达不到效果,过重易造成肋骨骨折、血气胸,甚至肝脾破裂等。

3. 按压深度为成人 5～6 cm,婴儿 4 cm,儿童和婴儿至少为胸部前后径的1/3,并保证每次按压后胸廓充分回弹。姿势要正确,两肘关节固定不动,双肩位于双手的正上方。胸外按压间隙避免倚靠在患者身上,但手掌不离开胸壁。

4. 胸外按压时要确保足够的频率及深度,尽可能不中断胸外按压,如需安插人工气道或除颤,中断不超过 10 秒。

5. 按压的频率为 100～120 次/分,人工呼吸 10～12 次/分。

6. 怀疑头颈部损伤患者,禁用仰头提颏法开放气道;开放气道时,手指不要压向颏下软组织处,以免阻塞气道。

7. 吹气不宜过大,以免引起胃部胀气;每次吹气时间应大于 1 秒,但不超过 2 秒。

(二)宣教与告知

告知患者家属配合急救人员,远离抢救区域,可有利于给患者实施抢救措施。

(三)操作并发症

单人心肺复苏操作技术常见并发症的预防及处理

常见并发症	临床表现	原因	预防及处理
肋骨骨折	1. 局部疼痛,呼吸幅度受限,多根肋骨骨折时出现连枷胸、反常呼吸及运动纵隔摆动,按压胸骨或肋骨的非骨折部位(胸廓挤压试验)而出现骨折处疼痛(间接压痛)或听到骨擦音、骨摩擦感和肋骨异常幅度 2. X 线胸片上大都能够显示肋骨骨折	1. 胸外心脏按压时,用力过大或用力不当 2. 患者本身年龄较大,骨质疏松,肋骨弹性减弱。胸外心脏按压时,胸部受到前后挤压,使腋中线附近非受力部位的肋骨向外过度弯曲而发生折断	1. 行胸外心脏按压时,按压应平稳、有规律地不间断地进行,不要左右摆动;不能冲击式猛压 2. 单处肋骨骨折的治疗原则是止痛、固定和预防肺部感染 3. 对于多根多处肋骨骨折(连枷胸)的处理,除了上述原则以外,尤其注意尽快消除反常呼吸运动,保持呼吸道通畅和充分供氧,纠正呼吸与循环功能紊乱和防治休克 4. 对需行开胸手术的患者,可同时对肋骨骨折进行不锈钢丝捆扎和缝扎固定或做骨髓内固定 5. 对于伴有严重肺挫伤并发急性呼吸衰竭的患者,及时进行气管内插管或气管切开后应用呼吸机治疗

续表

常见并发症	临床表现	原因	预防及处理
损伤性血胸、气胸	1. 伤侧肺部分萎陷，呼吸困难，伴有血胸时出血量超过500 mL可表现为失血性休克及呼吸循环功能紊乱的症状，如面色苍白、口渴、血压下降、脉搏细速、呼吸急促、发绀、贫血等 2. X线片检查可见伤侧胸膜腔积液阴影及液平面，纵隔向健侧移位 3. 化验检查见血红蛋白、红细胞计数及压积降低	胸外心脏按压时，用力过大过猛或用力不当，导致肋骨骨折。骨折端刺破胸膜腔，形成气胸；刺破胸部血管，引起血胸	1. 若为闭合性气胸：气体量小时无须特殊处理，气体可在2～3周内自行吸收；气体量较多时可每日或隔日行胸腔穿刺排气一次，每次抽气量不超过1 L，直至肺大部分复张，余下的气体可自行吸收 2. 若为张力性气胸，可安装胸腔闭式引流装置将气体持续引出；如果针尖在深部改变方向使破口扩大，再加上正压机械通气，气胸会急剧加重形成张力性气胸，这时应早行剖胸探查，处理肺部破裂口 3. 吸氧，必要时行机械辅助通气。但需注意，气胸患者行机械通气时必须常规进行闭式胸腔引流 4. 血气胸患者若继续出血不止，除抽气排液和适当的输血外，应考虑开胸结扎出血的血管 5. 在进行上述处理的同时，应用抗生素防治感染
心脏创伤	心脏轻度挫伤可不出现临床症状。少数伤员诉心前区痛，心电图检查可无异常征象	胸外心脏按压时，前下胸壁直接受压力撞击，可在心脏接受压力的部位或其对侧产生创伤，一般伤情较轻，多为心脏挫伤	1. 患者需卧床休息，做心电监护 2. 给予相应的抗心律失常药物治疗，纠正低血钾 3. 对有充血性心力衰竭或心房颤动且心室率快的患者，给予洋地黄类药物

续表

常见并发症	临床表现	原因	预防及处理
胃、肝、脾破裂	1. 胃破裂临床表现以腹膜炎为主，伤后有恶心、呕吐，伴持续性剧烈腹痛和明显腹膜刺激征，肝浊音界缩小，肠鸣音减弱或消失，稍后可有体温升高、脉率快、呼吸深快、血压下降等。透视可发现膈下游离气体。腹腔穿刺可抽得混浊的液体 2. 肝、脾破裂的临床表现以腹腔内出血症状为主。患者面色苍白、出冷汗、脉搏细弱、血压下降，有时可有明显腹胀和移动性浊音。肝破裂伴有多量胆汁外溢。腹腔穿刺抽出不凝固血液	通常是胸外心脏按压时，按压位置过低，用力过重所致	1. 严密观察病情，定时监测体温、脉搏、呼吸、血压，注意有无面色苍白、出冷汗、四肢发凉等休克症状，并了解腹痛、腹胀、呕吐以及腹部体征的变化 2. 对疑有内脏破裂者，应禁食。禁食期间需输液维持水、电解质平衡及热量供应，并记录出入液体量。在未确定诊断前，禁用吗啡类药物，以免掩盖病情，延误诊断 3. 发生胃破裂者，可行裂孔修补术或胃部分切除术 4. 肝脾破裂的处理原则是彻底清创，确切止血，通畅引流。根据肝脾破裂范围，可采用缝合结扎或手术切除等处理方法
栓塞	潜伏期 12～36 小时，或更长。在潜伏期内患者可无症状，以后突然出现呼吸困难、心动过速、发热、发绀、烦躁不安、易激动、谵妄，继之昏迷	胸外心脏挤压发生肋软骨分离和肋骨骨折时，骨髓内脂肪滴可进入体循环血管导致栓塞	1. 按压力量恰当，防止发生肋骨骨折 2. 发生栓塞后，最重要的是吸氧，一般吸氧浓度达 50%以上。必要时做气管插管，并用呼气末正压呼吸 3. 应用肾上腺皮质激素抗炎，防止低氧血症、凝血机制异常及血小板下降 4. 必要时进行抗凝治疗

四、操作技术操作考核评分标准

单人心肺复苏操作考核评分标准

项目	总分	技术操作要求	评分	扣分
操作前准备	5	1. 反应迅速、敏捷 2. 用物准备：胸外按压板、纱布 2 块、通气面罩、弯盘、血压计、听诊器、手电筒、速干手消毒剂、护理记录单。必要时备：除颤器、氧气装置、呼吸气囊	用物少一项扣 1 分；一项不符合要求扣 1 分	
评估患者	2	1. 评估环境：确保现场安全（计时开始）	未评估环境扣 2 分	
	3	2. 判断患者反应：轻拍患者肩部，大声呼叫患者“你还好吗?”，确认意识丧失	未评估意识或判断方法错误扣 2 分	
	4	3. 判断呼吸及颈动脉搏动（同时进行）：注视或观测胸部运动，检查呼吸是否缺失或异常；使用近侧 2 个或 3 个手指找到气管，将手指滑到气管和颈侧肌肉之间的沟内，感触脉搏；同时判断 5～10 秒。	未判断颈动脉搏动或判断方法错误扣 2 分；未观察呼吸或观察方法错误扣 2 分	
	4	4. 如果患者无反应、无呼吸或呼吸不正常（仅喘息），没有明确感受到脉搏，立即启动应急反应系统并获取除颤仪	未启动应急反应系统或未获取除颤仪扣 2 分	
	2	5. 记录开始抢救时间	未记录时间一次扣 2 分	

续表

项目		总分	技术操作要求	评分	扣分
操作步骤	胸外按压	3	1.患者去枕仰卧在坚固、平坦的平面上	未去枕扣1分;未仰卧于坚固的平面上扣2分	
		3	2.解开患者衣领、腰带,暴露胸部。施救者紧靠患者一侧,跪式或站式,外侧腿平患者肩部	未暴露胸部或暴露不充分扣1分	
		5	3.确定按压部位与手法:胸骨正中两乳头连线水平(胸骨下1/2处),或术者以中指沿一侧肋弓下缘向内上滑行到双侧肋弓的汇合点,中指定位于此处,食指紧贴,将一只手的掌根放于定位处,另一只手的掌根置于第一只手上,双手掌根重叠,手指不触及胸壁	按压部位不准确每循环扣2分	
		10	4.按压幅度:术者上半身前倾,腕、肘、肩关节伸直,以髋关节为轴,手臂与胸骨水平垂直,利用上身重量和肩臂部肌肉力量垂直向下按压,成人使胸骨下陷至少5 cm,但应避免超过6 cm(儿童大约5 cm,婴儿大约4 cm),迅速放松使胸骨复原。每次按压后确保胸壁充分回弹,反复进行,手掌根部不能离开胸壁定位点	肘未伸直每循环扣2分;手臂与胸骨水平未垂直每循环扣2分;按压深度不足每次扣0.1分;按压过度每次扣0.1分;回弹不足每次扣0.1分;手掌离开按压部位每循环扣2分	
		10	5.按压与放松比例是1∶1,按压频率100～120次/分,不因任何原因停止按压10秒以上(30次/15～18秒);按压过程中始终观察患者的面色;按压一个循环后(15～18秒),开放气道	未观察面色每循环扣1分;按压频率错误每循环扣2分	

续表

项目		总分	技术操作要求	评分	扣分
操作步骤	开放气道	4	1. 将患者头偏向一侧，取下活动义齿，用纱布裹以救护者右手食指，或食指、中指，清除口鼻腔分泌物	头未偏向一侧扣1分；未检查口腔扣1分；未清除口鼻腔分泌物或清除手法不规范扣1分	
		1	2. 将患者头部置于中立位	头未处于中立位扣1分	
		10	3. 开放气道： 方法一：仰头提颏法 将一手置于患者前额，然后用手掌推动，使其头部后仰；另一只手的手指置于颏骨附近的下颌下方，提起下颌，使颏骨上抬 方法二：推举下颌法（怀疑脊椎损伤时） 将双手分别置于患者头部两侧，将双肘置于患者仰卧的平面上；将手指置于患者的下颌角下方并用双手提起下颌，使下颌前移 如果双唇紧闭，用拇指推开下唇，使嘴张开	开放气道方式选择错误扣5分；开放气道手法不正确扣5分	
	人工呼吸	10	方法一：口对面罩人工呼吸法 1. 以患者鼻梁作参照，把面罩放于患者面部 2. 用靠近患者头顶的手，将拇指和食指放在面罩的边缘，将另一只手的拇指放在面罩下缘，用力按住面罩的边缘，使面罩密封于面部，其余手指放在下颌骨缘，进行提颏，开放气道 3. 口对防护面罩吹气，使胸部隆起，吹气同时观察胸部有无起伏	使用面罩手法不正确扣2分；通气无效扣3分；吹气不足或过量扣2分；吹气后未观察胸廓起伏每次扣1分	
			方法二：口对口人工呼吸法 1. 在患者口鼻盖一单层纱布或隔离膜 2. 抢救者用保持患者头后仰的拇指和食指捏住患者鼻孔，双唇包住患者口部（不留空隙），吹气，同时观察胸部有无起伏 3. 吹气毕，松开捏鼻孔的手，使患者借助肺和胸廓的自行回缩将气体排出	吹气时未捏住鼻孔扣2分；通气无效扣3分；吹气不足或过量扣2分；吹气后未观察胸廓起伏每次扣1分；吹气毕未松开鼻孔扣2分	
		2	4. 每次吹气时间1秒	吹气时间不足或过长每次扣1分	
		2	5. 吹气完毕，操作者头稍抬起，侧转换气同时注意观察胸部复原情况	吹气后未观察胸廓复原情况每次扣1分	
		3	6. 连续吹气2次	吹气次数不足或过量扣2分	

续表

项目		总分	技术操作要求	评分	扣分
操作步骤	再评估	5	1. 反复5个循环后再次同时判断呼吸、颈动脉搏动5～10秒。如呼吸、颈动脉搏动恢复,口述“复苏成功”,记录时间(计时结束)。如未恢复,继续以上5个循环后再判断	少做1个循环扣5分;颈动脉位置不正确扣1分;判断时间不正确扣1分;未记录抢救成功时间扣1分	
		5	2. 观察并口述:瞳孔缩小,角膜湿润;口唇、面色、甲床色泽转红润;测上肢收缩压在60 mmHg以上,进行进一步生命支持	观察瞳孔不规范扣1分;观察甲床不规范扣1分;其余一项不符合要求扣1分	
整理用物		2	整理用物,洗手,补记抢救记录	一项不符合要求扣1分	
评价提问		5	1. 动作迅速,急救意识强 2. 抢救有效,操作熟练,爱伤观念强 3. 时间:5分钟(5个循环)	无急救意识扣2分;缺乏爱伤观念扣2分	
总分		100			

双人心肺复苏操作技术

心肺复苏(cardio pulmonary resuscitation，CPR)是对由于外伤、疾病、中毒、意外、低温、淹溺和电击等各种原因，导致呼吸停止、心跳停搏，必须紧急采取重建和促进心脏、呼吸有效功能恢复的一系列措施。

一、目的

1. 恢复猝死患者的自主循环、自主呼吸和意识，抢救发生突然、意外死亡的患者。
2. 建立患者的循环、呼吸功能。
3. 保证重要脏器的血液供应，尽快促进心跳、呼吸功能的恢复。

二、操作流程

准备	1.操作者仪表规范，反应迅速敏捷 2.用物准备齐全
评估	A护士: 1.评估环境：确保现场安全。 2.判断患者意识：轻拍患者肩部，大声呼叫“你还好吗？”，确定意识丧失 3.判断呼吸及颈动脉搏动（同时进行）：注视或观测胸部运动，检查呼吸是否缺失或异常；使用近侧2个或3个手指找到气管，将手指滑到气管和颈侧肌肉之间的沟内，感触脉搏；同时判断5~10秒 4.如果患者无反应、无呼吸或呼吸不正常（仅喘息），没有明确感受到脉搏，立即启动应急反应系统并获取AED/除颤仪 5.记录开始抢救时间（B护士迅速携用物至患者床旁）
胸外按压	1.A护士将床放平，患者去枕仰卧于硬板床上，如为软床应在患者胸背部垫一硬板或仰卧于地面上，放下床档 2.B护士卸床头，必要时协助A护士垫硬板 3.B护士连接氧源与简易呼吸器，调节氧流量8~10 L/min 4.A护士立即松解患者衣领、腰带；紧靠患者一侧，跪式或站式，外侧腿平患者肩 5.A护士确定按压部位与手法：胸骨正中两乳头连线水平，将一只手的掌根放在定位处；另一只手的掌置于第一只手上，双手掌根重叠，手指不触及胸壁 6.手臂与胸骨垂直，使肩、肘、腕关节成一直线，两肘伸值，快速、用力按压，按压深度至少5 cm，但应避免超过6 cm，每次按压后确保胸壁完全回弹，手掌根部不能离开胸壁定位点 7.按压与放松的比例是1：1，按压频率100~120次/分；在按压过程中始终观察患者的面色；按压一个循环后（15~18秒），开放气道
开放气道	A护士： 1.将患者头偏向一侧，弯盘置于口角旁，检查并取下假牙；清除口、鼻腔分泌物 2.开放气道：用仰头提颏法开放患者的气道，术者用一手的小鱼际（手掌外侧缘）部位置于患者的前额用力后推，另一手食指、中指置于下颏将下颌骨上提，使下颌角与耳垂的连线与地面垂直
人工呼吸	1.B护士：一手“EC”手法固定面罩，另一手挤压气囊，每次送气400~600 mL，频率10~12次/分，观察患者胸廓起伏情况，连续通气2次 2.A护士继续胸外心脏按压，与B护士人工通气按30：2交替进行 3.心肺复苏过程中发现患者监护示室颤波，A护士准备除颤，B护士继续人工呼吸
再评估	1.A护士： 判断颈动脉搏动及人工呼吸5~10秒，如已恢复，心电示波恢复窦律，记录时间，擦净患者身上导电糊，检查皮肤有无红肿、灼伤，判断患者意识，评估生命体征，整理患者，撤木板，如患者仍未清醒，头偏向一侧，清醒患者做好心理安慰（口述） 2.B护士： （1）遵医嘱给予氧疗，安装床头，拉起床档 （2）如未恢复颈动脉搏动和自主呼吸，继续上述5个循环的CPR后再次判断，直至高级生命支持人员及仪器设备的到达 （3）B护士遵医嘱给予鼻导管吸氧，安装床头，拉起床档，整理床单位
整理	1.安抚患者，整理床单位 2.整理用物，洗手，补记抢救记录

三、操作注意点与说明

(一)操作要点

1. 确保现场对施救者和患者均是安全的。

2. 按压部位要准确,用力合适,以防胸骨、肋骨压折。严禁按压胸骨角、剑突下及左右胸部。按压力度要适度,过轻达不到效果,过重易造成肋骨骨折、血气胸甚至肝脾破裂等。按压深度为成人 5～6 cm,儿童和婴儿至少为胸部前后径的 1/3,并保证每次按压后胸廓充分回弹。姿势要正确,两肘关节固定不动,双肩位于双手的正上方。胸外按压间隙避免倚靠在患者身上,但手掌不离开胸壁。

3. 胸外按压时要确保足够的频率及深度,尽可能不中断胸外按压,如需安插人工气道或除颤,中断不超过 10 秒。

4. 成人按压的频率为 100～120 次/分,人工呼吸 10～12 次/分。

5. 怀疑头颈部损伤患者,禁用仰头提颏法开放气道;开放气道时,手指不要压向颏下软组织处,以免阻塞气道。

6. 吹气不宜过大,以免引起胃部胀气;每次吹气时间应大于 1 秒,不超过 2 秒。

7. 除颤前确定患者除颤部位无破损,无红肿,无潮湿,无多毛,无敷料。清洁擦干皮肤,不能使用乙醇、含有苯基的酊剂或止汗剂。如患者带有植入性起搏器,应注意避开起搏器部位至少 10 cm。

8. 动作迅速、准确。手持电极板不能两极相对,不能面向自己,放置位置应避开瘢痕和伤口,如安有医疗器械,应远离至少 2.5 cm。

9. 一次除颤后应立即进行 CPR,先行胸外按压,而心搏检查应在实施 5 个周期 CPR(约 2 分钟)后进行,每次检查时间不超过 10 秒。成人室颤(VF)和无脉性室颤(VT)时,若用单相波除颤,首选用 360 J;若使用双相波除颤器,电击能量首选用 200 J。

10. 使用后将电极板充分清洁,及时充电备用,定期检测保证性能良好。

(二)宣教与告知

告知患者家属配合急救人员,远离抢救区域,可有利于给患者实施抢救措施。

(三)操作并发症

双人心肺复苏操作技术常见并发症的预防及处理

常见并发症	临床表现	原因	预防及处理
肋骨骨折	1.局部疼痛是肋骨骨折最明显的症状,且随咳嗽、深呼吸或身体转动等运动而加重 2.呼吸幅度受限,呼吸浅快和肺泡通气减少,患者不敢咳嗽,痰潴留,从而引起下呼吸道分泌物梗阻、肺实变或肺不张 3.多根肋骨骨折时出现连枷胸、反常呼吸及纵隔摆动,影响血液回流,造成循环功能紊乱,是导致和加重休克的重要因素之一 4.按压胸骨或肋骨的非骨折部位(胸廓挤压试验)出现骨折处疼痛(间接压痛)。直接按压肋骨骨折处出现直接压痛阳性或可同时听到骨擦音、骨摩擦感和肋骨异常幅度 5. X线胸片上大都能够显示肋骨骨折	1.按压时用力过大或用力不当,如冲击式猛压,按压位置不当,用力方向与胸壁不垂直,按压动作呈摇摆样,松开按压时双手离开胸壁等,均可引起肋骨骨折 2.患者年龄较大,骨质疏松,肋骨弹性减弱,按压时胸部受到前后挤压,使腋中线附近非受力部位的肋骨向外过度弯曲而发生折断。骨折多在肋骨中段,断端向外移位,易刺伤胸壁软组织,产生胸壁血肿	1.按压应平稳、有规律、不间断地进行,不要左右摆动;不能冲击式猛压 2.单处肋骨骨折的治疗原则是止痛、固定和预防肺部感染。①止痛:可口服或注射止痛剂。对疼痛较剧者,肋间神经阻滞或痛点封闭有较好的止痛效果,且能改善呼吸和有效咳嗽机能;②多头胸带或弹力束胸带固定胸壁;③预防肺部并发症:鼓励患者早期下床活动、咳嗽、排痰,给予抗生素和祛痰剂 3.对于多根多处肋骨骨折(连枷胸)的处理,除了上述原则以外,尤其注意尽快消除反常呼吸运动,保持呼吸道通畅和充分供氧,纠正呼吸与循环功能紊乱和防治休克 4.对需行开胸手术的患者,可同时对肋骨骨折进行不锈钢丝捆扎和缝扎固定,或做骨髓内固定 5.对于伴有严重肺挫伤并发急性呼吸衰竭的患者,及时进行气管内插管或气管切开后应用呼吸机治疗

续表

常见并发症	临床表现	原因	预防及处理
损伤性血胸、气胸	1. 伤侧肺部分萎陷，萎陷在30%以下者，多无明显症状。超过30%可出现胸闷、气急、干咳；大量积气时可发生呼吸困难；体检可见伤侧胸部隆起，气管向健侧移位，呼吸运动和语颤减弱，叩诊呈过度回响或鼓音，听诊呼吸音减弱或消失；X线检查显示患侧肺萎缩 2. 伴有血胸时，少量出血多无明显症状；中等量以上的血胸（出血量超过500 mL）可表现为失血性休克及呼吸循环功能紊乱的症状，如面色苍白、口渴、血压下降、脉搏细速、呼吸急促、发绀、贫血等。X线片检查可见伤侧胸膜腔积液阴影及液平面，纵隔向健侧移位。化验检查见血红蛋白、红细胞计数及压积降低	胸外心脏按压时，用力过大过猛或用力不当，导致肋骨骨折。骨折端刺破胸膜腔，形成气胸；刺破胸部血管，引起血胸	1. 若为闭合性气胸：气体量小时无须特殊处理，气体可在2～3周内自行吸收；气体量较多时可每日或隔日行胸腔穿刺排气一次，每次抽气量不超过1L，直至肺大部分复张，余下的气体可自行吸收 2. 若为张力性气胸，可安装胸腔闭式引流装置将气体持续引出；如果针尖在深部改变方向使破口扩大，再加上正压机械通气，气胸会急剧加重形成的张力性气胸，这时应尽早行剖胸探查，处理肺部破裂口 3. 吸氧，必要时行机械辅助通气。但需注意，气胸患者行机械通气必须常规进行胸腔闭式引流 4. 血气胸患者若继续出血不止，除抽气排液和适当的输血外，应考虑开胸结扎出血的血管 5. 在进行上述处理的同时，应用抗生素防治感染
心脏创伤	心脏轻度挫伤可不出现临床症状。少数伤员诉心前区痛，心电图检查可无异常征象。如挫伤引致心电图改变，表现也多种多样且时常改变。实验室检查可有心肌酶增高，包括谷草转氨酶（SGOT）、磷酸肌酸激酶（CPK）、磷酸肌酸激酶同工酶（CPK-MB）、乳酸脱氢酶（LDH）等	胸外心脏按压时，前下胸壁直接受压力撞击，可在心脏接受压力的部位或其对侧产生创伤。患者一般伤情较轻，多为心脏挫伤	1. 患者需卧床休息，做心电监护 2. 给予相应的抗心律失常药物治疗，纠正低血钾 3. 对有充血性心力衰竭或心房颤动且心室率快的患者给予洋地黄类药物

续表

常见并发症	临床表现	原因	预防及处理
胃、肝、脾破裂	1. 胃破裂临床表现以腹膜炎为主，伤后有恶心、呕吐，伴持续性剧烈腹痛和明显腹膜刺激征，肝浊音界缩小，肠鸣音减弱或消失，稍后可有体温升高、脉率快、呼吸深快、血压下降等。化验检查：白细胞计数增高，嗜中性粒细胞比例增高。直立位透视可发现膈下游离气体。腹腔穿刺可抽到混浊的液体 2. 肝、脾破裂的临床表现以腹腔内出血症状为主。患者面色苍白、出冷汗、脉搏细弱、血压下降，有时可有明显腹胀和移动性浊音。肝破裂伴有多量胆汁外溢。化验检查：红细胞、血红蛋白、红细胞压积下降，白细胞计数略有增高。腹腔穿刺抽出不凝固血液	通常是胸外心脏按压时，按压位置过低，用力过重所致	1. 严密观察病情，定时监测体温、脉搏、呼吸、血压，注意有无面色苍白、出冷汗、四肢发凉等休克症状，并了解腹痛、腹胀、呕吐以及腹部体征的变化 2. 对疑有内脏破裂者，应禁食。禁食期间需输液维持水、电解质平衡及热量供应，并记录出入液体量。在未确定诊断前，禁用吗啡类药物，以免掩盖病情，延误诊断 3. 发生胃破裂者，可行裂孔修补术或胃部分切除术 4. 肝脾破裂的处理原则是彻底清创，确切止血，通畅引流。根据肝脾破裂范围，可采用缝合结扎或手术切除等处理方法
栓塞	潜伏期 12～36 小时，或更长。在潜伏期内患者可无症状，以后突然出现呼吸困难、心动过速、发热、发绀、烦躁不安、易激动、谵妄，继之昏迷。体检可见上胸部、腋窝及颈部有瘀斑，甚至也见于结膜及眼底视网膜。胸片显示正常，或有弥漫性小片状密度增高阴影，也有线样纹理增多，上述阴影似从肺门处向外辐射。实验室检查见贫血、血小板降低、血清白蛋白下降等异常结果	胸外心脏挤压发生肋软骨分离和肋骨骨折时，骨髓内脂肪滴可进入体循环血管导致栓塞	1. 按压力量恰当，防止发生肋骨骨折 2. 发生栓塞后，最重要的是吸氧，一般吸氧浓度达 50%以上。必要时行气管插管，并用呼气末正压呼吸 3. 应用肾上腺皮质激素抗炎，防止低氧血症、凝血机制异常及血小板下降 4. 必要时行抗凝治疗

四、操作技术操作考核评分标准

双人心肺复苏技术操作考核评分标准

项目	总分	技术操作要求	评分	扣分
操作前准备	5	1. 反应迅速、敏捷 2. 用物准备：胸外按压板、纱布 2 块、弯盘、手电筒、血压计、听诊器、简易呼吸器(呼吸气囊、面罩、50 mL 注射器、氧气连接管)、吸氧装置、吸氧管、除颤仪、导电糊、速干手消毒剂、护理记录单、医疗垃圾桶，必要时备脚踏板	一项不符合要求扣 1 分；用物少一项扣 1 分	
评估患者	10	A 护士 1. 确定施救现场安全 2. 判断患者的意识：轻拍患者双肩，大声呼叫患者"你还好吗?"，确认意识丧失 3. 判断呼吸及颈动脉搏动(同时进行)：注视或观测胸部运动，检查呼吸是否缺失或异常；使用近侧 2 个或 3 个手指找到气管，将手指滑到气管和颈侧肌肉之间的沟内，感触脉搏；同时判断 5～10 秒 4. 如果患者无反应、无呼吸或呼吸不正常(仅喘息)，没有明确感受到脉搏，立即启动应急反应系统并获取除颤仪 5. 记录开始抢救时间	未评估环境扣 2 分；未判断意识或判断方法错误扣 2 分；未判断颈动脉搏动及判断方法错误扣 2 分；未观察呼吸或观察方法错误扣 2 分；未启动应急反应系统或未获取除颤仪扣 2 分；未记录抢救时间扣 2 分	

续表

项目		总分	技术操作要求	评分	扣分
操作流程	胸外按压	2	B护士 迅速携用物(包括除颤仪)至患者床旁并放好,与A护士共同将床拉开	未携带除颤仪扣2分;其余未做或不符合要求一项扣1分	
		2	A护士 将床放平,患者去枕仰卧于硬板床上,如为软床B护士协助A护士垫木板,放下床档	未放平床扣1分;未去枕扣1分;未仰卧于坚固的平面扣2分	
		5	B护士 卸床头,连接氧源与简易呼吸器,调节氧流量8~10 L/min	未卸床头扣1分;未连接简易呼吸器全扣;未调节氧流量或调节错误扣2分	
		2	A护士 立即松解衣领、腰带;紧靠患者一侧,跪式或站式,外侧腿平患者肩部	未做或不符合要求一项扣1分	
		10	A护士 确定按压部位与手法:胸骨正中两乳头连线水平(胸骨下1/2处),或术者以中指沿一侧肋弓下缘向内上滑行到双侧肋弓的汇合点,中指定位于此处,食指紧贴,将一只手的掌根放于定位处,另一只手的掌根置于第一只手上,双手掌根重叠,手指不触及胸壁	按压部位不准确,每循环扣2分	
		15	A护士 按压幅度:术者上半身前倾,腕、肘、肩关节伸直,以髋关节为轴,手臂与胸骨水平垂直,利用上身重量和肩臂部肌肉力量垂直向下按压,成人使胸骨下陷至少5 cm,但应避免超过6 cm(儿童大约5 cm,婴儿大约4 cm),迅速放松使胸骨复原。每次按压后确保胸壁充分回弹,反复进行,手掌根部不能离开胸壁定位点	肘未伸直每循环扣2分;手臂与胸骨水平未垂直每循环扣2分;按压深度不足每次扣0.1分;按压过度每次扣0.1分;回弹不足每次扣0.1分;手掌离开按压部位每循环扣2分	
		10	A护士 按压与放松比例是1∶1,按压频率100~120次/分;按压过程中始终观察患者的面色;按压一个循环后(15~18秒),开放气道	未观察面色每循环扣1分;按压频率错误每循环扣2分	

续表

项目		总分	技术操作要求	评分	扣分
操作流程	开放气道	10	A护士 1.将弯盘放于患者的口角旁,将患者头偏向一侧,检查并取下义齿;清除口鼻腔分泌物 2.开放气道:用仰头提颏法开放患者的气道。术者用一手的小鱼际(手掌外侧缘)部位置于患者的前额用力后推,另一手食指、中指置于下颏,将下颌骨上提,使下颌角与耳垂的连线和地面垂直	头未偏向一侧扣1分;未检查口腔扣1分;未清除口鼻腔分泌物或清除手法不规范扣1分;开放气道手法不正确扣5分	
	人工呼吸	10	B护士 一手"EC"手法固定面罩,另一手挤压气囊,口述"每次送气400～600 mL,频率10～12次/分,观察患者胸廓有起伏,胃区无膨隆",连续通气2次	"EC"手法不规范扣4分;送气量不足或过多每次扣1分;送气频率不规范每次扣1分;未观察胸廓扣2分;未口述扣2分	
		2	A护士 继续胸外心脏按压,与B护士人工通气按30∶2交替进行	按压通气比例不规范扣2分	
			心肺复苏过程中发现心电监护示室颤波,A护士准备除颤,B护士继续人工呼吸		
	再评估	10	A护士 5个循环后,判断颈动脉搏动及呼吸5～10秒,如已恢复,记录时间;撤木板,评估生命体征,整理患者,测血压,判断意识。如患者仍未清醒,头偏向一侧;清醒患者做好心理安慰	未做或不符合要求一项扣1分	
			B护士 遵医嘱给予鼻导管吸氧,安装床头,拉起床档。如未恢复颈动脉搏动和自主呼吸,继续上述5个循环的CPR后再次判断,直至复苏成功或高级生命支持人员及仪器设备到达		
整理用物		2	整理用物,洗手,补记抢救记录	一项不符合要求扣1分	
评价提问		5	1.动作迅速、准确、有效 2.比例正确(30∶2) 3.双人配合流畅	无抢救意识扣2分	
总分		100			

简易呼吸器操作技术

简易呼吸器是一种人工呼吸辅助装置，是由单向阀控制的自主呼吸囊，携带和使用方便，有无氧源均可立即通气。

一、目的

1. 增加或辅助患者的自主通气。
2. 纠正患者的低氧血症，改善缺氧状态。
3. 为临床抢救治疗争取时间。

二、操作流程

步骤	内容
准备	1.操作者仪表规范，反应迅速敏捷 2.用物准备齐全
评估	1.评估环境：确保现场安全 2.判断患者意识：轻拍患者肩部，大声呼叫“你还好吗？”，确定意识丧失 3.判断呼吸及颈动脉搏动（同时进行）：同时判断5~10秒 4.立即启动应急反应系统并获取AED/除颤仪
操作过程	1.移开床头桌，取下床头 2.患者去枕，卧硬板床，解开衣服，暴露胸部，头偏向一侧 3.清理呼吸道分泌物 4.连接氧气，调节流量8~10 L/min 5.开放气道：采用推举下颌法打开气道 6.以鼻梁为参照物，将面罩放于口鼻部，EC手法固定面罩，使面罩紧贴患者面部 7.人工呼吸：用另一只手挤压气囊给于人工呼吸，每次给气时间持续1秒以上，潮气量500~600 mL，同时观察胸廓是否隆起；呼吸频率成人10~12次/分（每5~6秒给气一次） 8.判断观察通气情况：胸廓起伏，胃区无膨隆，口唇、面部颜色，患者血氧饱和度，呼气时面罩内是否有雾气，单向阀工作状态 9.呼吸评估：简易呼吸器辅助呼吸2分钟后，再次判断患者颈动脉搏动及呼吸改善情况 10.呼吸改善，停用简易呼吸器，给予持续氧气吸入；呼吸未改善，立即行气管插管，必要时接呼吸机辅助呼吸 11.患者呼吸恢复正常后，将简易呼吸器放于治疗车下层 12.头复位，清洁口鼻腔及面部 13.垫枕，遵医嘱给予面罩吸氧
整理	1.安抚患者，询问患者感受，交代注意事项，整理床单位 2.整理用物，洗手，记录

三、操作注意点与说明

(一)操作要点

1. 在打开气道无效的情况下可放置口咽通气道。

2. 氧流量调至 8～10 L/min 以上。

3. 打开压力限制阀,挤压球囊。当压力超过 45 cmH_2O 时,气体从压力限制阀泄漏,使施加于气道内的压力不至于过大,适用于婴儿及需要防止气压伤的患者。

4. 如果人力足够,建议使用双人法,一人持面罩并同时保持气道开放,一人用双手挤压球囊。

5. 气道压力过高或潮气量过大,可导致胃胀气及气胸。

6. 目前推行小潮气量,通气 500～600 mL,1 L 球囊挤压 1/2～2/3,2 L 球囊挤压 1/3。

7. 送气过程应超过 1 秒,在患者吸气时挤压球囊能够达到很好的同步效果。

8. 必要时按压环状软骨(有经验人员操作),以确保气流出入。

(二)宣教与告知

告知患者家属配合急救人员,远离抢救区域,可有利于给患者实施抢救措施。

(三)操作并发症

简易呼吸器操作技术常见并发症的预防及处理

常见并发症	临床表现	原因	预防及处理
胃胀气和胃内容物反流	腹胀、腹痛、腹部膨隆、嗳气、口角有分泌物流出等	患者张口呼吸或气道未处于完全开放状态,导致大量气体进入胃内	1. 避免通气量过大、通气速度过快,使气体流入胃内,导致胃胀气 2. 检查和调整头部及气道位置,保持正确的体位 3. 保持气道通畅,及时清理分泌物;未清除胃内容物时,通气要慢 4. 抢救者位于患者头部后方,将患者头部后仰,保持气道通畅 5. 观察胃部嗳气情况,必要时插入胃管。胃部气体胀满时勿挤压腹部,让患者侧卧,同时清理呼吸道 6. 有反流发生时,复苏者让患者侧卧,擦拭干净流出的胃内容物,然后继续仰卧行 CPR

续表

常见并发症	临床表现	原因	预防及处理
误吸和吸入性肺炎	神志清者表现为咳嗽、气急。神志不清时常无明显症状,但1～2小时后可出现呼吸困难、发绀、低血压,咳出浆液性或血性泡沫痰。严重者可发生呼吸窘迫综合征	患者胃内容物多,未及时清除	1. 未清除胃内容物时要采取较慢的通气方式,避免过高的气道压力 2. 发现患者有分泌物流出(胃内容物反流),应停止挤压呼吸球囊,立即吸净分泌物后再行辅助呼吸 3. 立即吸出分泌物,高浓度给氧 4. 可用白蛋白或低分子右旋糖酐等纠正血容量不足 5. 使用利尿剂减轻左心室负荷,防止胶体液渗漏入肺间质

四、操作技术操作考核评分标准

简易呼吸器使用技术操作考核评分标准

项目	总分	技术操作要求	评分	扣分
操作前准备	5	1. 着装整齐,洗手,戴口罩 2. 用物:简易呼吸器(各部件连接正确)、纱布2块、吸氧面罩、手套2副、速干手消毒剂、弯盘、垃圾筒2个	物品准备缺少一项扣1分	
评估	10	1. 评估环境:确保现场安全 2. 检查患者反应:轻拍患者肩部,大声呼叫患者“你还好吗?” 3. 检查呼吸及颈动脉搏动(同时检查,时间5～10秒) 4. 启动应急反应系统并获取除颤仪	未评估环境扣2分;未判断患者意识或判断方法不规范扣2分;未启动应急反应系统扣2分;未获取除颤仪扣2分;未检查呼吸或检查方法不正确扣2分;未检查颈动脉搏动或者检查方法不正确扣2分	

续表

项目	总分	技术操作要求	评分	扣分
操作步骤	2	1. 移开床头桌 30 cm，移开床体距墙面 40 cm，取下床头	未做或不符合要求扣 2 分	
	6	2. 患者去枕，平卧硬板床，解开衣服，暴露胸部，头偏向一侧	未做或一项不符合要求扣 2 分	
	10	3. 清理呼吸道分泌物：戴手套，取下活动义齿，清除口鼻腔分泌物及呕吐物，将患者头部转至中立位	未清理呼吸道扣 5 分；清理呼吸道手法不准确扣 2 分；头部位置不正确扣 2 分	
	5	4. 连接氧气：将简易呼吸囊连接氧气，调节流量 8～10 L/min	未调节流量或流量错误扣 2 分	
	5	5. 开放气道：采用推举下颌法打开气道	开放气道手法不正确扣 5 分	
	10	6. 以患者鼻梁为参照，将面罩放于口鼻部：用一只手的拇指和食指固定面罩两边成“C”形，并将面罩边缘压上患者面部，使用其余手指提起下颌（3 个手指呈“E”形），以“EC”手法开放气道，使面罩紧贴患者面部	未以鼻梁为参照扣 2 分；面罩压在患者眼部扣 3 分；“EC”手法不正确扣 5 分；面罩未紧贴面部扣 2 分	
	5	7. 人工呼吸：用另一只手挤压气囊给予人工呼吸，每次给气时间持续 1 秒以上，潮气量 500～600 mL，同时观察胸廓是否隆起	送气时间不正确扣 2 分；送气量过多或过少扣 2 分；未观察胸廓起伏扣 2 分	
	2	8. 人工呼吸频率：成人 10～12 次/分（每 5～6 秒给气一次）。儿童及婴儿 12～20 次/分（每 3～5 秒给气一次）	频率不正确全扣	
	5	9. 观察判断通气情况：胸廓起伏，胃区无膨隆，口唇、面部颜色，患者血氧饱和度，呼气时面罩内是否有雾气，单向阀工作状态	观察重点漏一项扣 1 分	
	5	10. 呼吸评估：简易呼吸器辅助呼吸 2 分钟后，再次判断患者颈动脉搏动及呼吸改善情况	未再次判断扣 2 分；判断项目缺一项或方法错误扣 2 分	

续表

项目	总分	技术操作要求	评分	扣分
操作步骤	5	11. 呼吸改善，停用简易呼吸器，给予持续氧气吸入；呼吸未改善，立即行气管插管，必要时接呼吸机辅助呼吸	一项不符合要求扣1分	
	2	12. 患者呼吸恢复正常后，将简易呼吸器置于治疗车下层	放置位置不准确扣2分	
	4	13. 头复位，用纱布清洁患者口鼻及面部，脱手套	头未复位扣2分；未清洁鼻面部扣1分	
	2	14. 垫枕，遵医嘱给予面罩吸氧	一项不符合要求扣1分	
	2	15. 手消毒，记录吸氧时间	缺少一项扣1分	
	5	16. 安慰清醒患者，询问患者感受，交代注意事项	爱伤观念差扣2分	
评价提问	10	1. 操作准确、熟练，查对规范 2. 与患者沟通有效，爱伤观念强 3. 操作时间10分钟	操作不熟练扣5分；缺乏爱伤观念扣2分	
总分	100			

电除颤操作技术

电除颤是以一定量的电流冲击心脏使室颤终止的方法。如果已开胸，可将电极板直接放在心室壁上进行电击，称“胸内除颤”。将电极板置于胸壁进行电击，称为“胸外除颤”。

一、目的

为了终止室颤、室扑等恶性室性心律失常，以期恢复有效灌注心律。

二、操作流程

准备	1.操作者按规范着装、戴手表 2.用物准备齐全 3.除颤仪性能良好，电量充足
↓ 评估	1.评估患者：病情、意识，判断呼吸及颈动脉搏动 2.判断心电监护是否为室颤 3.评估环境安全
↓ 患者准备	1.去枕平卧硬板床，解衣领、松腰带 2.双上肢位于患者躯体两侧 3.由他人进行徒手心肺复苏
↓ 操作过程	1.携用物至床旁，开启除颤仪 2.去除患者身上金属物质，电极片避开除颤部位，检查有无心脏起搏器及通讯设施干扰 3.左臂外展，纱布擦干除颤部位皮肤 4.将电极板均匀涂抹导电糊 5.确定除颤仪设定为“非同步模式” 6.选择能量，成人单向波 360 J，双向波 200 J 7.安放电极板：右锁骨正下方和左腋中线第 5、6肋间 8.将电极板紧贴胸壁，压力适当；充电 9.再次确认心电波形为室颤 10.嘱“请旁人离开”，确认所有人已离开 11.放电，放电后立即进行 5 个循环CPR 12.再次观察心电示波，如恢复窦性心律，表示除颤成功，记录时间；若仍为室颤波，准备再次除颤 13.擦净患者身上导电糊，观察皮肤有无灼伤，协助患者穿衣 14.电量旋钮回位，关闭除颤仪，擦净电极板导电糊，充电准备
↓ 整理	1.协助患者取舒适卧位，整理床单位，向清醒患者安慰解释 2.除颤仪清洁消毒充电备用 3.洗手，记录

三、操作注意点与说明

(一)操作要点

1. 除颤前确定患者除颤部位无破损,无红肿,无潮湿,无多毛,无敷料。清洁擦干皮肤,不能使用乙醇、含有苯基的酊剂或止汗剂。如患者带有植入性起搏器,应注意避开起搏器部位至少 10 cm。

2. 动作迅速、准确。手持电极板不能两极相对,不能面向自己,放置位置应避开瘢痕和伤口,如患者体内置有医疗器械,应远离至少 2.5 cm。

3. 患者右侧卧位时,负极板置于左肩胛下区与心脏同高,正极放于心前区。操作后应保留并标记除颤时自动描记的心电图。

4. 一次除颤后应立即进行 CPR,先行胸外按压,而心搏检查应在实施 5 个周期 CPR(约 2 分钟)后进行,每次检查时间不超过 10 秒。成人 VF 和无脉 VT 时,若用单相波除颤首选用 360 J;若使用双相波除颤器,电击能量首选用 200 J。

5. 使用后将电极板充分清洁,及时充电备用,定期检测保证性能良好。

(二)宣教与告知

待患者清醒后,安慰患者,告知 2 小时内避免进食,以免恶心、呕吐。卧床休息,如有任何不适,及时通知医护人员。

(三)操作并发症

电除颤操作技术常见并发症的预防及处理

常见并发症	临床表现	原因	预防及处理
心律失常	心脏冲动的频率、节律、起源部位、传导速度与激动次序异常	除颤可诱发各种心律失常	1. 及时纠正电解质与酸碱平衡,特别是低钾、低钠、酸中毒等 2. 对室颤波幅微小时,应立即CPR,根据医嘱给予肾上腺素,待室颤波幅增大时再给予除颤 3. 若发生传导阻滞、窦性停搏、窦房阻滞时,可给予异丙肾上腺素或阿托品,以提高心室率,改善传导
低血压	患者表现为眩晕、虚弱、嗜睡、视力模糊、精神不集中或意识模糊、晕厥等	电击后的短时降低或心肌损伤	严密监测血压变化,如果血压持续降低,严重影响重要脏器血流灌注时,可静脉滴注升压药物

续表

常见并发症	临床表现	原因	预防及处理
心肌损伤	表现为心电图 ST-T 改变，肌钙蛋白及血清酶(CPK-MB、LDH 等)轻度升高，历时数小时或数天	心肌损伤多因使用过大电击能力或反复多次电击所致	1. 轻者密切观察，严重者予以相应处理 2. 可监测心肌酶、心电图 3. 严重时可导致低心排血量或心源性休克，必要时可给予血管活性药物
栓塞	1. 肢体动脉血栓：肢体水肿、青紫、疼痛，皮肤温度变化 2. 肺动脉血栓：呼吸频率、节律改变，血氧饱和度下降，易出现猝死	心腔内新形成的栓子脱落	1. 卧床休息，禁止搬动患者 2. 使用抗凝药物，每 4～6 小时监测活化部分凝血活酶时间(APTT)，观察有无出血倾向
皮肤烧伤	患者局部皮肤出现黄褐色干燥灼伤、碳化，可继发感染，如局部血管损伤可导致出血。依灼伤程度轻重不同，可有不同程度的全身反应，轻者仅感头晕、心悸、面色苍白、四肢软弱、全身乏力等症状；重者可出现抽搐、休克甚至死亡	电极板与皮肤接触不紧密	1. 导电糊涂抹要均匀 2. 电极板与皮肤应紧密接触 3. 一般无须特殊处理，严重者可涂烫伤膏保护创面

四、操作技术操作考核评分标准

电除颤技术操作考核评分标准

项目	总分	技术操作要求	评分	扣分
仪表	5	仪表、着装符合护士礼仪规范，戴手表	一项不符合要求扣 2 分	
操作前准备	5	1. 物品准备：纱布 5 块、弯盘、导电糊或盐水纱布 2 块 2. 检查除颤仪(除颤仪完好备用状态的检查方法：打开机器，调至 5 J，充电，放电后旋钮回位)。检查除颤仪电量充足，电极板完好	物品少一件扣 1 分；一项不符合要求扣 1 分	

续表

项目	总分	技术操作要求	评分	扣分
评估	10	1. 评估环境:确保现场安全 2. 发现患者病情变化,心电监护示室颤波 3. 判断患者反应:轻拍患者肩部,大声呼叫患者“你还好吗?” 4. 如判断患者无反应时,立即启动急救反应系统并获取除颤仪 5. 判断呼吸及颈动脉搏动(同时):注视或观测胸部运动,检查呼吸是否缺失或异常;使用近侧 2 个或 3 个手指找到气管,将手指滑到气管和颈侧肌肉之间的沟内,感触脉搏;同时判断 5～10 秒 6. 如无呼吸或呼吸异常,并没有明确感触到脉搏,记录抢救时间 7. 立即去枕平卧硬板床,打开被子,解衣领,松腰带,双上肢位于患者躯体两侧,口述“由他人进行徒手心肺复苏”	拍打部位不正确扣 1 分;未呼叫患者扣 1 分;判断时间不正确扣 1 分;颈动脉部位不正确每次扣 2 分;未打开被子扣 1 分;未记录时间扣 1 分;其余一项不符合要求扣 1 分	
操作过程	60	1. 将用物携至床旁 2. 开启除颤仪 3. 去除患者身上金属物质,电极片避开除颤部位,检查有无心脏起搏器及通讯设施干扰 4. 左臂外展,用纱布擦干患者除颤部位皮肤 5. 将除颤电极板均匀涂抹导电糊 6. 确定除颤仪设置为“非同步方式” 7. 选择能量,一般成人单向波电击除颤 360 J,双向波 200 J 8. 安放电极板:电极板分别放置于右锁骨的正下方和左腋中线第 5、6 肋 9. 将电极板贴紧胸壁,压力适当 10. 充电 11. 再次观察心电示波是室颤波 12. 口述“请旁人离开”并确认所有人已离开 13. 放电:双手拇指同时按压放电按钮,电击除颤 14. 放电后立即进行 5 个循环的 CPR 15. 再次观察心电示波,如恢复窦性心律,口述“除颤成功”,记录时间;若仍为室颤波,准备再次除颤 16. 擦净患者身上的导电糊,观察局部皮肤有无灼伤,协助患者穿衣并安慰清醒患者 17. 电量旋钮回位,关闭除颤仪,擦净电极板上的导电糊,充电备用	除颤部位暴露不充分扣 2 分;电极板放置位置错误扣 5 分;双电极板对搓扣 5 分;未确定周围人员直接或间接与患者接触扣 5 分;操作者身体与患者接触扣 5 分;从启动用手控除颤电极板至第一次除颤完毕,全过程超过 20 秒扣 3 分;未观察局部皮肤有无灼伤扣 2 分;其余一项不符合要求扣 2 分	

续表

项目	总分	技术操作要求	评分	扣分
操作后	5	1. 协助患者取舒适体位，整理床单位 2. 整理用物，清洁、消毒除颤仪备用 3. 洗手，记录并做好交接班	一项不符合要求扣1分	
评价	10	1. 操作动作迅速，手法熟练，有效抢救成功 2. 患者皮肤完整，无烧伤；床单位整洁 3. 操作时间3分钟	无急救意识扣5分；操作时间每延长30秒扣1分	
理论提问	5	1. 电除颤的适应证、目的 2. 电除颤的注意事项	少一条扣1分	
总分	100			

洗胃技术

洗胃是将胃管插入患者胃内，反复注入和吸出一定量的溶液，以冲洗并排除胃内容物，减轻或避免吸收中毒的胃灌洗方法。

一、目的

1. 抢救中毒患者，清除胃内容物，减少毒物吸收，利用不同的灌洗液中和解毒。

2. 为某些检查和手术做准备，减轻胃黏膜水肿。

二、操作流程

步骤	内容
准备	1.操作者按规范着装、洗手、戴口罩 2.了解患者中毒情况：中毒时间、途径、毒物种类、性质、量等，来院前是否呕吐 3.用物准备齐全 4.环境符合操作要求
解释、评估	1.评估患者：年龄、病情、诊断、意识状态、生命体征；口鼻黏膜有无损伤，有无活动义齿；心理状态及对洗胃的耐受能力、合作程度、知识水平、既往经验等 2.向患者及家属解释洗胃的目的、方法、注意事项及配合要点
操作过程	1.双人核对医嘱，遵医嘱准备洗胃液，核对药液，备齐用物携至床旁；查对患者；取左侧卧位，床头抬高，保持呼吸道通畅 2.打开洗胃机，检测性能，连接管路，检查管路连接是否正确，开机循环两次，关机 3.治疗巾铺胸前，口角置弯盘 4.检查口腔，取下活动性义齿，放咬合器 5.按照置胃管操作规范插胃管，验证位置准确后，妥善固定；遵医嘱留取毒物标本 6.连接胃管与洗胃机，启动开关，开始洗胃 7.机器自动洗胃，洗胃过程常询问患者感受，密切观察生命体征、面色等变化，随时观察洗出液的性质、颜色、气味及量，关注胃液出入量平衡，观察有无并发症发生 8.洗胃结束，分离胃管与冲洗管，将胃管反折，迅速拔出
整理	1.协助患者漱口、洗脸，必要时更衣 2.协助患者取舒适卧位，整理用物 3.洗手、记录，交代注意事项

三、操作注意点与说明

(一)操作要点

1. 呼吸心跳骤停者,应先复苏,后洗胃。

2. 洗胃前应检查生命体征,如有呼吸道分泌物增多或缺氧,应先吸痰,必要时先建立人工气道,再插胃管洗胃。

3. 尽早开放静脉通道,遵医嘱给药。

4. 当毒物性质不明时,抽出胃内容物送检,洗胃液可选用温开水或等渗盐水,待毒物性质明确后,再使用中和剂。

5. 插胃管时动作轻柔,取得患者配合,避免损伤食管黏膜。

6. 洗胃时,注意观察洗胃液出入量是否相等,排出液的颜色、气味、性质,一旦排出液呈血性或患者感觉腹痛,血压下降,应立即停止洗胃,及时通知医生予以处理。

7. 洗胃完毕,根据病情及毒物的性质胃管可保留一定时间,以利再次洗胃,尤其是有机磷中毒患者,胃管应保留 24 小时以上,便于反复洗胃。

8. 强酸、强碱及腐蚀性药物中毒时禁忌洗胃;胃癌、食管阻塞、胃底食管静脉曲张及消化性溃疡患者慎洗胃;急性心肌梗死、严重心力衰竭、严重心律失常和极度衰竭者不宜洗胃;幽门梗阻患者,洗胃宜在饭后 4~6 小时或者空腹时进行,并记录胃内潴留量。

9. 洗胃机定期检查、保养,保证性能良好,处于完好备用状态。

(二)宣教与告知

1. 因洗胃时对患者的咽喉部、食管、胃黏膜均有损伤,所以洗胃后 6~8 小时内禁食。

2. 随时观察患者的体温变化,如洗胃后出现发热、咽部疼痛、咳嗽、咳痰等,应及时告知医护人员,避免病情加重。

3. 观察患者洗胃后有无腹痛,如有腹痛加重及时告知医护人员。

（三）操作并发症

洗胃技术常见并发症的预防及处理

常见并发症	临床表现	原因	预防及处理
急性胃扩张	腹部高度膨胀，呕吐反射消失，洗胃液吸出困难	1. 洗胃管孔被食物残渣堵塞，进液量明显大于出液量，导致急性胃扩张 2. 患者精神紧张、疲惫或意识障碍，反复洗胃造成大量溶液潴留在胃内 3. 洗胃过程中未及时添加洗胃液，药液吸空或药管吸头一部分甚至全部浮出药液面，使空气吸入胃内，造成急性胃扩张	1. 餐后中毒，洗胃前应催吐，以防食物阻塞胃管 2. 对昏迷患者，小剂量灌洗 3. 洗胃过程中，保持灌入液量与抽出液量平衡 4. 洗胃前备好足量药液，以防空气吸入胃内 5. 洗胃过程中应严密观察病情变化，如神志、瞳孔、呼吸、血压及上腹部是否膨隆等 6. 对于已发生急性胃扩张的患者，协助患者取半卧位，将头偏向一侧，并查找原因，对症处理
上消化道出血	洗出液呈淡红色或鲜红色，清醒患者主诉胃部不适、胃痛，严重者脉搏细弱、四肢冰凉、血压下降、呕血、黑便等	1. 插管创伤 2. 有慢性胃病，经毒物刺激，使胃黏膜充血、水肿、糜烂 3. 患者剧烈呕吐造成食管黏膜撕裂 4. 当胃内容物被吸尽后，胃腔缩小，胃前后壁互相贴近，使胃管直接吸附于局部胃黏膜，极易因洗胃机的抽吸造成胃黏膜破损和脱落而引起胃出血 5. 对烦躁、不合作的患者，强行插管可引起食管、胃黏膜出血	1. 插管动作要轻柔，深度适宜 2. 做好心理疏导，尽可能消除患者过度紧张的情绪，积极配合治疗，必要时加用适当镇静剂 3. 抽吸胃内液时负压适度，洗胃机控制在正压 0.04 MPa，负压 0.03 MPa。对昏迷、年长者应选用小胃管、小液量、低压力（0.01～0.02 MPa）抽吸 4. 如发现吸出液混有血液，应暂停洗胃，遵医嘱经胃管灌注胃黏膜保护剂、制酸剂和止血药。严重者立即拔出胃管，肌注镇静剂，用生理盐水加去甲肾上腺素 8 mg 口服，静脉滴注止血药 5. 大量出血时应及时输血，以补充血容量

续表

常见并发症	临床表现	原因	预防及处理
窒息	患者躁动不安、呼吸困难、发绀、呛咳，严重者可致心跳骤停	1. 清醒患者可因胃管或洗胃液的刺激引起呕吐反射，昏迷患者因误吸而窒息 2. 口服毒物对咽喉部的刺激损伤造成喉头水肿，尤其是严重有机磷中毒的患者，有机磷毒物引起的毒蕈碱样症状主要表现为平滑肌痉挛及腺体分泌亢进，气道分泌物增多，流涎，易导致呼吸道阻塞，造成呼吸困难 3. 胃管的位置判断错误，洗胃液误入气管引起窒息	1. 插管前在胃管上涂一层液体石蜡，以减少对喉头的摩擦和刺激 2. 患者取侧卧位，及时清除口腔及鼻腔分泌物，保持呼吸道通畅 3. 医务人员熟练掌握胃管置入技术，严格按照证实胃管在胃内的 3 种方法（①用注射器抽取胃内容物，用试纸检查呈酸性；②用注射器快速注入 10～20 mL 空气，同时用听诊器在胃区听到气过水声；③置管末端于水中，看到无气泡逸出）进行检查，确认胃管在胃内后，方可进行洗胃操作。对于胃管位置不容易判断者，用 X 线确认 4. 备好氧气、吸引器、气管插管、呼吸机、心脏起搏等装置和设备。如发生窒息，立即停止洗胃，及时报告医生，进行心肺复苏抢救及必要的措施
咽喉、食管黏膜损伤及水肿	口腔内可见血性分泌物，洗胃后 1 天诉咽喉疼痛，吞咽困难	患者在插管过程中不合作，反复拔出后强行插管，致使咽部及食管黏膜损伤	1. 对清醒的患者做好解释工作，尽量取得其配合 2. 合理、正确使用开口器，操作必须轻柔，严禁动作粗暴 3. 咽喉部黏膜损伤者，可予消炎药物雾化吸入；食管黏膜损伤者，可适当使用制酸剂及黏膜保护剂

续表

常见并发症	临床表现	原因	预防及处理
吸入性肺炎	患者表现为呛咳，肺部听诊湿啰音和水泡音	轻中度昏迷患者，因意识不清，洗胃不合作，洗胃液大量注入未被吸出，引起反射性呕吐，洗胃液被吸入呼吸道；或拔除胃管时没有捏紧胃管末端，而使胃管内液体流入气管内，均可导致吸入性肺炎	1. 洗胃时采用左侧卧位，头稍向一侧低偏 2. 烦躁患者可适当给予镇静剂 3. 昏迷患者洗胃前行气管插管，将气囊充气，可避免胃液吸入呼吸道 4. 洗胃过程中，保持灌入液量与抽出液量平衡，严密观察并记录出入洗胃液量 5. 一旦有误吸，立即停止洗胃，取头低右侧卧位，吸出气道内吸入物，气管切开者可经气管套管内吸引 6. 洗胃毕，协助患者多翻身、拍背，以利于痰液排出，有肺部感染迹象者及时应用抗生素
低钾血症	低血钾症患者可出现恶心、呕吐、腹胀、神志淡漠和心电图改变，如T波低平或倒置、S-T段降低、Q-T时间延长、U波出现等表现	洗胃液量大，时间长，使胃液大量丢失，K^+、Na^+被排出，同时因脱水治疗、应用激素和输入过多葡萄糖等，可引起和加重低血钾	1. 可选用生理盐水洗胃 2. 洗胃后常规检查血清电解质，及时补充钾、钠等

续表

常见并发症	临床表现	原因	预防及处理
急性水中毒	早期患者出现烦躁，神志由清楚转为嗜睡，重者出现球结膜水肿，呼吸困难，癫痫样抽搐、昏迷。肺水肿者出现呼吸困难、发绀、呼吸道分泌物增多等表现	1. 洗胃时，食物残渣堵塞胃管，洗胃液不易抽出，多灌少排，导致胃内水储存，压力增高，洗胃液进入肠内吸收，超过肾脏排泄能力，使血液稀释，渗透压下降，从而引起水中毒 2. 洗胃导致失钠，水分过多进入体内，使机体水盐比例失调，发生水中毒 3. 洗胃时间过长，增加了水的吸收量	1. 选用粗胃管，对洗胃液量大的患者常规使用脱水剂、利尿剂 2. 对昏迷患者用小剂量灌洗更为安全。洗胃时每次灌注液限量为300～500 mL，并保持灌洗出入量平衡 3. 洗胃过程中应严密观察病情变化，如神志、瞳孔、呼吸、血压及上腹部是否饱胀等。对洗胃时间相对较长者，应在洗胃过程中常规查血清电解质，并随时观察有无眼球结膜水肿及病情变化等，以便及时处理 4. 在为急性中毒患者洗胃时，如相应的洗胃液不容易取得，最好先用1000～1500 mL温清水洗胃后，再换为0.9%～1%的温盐水洗胃至清亮无味为止，避免造成低渗体质致水中毒 5. 一旦出现水中毒应及时处理，轻者经禁水可自行恢复，重者立即给予3%～5%的高渗氯化钠溶液静脉滴注，以及时纠正机体的低渗状态 6. 如已出现脑水肿，及时应用甘露醇、地塞米松纠正 7. 出现抽搐、昏迷者，立即用开口器、舌钳(纱布包缠)保护舌头，同时加用镇静药，加大吸氧流量，并应用床栏保护患者，防止坠床 8. 肺水肿严重、出现呼吸衰竭者，及时行气管插管，给予人工通气
胃肠道感染	洗胃后1天内出现恶心、呕吐、腹泻、发热	洗胃物品、洗胃液体不洁引起	1. 选用无菌胃管，避免细菌污染洗胃用物及洗胃液 2. 发生胃肠炎后及时应用抗生素治疗

续表

常见并发症	临床表现	原因	预防及处理
虚脱及寒冷反应	患者面色苍白,口唇发绀,周身皮肤湿冷,寒战,脉搏细弱	洗胃过程中患者恐惧、躁动不安、恶心、呕吐,机械性刺激迷走神经,张力亢进,心动过缓加之保温不好,洗胃液过凉等因素	1. 清醒患者洗胃前做好心理疏导,尽可能消除患者紧张恐惧的情绪,以取得合作,必要时加用适当镇静剂 2. 注意给患者保暖,及时更换浸湿衣物 3. 洗胃液温度应控制在 25～38 ℃
顽固性呃逆	喉间呃逆连声,持续不断,声短而频频发作,令人不能自制。轻者数分钟或数小时,重者昼夜发作不停,严重影响患者的呼吸、休息、睡眠	洗胃液温度过低刺激膈神经;胃部反复机械性冲洗影响膈肌功能	1. 洗胃液温度要适宜,以 25～38 ℃为宜 2. 如上述措施仍不能缓解,可应用盐酸氯丙嗪 25～50 mg 肌注
胃穿孔	腹部隆起,剧烈疼痛,腹肌紧张,肝浊音界消失,肠鸣音消失,脸色苍白,脉细速。腹部平片可发现膈下游离气体,腹部 B 超检查可见腹腔有积液	1. 多见于误食强酸、强碱等腐蚀性毒物而洗胃者 2. 患者有活动性消化道溃疡,近期有上消化道出血、肝硬化并发食管静脉曲张等洗胃禁忌证 3. 洗胃管堵塞,出入量不平衡,短时间内急性胃扩张,继续灌入液体,导致胃壁过度膨胀造成破裂 4. 医务人员操作不慎,大量气体被吸入胃内致胃破裂	1. 误服腐蚀性化学品者,禁止洗胃 2. 加强培训,洗胃过程中,保持灌入与抽出量平衡,严格记录出入洗胃液量 3. 洗胃前详细询问病史,有洗胃禁忌证者,一般不予洗胃。有消化道溃疡病史但不处于活动期者,洗胃液应相对减少,一般每次 300 mL 左右,以避免穿孔 4. 电动洗胃机洗胃时压力不宜过大,应保持在 0.04 MPa 左右 5. 洗胃过程中应严密观察病情变化,如神志、瞳孔、呼吸、血压及上腹部是否饱胀,有无烦躁不安、腹痛等 6. 胃穿孔者立即行手术治疗

续表

常见并发症	临床表现	原因	预防及处理
中毒加剧	清醒患者意识可逐渐变模糊；昏迷患者脉搏细速，血压下降等	1.洗胃液选用不当，如敌百虫中毒者，使用碱性洗胃液，可使敌百虫转化为毒性更强的敌敌畏 2.洗胃液灌入过多，造成急性胃扩张，增加胃内压力，促进毒物吸收 3.洗胃液过热，易烫伤食管、胃黏膜或使血管扩张，促进毒物吸收	1.毒物的理化性质不明者，选用温清水洗胃 2.洗胃时先抽吸胃内浓缩的毒物后再灌注洗胃液，避免毒物被稀释后进入肠道内吸收 3.保持灌入与抽出量平衡，严格记录出入洗胃液量
急性胰腺炎	中上腹疼痛，发热，恶心、呕吐，血、尿淀粉酶增高。腹部B超或电子计算机断层扫描(CT)检查可发现胰腺水肿，严重者胰腺坏死液化，胸腹腔积液	大量的洗胃液能促进胰腺分泌，十二指肠乳头水肿，胆管口括约肌痉挛，胰管梗阻致急性胰腺炎	1.洗胃过程中，保持灌入与抽出量平衡，严格记录出入洗胃液量 2.如有急性胰腺炎症状者，及时给予禁食、胃肠减压，使用抑制胰腺分泌药物，如醋酸奥曲肽注射液(善宁)，解痉止痛药物，如阿托品、山莨菪碱(654-2)等治疗
呼吸心跳骤停	患者意识消失，大动脉搏动和心音消失，呼吸停止	1.心脏病患者可由于插管给患者带来痛苦、不适、呕吐甚至挣扎，情绪紧张，心脏负荷加重，诱发心衰 2.胃管从口腔或鼻腔插入经食管移行处时，刺激迷走神经，反射性引起呼吸心跳骤停 3.患者处于深昏迷、抽搐、呼吸衰竭状态，强行洗胃可致缺氧加重引起心跳骤停	1.昏迷及心脏病患者洗胃宜慎重 2.出现呼吸心跳骤停应立即拔出胃管，给予吸氧，引用人工呼吸和胸外心脏按压等方法进行抢救

四、操作技术操作考核评分标准

全自动洗胃机洗胃技术操作考核评分标准

项目	总分	技术操作要求	评分	扣分
操作前准备	5	1. 洗手，戴口罩 2. 准备用物：治疗盘、洗胃管、纱布、30～50 mL注射器、橡皮围裙、治疗巾、标本容器、弯盘、压舌板、手电筒、胶布、水温计、石蜡油、漱口水、棉签、手套、咬口器(必要时备开口器、舌钳)、速干手消毒剂、执行单、医用和生活垃圾桶。洗胃溶液：根据毒物性质准备拮抗性溶液，毒物性质不明时，可备温开水或等渗盐水，量10000～20000 mL，温度25～38 ℃。电动洗胃机1～2台，均处于功能完好状态。清洁、污物桶各1个	用物不全一项扣1分	
评估	9	1. 评估患者服用毒物名称、剂量、时间及既往史等 2. 评估患者口鼻腔情况，有无畸形、活动性义齿、呕吐物及分泌物等，气道是否通畅 3. 评估患者的意识、生命体征、心理状态及合作程度，排除洗胃禁忌证	漏评估一项扣1分	
操作流程	2	护士在护士站进行： 已经双人核对医嘱单、治疗单正确无误	未口述扣2分；缺少一项扣1分	
	4	护士在治疗室进行(洗手)： 检查药液，治疗单、输液巡视单、输液贴与药液核对无误。经检查，所有物品均符合操作要求	未口述扣2分；缺少一项扣1分	
	4	护士到病床前进行： 1. 备齐用物携至床旁，评估操作环境。按要求查对床号、姓名、住院号，必要时查看腕带	未查对或无效核对全扣，查对不符合要求一项扣1分	

续表

项目	总分	技术操作要求	评分	扣分
操作流程	8	2.向患者说明洗胃的目的、过程及注意事项，并协助取左侧卧位(昏迷者取去枕平卧位，头偏向一侧)，床头稍抬高，松开领口及腰带 3.安全与舒适：患者体位安全、舒适；呼吸道保持通畅无窒息	未解释、未评估、未取体位各扣2分；其余未做或不符合要求一项扣1分	
	2	4.根据口服毒物的性质、剂量及医嘱准备洗胃液，记录液量	洗胃液不符合要求全扣	
	5	5.接通电源，查看机器性能，检查管道连接是否正确，将进液管放入洗胃液中，排液管放入污物桶内，开机循环2次，关机	未查看机器性能和管道连接准确性各扣1分；进液管与排液管放错位置全扣，未循环2次扣1分	
	2	6.将治疗巾围于患者胸前并固定，置弯盘于口角旁	未做或不符合要求一项扣1分	
	4	7.检查口腔，如有活动性义齿应取下妥善放置，放置咬口器	未取下活动义齿或未放置咬合器全扣	
	10	8.检查并打开洗胃管，测量长度(前发际至剑突)，一般为45～55 cm；润滑胃管，再次向患者解释，取得患者的配合，将胃管轻轻插入，确定胃管在胃内后，用胶布妥善固定胃管，遵医嘱留取毒物标本送检	未检查、未测量、未润滑各扣2分；其余未做或不符合要求一项扣1分	
	2	9.将胃管与洗胃机的冲洗管连接，启动开关，开始洗胃	操作不符合要求一项扣1分	
	10	10.机器自动切换，先将胃内容物抽尽，反复冲洗，每次灌洗量300～500 mL，直至洗出液澄清无味。在洗胃过程中，经常询问患者感受，适时给予鼓励，密切观察患者面色、生命体征及自觉症状，随时观察洗出液的性质、颜色、气味及量，注意洗胃液出入量平衡，观察有无洗胃并发症的发生	未询问、未观察、未关注出入量各扣2分；其余未做或不符合要求一项扣1分	

续表

项目	总分	技术操作要求	评分	扣分
操作流程	4	11. 洗胃结束后，分离胃管与冲洗管，解释后将胃管反折，迅速拔出	未反折胃管扣2分；拔管不规范扣1分	
	2	12. 清醒患者协助患者漱口、洗脸，必要时更衣	未做或不符合要求一项扣1分	
	2	13. 协助患者取舒适体位，整理床单位及用物	未做一项扣1分	
	2	14. 洗胃机清洗消毒后备用	未消毒备用全扣	
	4	15. 整理、正确处理用物 16. 洗手，签字，记录（灌洗液名称、量，洗出液的颜色、气味、性质、量，患者的反应）	未做或不符合要求一项扣1分	
	9	17. 指导 (1)因洗胃对患者的咽喉部、食管、胃黏膜均有损伤，所以洗胃后6～8小时内禁食，6～8小时后可进流质饮食 (2)护士会随时观察患者的体温变化，如洗胃后出现发热、咽部疼痛、咳嗽、咳痰等，应及时告知医护人员，避免病情加重 (3)观察患者洗胃后有无腹痛，如有腹痛加重，及时告知医护人员	未给予指导或指导不全面扣2分	
评价提问	10	1. 操作轻柔、熟练，查对规范 2. 与患者沟通有效，急救意识及爱伤观念强 3. 操作时间20分钟	操作不熟练、不规范扣5分，无爱伤观念扣2分	
总分	100			

震动排痰机操作技术

震动排痰是利用排痰机的振动功能使痰液松动，从而利于咳出。

一、目的

应用叩击头叩打背部，借助震动，分泌物松脱而有利于排出体外。

二、操作流程

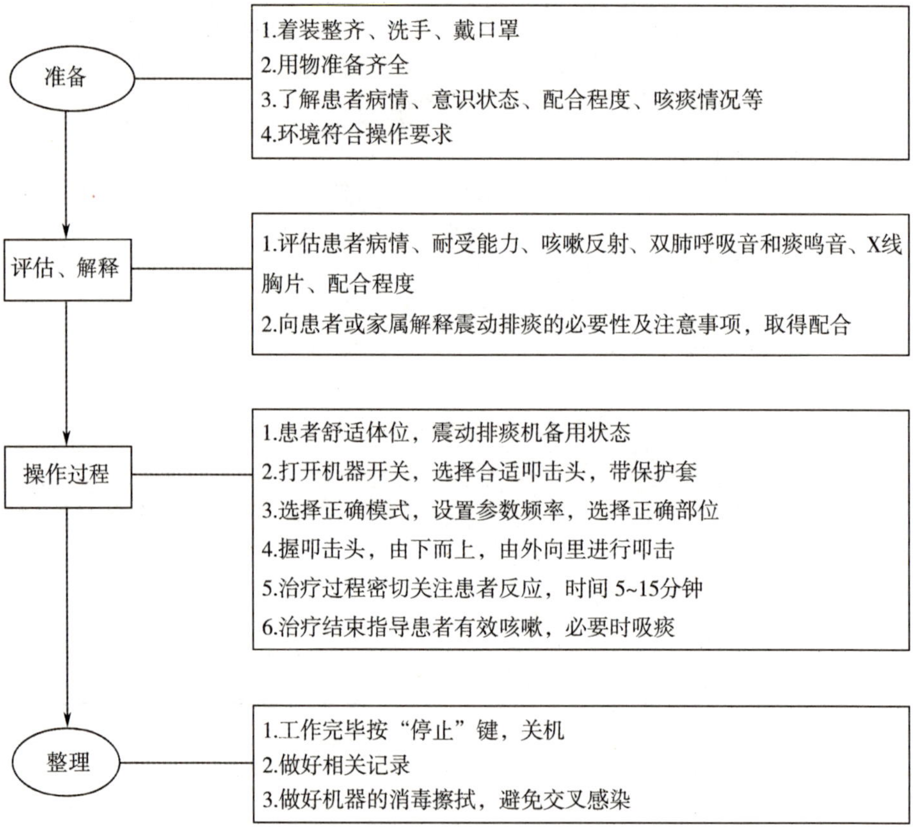

三、操作注意点与说明

(一)操作要点

1. 基本治疗频率为15～35次/秒(CPS)。

2. 为避免交叉感染,叩击头帽一人一换,操作后用75%乙醇擦拭备用。

3. 每日治疗2～4次,在餐前1～2小时或餐后2小时进行治疗,治疗前进行20分钟雾化治疗,治疗后5～10分钟吸痰。

4. 对于无自主呼吸能力及昏迷的患者,操作中随时观察患者的反应,及时吸痰。

5. 禁止机器空转,操作时要使传送缆线保持自然平滑,避免打结、绞成一团或剧烈弯曲。

(二)宣教与告知

1. 告知患者及家属震动排痰的目的、适应证和禁忌证。

2. 震动排痰的顺序:由下往上(下肺),由上往下(上肺),由外向内。

3. 震动排痰过程中要不断询问患者的主观感受,呼吸困难是否改善。

(三)操作并发症

震动排痰机操作技术常见并发症的预防及处理

常见并发症	临床表现	原因	预防及处理
患者不耐受	清醒患者不配合治疗,拒绝机械排痰	1. 宣教不到位 2. 患者不适应初始的治疗方案	1. 做好宣教,告知机械排痰的重要性 2. 尊重患者的感受,选择患者耐受的频率和强度 3. 操作轻柔,保护患者隐私
交叉感染	患者治疗后感染加重	1. 患者抵抗力弱 2. 不同患者使用机器未落实交叉感染预防措施	1. 提高患者抵抗力,遵医嘱用药 2. 做好机器的消毒擦拭制度,遵守机器使用的管理要求

四、操作技术操作考核评分标准

震动排痰机技术操作考核评分标准

项目	总分	技术操作要求	评分	扣分
操作前准备	10	1. 着装整齐,洗手,戴口罩 2. 用物:震动排痰机1台、一次性叩击头保护套、快速手消毒剂	用物不全一项扣2分	

续表

项目	总分	技术操作要求	评分	扣分
评估	10	1. 评估患者的病情、耐受能力、咳嗽反射、痰液黏稠度、双肺呼吸音、X 线胸片、心理状态、沟通理解及合作能力 2. 评估有无禁忌证，判断治疗的频率及重点治疗部位	漏评估一项扣 2 分	
操作步骤	5	1. 备齐用物，携至床旁，问候患者，核对患者床号、姓名、性别、住院号；必要时查看腕带	未查对或无效核对扣 5 分；查对不符合要求每项扣 1 分	
	5	2. 向患者解释操作目的及注意事项，取得配合	未解释扣 5 分；解释不到位扣 2 分	
	5	3. 评估环境安全，患者体位舒适，保护患者隐私	缺一项扣 2 分	
	5	4. 确认操作面板上的 CPS 控制旋钮在关闭的位置	缺一项扣 2 分	
	5	5. 打开设备背面的电源开关，顺时针旋转面板上的 CPS 控制旋钮至暂停位置，电源指示灯亮	顺序颠倒扣 2 分	
	5	6. 选择适当的叩击头，叩击头外罩一次性保护套，接上叩击接合器	选择叩击头不正确扣 2 分	
	5	7. 选择排痰模式。选择自动排痰模式时，定时按钮应指示在自动(AUTO)区；选择手动模式应右旋超过 AUTO 区，并确定相应的定时时间	一项不符合要求扣 2 分	
	5	8. 根据医嘱设定频率和治疗时间，将叩击头作用于胸廓，一手轻轻握住叩击头手柄，另一手引导叩击头，压力适当	手法不正确扣 2 分	
	5	9. 治疗时平稳握住叩击头，由下而上，由外向里叩击，每个部位叩击 30 秒左右，然后移到下一部位，直到叩完整个胸廓，治疗时间 5～15 分钟	手法不正确扣 3 分	
	5	10. 使用过程中密切观察患者的反应	未观察患者反应扣 2 分	
	5	11. 协助患者取舒适卧位	卧位不舒适扣 2 分	

续表

项目	总分	技术操作要求	评分	扣分
操作步骤	5	12. 5～10 分钟后鼓励并指导患者咳嗽，人工气道患者给予吸痰	一项未做扣 2 分	
	5	13. 再次核对患者的巡视单、医嘱单，安慰鼓励患者，嘱放松	一项未做扣 1 分	
	5	14. 整理用物，做好终末处理，洗手，记录	缺一项扣 2 分	
评价提问	10	1. 操作轻柔、熟练，查对规范 2. 与患者沟通有效，爱伤观念强 3. 操作时间 10 分钟	一项不符合要求扣 2 分	
总分	100			

有创呼吸机使用操作技术

一、目的

维持适当的通气量，使肺泡通气量满足机体需要，改善气体交换功能，维持有效的气体交换。

二、操作流程

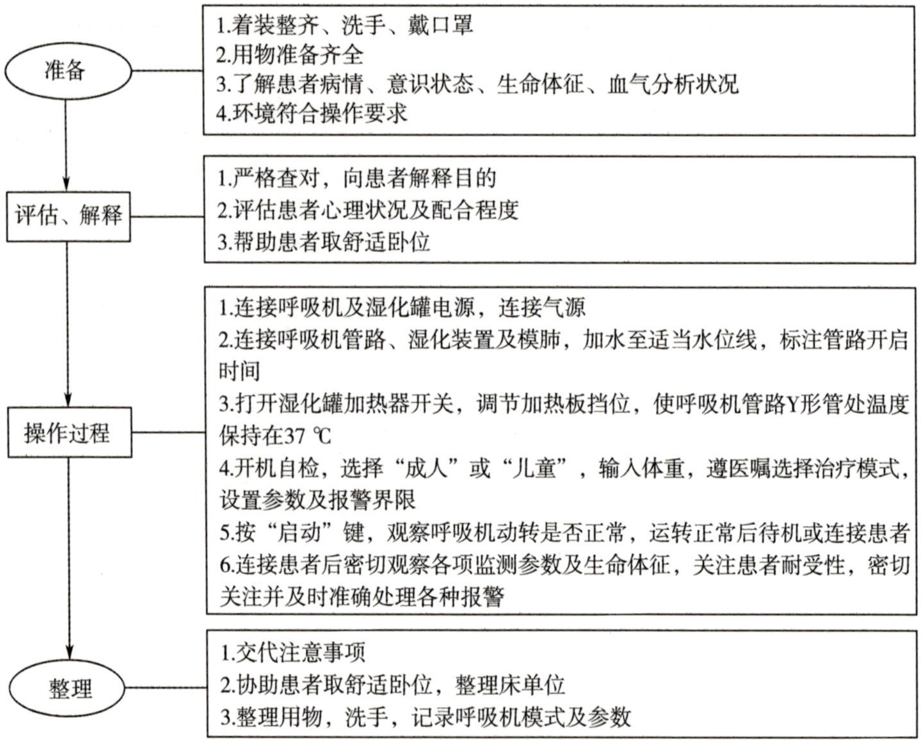

三、操作注意点与说明

(一)操作要点

1. 正确核对患者信息，清醒患者向其解释目的，以取得配合。

2. 准确连接气源和呼吸回路，使用湿化装置时将蒸馏水加至适当水位，温度控制在 39～41 ℃。

3. 开机自检后，选择“成人”或“儿童”，设置体重，根据医嘱选择合适的模式，设置各项参数，接模肺检测呼吸机运转是否正常。

4. 确保呼吸机运转正常后接人工气道，密切观察各项监测指标及患者生命体征，观察患者耐受性。

5. 应每 4 小时测量一次气囊压力值，范围应在 25～30 cmH_2O。

6. 正确设置呼吸机报警界限，及时关注报警。

7. 掌握呼吸机各种故障的原因及应急预案，确保患者安全。

（二）宣教与告知

1. 保持呼吸道通畅，及时清除口鼻腔及气道分泌物。无禁忌时鼓励多饮水，稀释痰液。每两小时翻身叩背一次，做好体位引流，有助于分泌物的排出。

2. 预防误吸：口咽部分泌物、胃内容物或呕吐物的误吸可以造成吸入性肺炎和窒息。预防措施包括：应用促胃肠动力药，必要时使用胃肠减压，适当抬高头部，取半卧位，如出现咳嗽、咳痰或呕吐时，应迅速吸引避免误吸。

3. 严格无菌操作，做好预防呼吸机相关肺炎的相关措施。

4. 患者及家属不要随意调节机器上的按钮，勿触摸机器。

5. 合理设置报警界限，及时关注并处理呼吸机报警，同时做好非计划拔管的风险告知，预防非计划拔管。

（三）操作并发症

有创呼吸机使用常见并发症的预防及处理

常见并发症	临床表现	原因	预防及处理
呼吸机相关肺炎（VAP）	1. 患者出现高热、呼吸道分泌物增加等症状 2. 呼吸机相关性肺炎的诊断主要依靠胸部 X 线片及痰菌培养阳性	1. 未及时更换呼吸机管道，冷凝水倒流入气道 2. 未严格遵守无菌操作原则，增加污染机会 3. 人工气道建立使气管直接向外界开放，失去正常上呼吸道的过滤及非特异性免疫保护作用 4. 患者痰液分泌多且黏稠，痰液清理不及时、不彻底 5. 胃内容物反流误吸 6. 潮气量和气道峰压的设置数值大小对 VAP 的发生有影响 7. 肺水肿、肺微血栓形成、肺缺血、肺淤血的患者，使用呼吸机易致细菌感染 8. 年龄大、营养状况差、内环境紊乱的患者，机体免疫防御功能降低	1. 如无禁忌，床头抬高 30°～45° 2. 口腔护理每 2～6 小时一次 3. 鼓励并协助患者咳痰，定时翻身、叩背，痰液引流 4. 鼓励患者术后早期下床活动 5. 严格掌握机械通气的适应证，优先考虑无创通气 6. 加强气囊上方滞留物的吸引 7. 保持气囊合适压力 8. 吸痰时严格无菌操作 9. 每日评估是否可以撤机和拔管 10. 呼吸机管路每周更换一次，及时倾倒冷凝水 11. 严格执行手卫生制度

续表

常见并发症	临床表现	原因	预防及处理
肺不张	1. 气管偏向患侧，患肺语颤增强，呼吸音减弱或消失 2. 胸部 X 线显示纵隔和气管影均向患侧移位，肺纹理增多、致密 3. 低氧血症	1. 单肺通气：气管插管时导管插入过深，进入单侧支气管，造成单肺通气，一侧肺不通气，从而引起肺不张 2. 痰栓堵塞：气道湿化不足或吸引不及时、不充分，造成痰液在气道内潴留、淤积，形成栓塞，阻塞气道，以致该支气管所属肺组织通气障碍，肺泡内气体被吸收以致肺泡萎陷、不张 3. 氧中毒：长时间吸入高浓度氧气时，肺泡内氮气逐渐被吸入的氧气取代，造成肺泡内氧分压增高，肺泡-动脉氧压差增大，最终肺泡氧气被血液吸收，该部肺泡萎陷，形成吸收性肺不张	1. 应用呼吸机过程中，严密观察管道有无松脱、漏气，观察患者呼吸情况，监测血氧变化 2. 吸入氧浓度限制在 60% 以下，防止氧中毒所致肺不张 3. 肺不张一经明确，立即采用必要措施，如及时气管切开，以保证进行充分的气道湿化和吸痰，借助支纤镜对肺不张的部位进行充分吸引。若是导管插入一侧支气管，可适当地将导管外拔，直至双肺呼吸音相等，并摄床边胸片予以证实 4. 湿化、翻身、拍背及吸痰，对不张的肺区加强体位引流
呼吸道堵塞	患者出现焦虑、烦躁、发绀等低氧血症及高碳酸血症的表现	1. 干涸的分泌物在导管端部形成痰栓 2. 套囊开放时吸入口咽部潴留的分泌物 3. 误吸胃液导致支气管痉挛 4. 气囊阻塞管口 5. 导管扭曲、压扁 6. 吸气活瓣失灵 7. 插管过深触及隆突 8. 严重颈部大面积皮下气肿对气道的压迫	1. 保持呼吸道通畅，及时清除口鼻腔、咽喉部分泌物及反流的胃液。开放套囊之前，务必吸净口咽分泌物 2. 若吸入胃内容物导致支气管痉挛，可用 1% 碳酸氢钠溶液反复灌洗吸净，然后用支气管扩张剂雾化吸入，每天 2～3 次 3. 使用呼吸机前，先检查呼吸机装置是否完好。使用过程中，严密观察呼吸机导管是否通畅，有无脱落、扭曲、堵塞等意外情况发生。一旦发现，立即报告医生，及时处理 4. 如因插管过深引起，告知医生调节导管深度 5. 备好基本抢救设备，包括氧气、呼吸气囊、面罩、气管内插管设备以及吸引装置 6. 若为痰栓阻塞导管端部，可在纤维支气管镜下去除液态或固态梗阻物 7. 导管、套管、气囊引起的堵塞，应及时予以更换 8. 如为皮下气肿压迫气管所致，可切开减压、排气

续表

常见并发症	临床表现	原因	预防及处理
肺气压伤	1. 张力性气胸表现为呼吸减慢或呼吸暂停、发绀、低血压和心排量减少、心动过速或过缓、一侧叩诊清音或胸部运动不对称等 2. 纵隔气肿常是肺气压伤的重要征象，患者主诉胸痛，50%出现纵隔摩擦音 3. 低氧血症和高碳酸血症	1. 压力性损伤：压力过高，吸气峰压＞3.92 kPa 或平均气道压＞1.6 kPa 时，引起肺泡和周围血管间隙的压力梯度增大，导致肺泡破裂而发生压力性损伤 2. 肺容积伤：吸气流速过快，气体分布不均匀，通气容量过大所致的肺泡过度膨胀、破裂是呼吸机诱导肺气压伤的直接原因 3. 使用呼吸机时做心内穿刺、胸外心脏按压、颈内静脉或锁骨下静脉穿刺等均可能直接损伤脏层胸膜，引起气胸 4. 气体经气管切开进入纵隔（尤其是高阻力患者）	1. 机械通气时尽量使用较小的潮气量，同时降低吸气压峰值，使用镇静药和肌松药，维持血容量正常 2. 避免用高的呼吸末正压通气(PEEP)/持续气道正压通气(CPAP)，以减少呼吸死腔。大多数患者可按经验给予 8～12 cmH_2O，一般从低水平开始，逐渐上调，待病情好转，再逐渐下调 3. 单肺疾病引起的气压伤、单侧原发性肺气压伤，可使用不同步单侧肺通气，降低呼吸频率和机械呼吸峰压 4. 肺气压伤合并急性呼吸窘迫综合征(ARDs)、脓毒血症、肺内感染时应避免增加 PEEP 水平 5. 使用呼吸机过程中，尽量避免做心内穿刺 6. 允许性高碳酸血症：清醒患者不易耐受，需使用镇静、麻醉或肌松剂；而对脑水肿、脑血管意外和颅内高压则列为禁忌。动脉血二氧化碳分压($PaCO_2$)过高时可通过增加呼吸频率来降低 $PaCO_2$；血液 pH 值过低时，应适当少量补碱 7. 出现张力性气胸者应进行胸腔插管水封瓶引流 8. 出现纵隔气肿时，最有效的减压法是沿胸骨上切迹向头侧切开 2～3 cm 直至深筋膜 9. 心包气肿时行心包穿刺术 10. 一旦空气进入血管内，立即采取左侧卧位。但如为气压伤诱导的空气栓塞出现心脏左移，不宜采取左侧卧位。若空气量是非致死量，且患者情况稳定，可行高压氧治疗。情况紧急时可急诊体外循环以挽救生命

续表

常见并发症	临床表现	原因	预防及处理
氧中毒	早期表现为气管刺激症状，如难以控制的干咳、呼吸急促、血压下降、胸骨后锐痛、肺泡-动脉血氧分压差[P(A-a)O_2]增大等	主要原因是长期高浓度吸氧	1.适当补充维生素C、维生素E,配合预防其发生 2.尽量避免吸入气中的氧浓度分数(FiO_2)>60% 3.对需要机械通气的患者，在氧浓度的选择上应有的放矢，不能因低氧血症而盲目提高氧浓度，同时应辅以其他必要的治疗措施，如应用支气管扩张药，积极排痰，应用强心利尿剂等 4.吸氧过程中，经常做血气分析，动态观察氧疗效果。一旦发现患者出现氧中毒，立即降低吸氧流量，并报告医生，对症处理
通气不足	患者可出现烦躁、呼吸频率变慢、颜面潮红。严重者出现昏迷，二氧化碳分压($PaCO_2$)>50 mmHg，有些患者可伴有不同程度的低氧血症，临床上出现氧分压(PaO_2)或动脉血氧饱和度(SpO_2)下降	1.分泌物排出不畅：可由分泌物黏稠、气道吸引不充分、导管或套管被堵塞而引起 2.气道堵塞：各种原因所致的支气管痉挛、黏稠的分泌物、导管扭曲或套管被气囊堵塞等均可致气道堵塞 3.少数情况下，通气不足也可由呼吸机参数设置不当所引起。常见的为潮气量(TV)设置过低或吸呼时比(I/E)设置的呼气时间不够长	1.如分泌物黏稠不易排出，可加强气道湿化和充分吸引。如存在支气管痉挛，可应用支气管扩张剂；导管或套管移位应及时调整位置，必要时及时更换 2.调整呼吸机的参数

续表

常见并发症	临床表现	原因	预防及处理
呼吸性碱中毒	心输出量下降，心律失常，脑血管收缩，组织氧耗增加，血红蛋白氧离曲线左移，机体内环境碱化，出现躁动、抽搐等，对患者危害较为严重。血气分析 $PaCO_2$＜35 mmHg	实施机械通气时呼吸机参数设置不当，分钟通气量过高，辅助通气时患者自主呼吸频率过快；I/E 设置不妥，呼气时间过长，造成过度通气，导致呼吸性碱中毒	1. 去除过度通气的原因。详细分析患者产生过度通气的原因，并尽可能地去除。如患者因疼痛、精神紧张而导致呼吸频率过快，则可使用镇静、镇痛药物；如患者存在代谢性酸中毒，可静脉补充碳酸氢钠予以纠正 2. 调整呼吸机参数。①呼吸频率的调整：先将患者的呼吸频率调整至正常水平(16～20 次/分)，对呼吸频率正常的患者，可将呼吸频率降至正常偏低(10～12 次/分)。②在呼吸频率得到控制的基础上，如仍通气过度，可通过调低 TV 来降低每分通气量(MV)，降低的幅度可根据 $PaCO_2$ 水平分次调整。有些呼吸机是通过 MV 的设置完成 TV 的设置，这时可以直接调整 MV，一般每次将 MV 降低 1～2 L/min。③I/E 的调整：在降低 TV 和 MV 后，最后的调整就是 I/E。对通气过度的患者，可通过调整 I/E 来缩短呼气时间
低血压	机械通气过程中，正常血压＜90/60 mmHg，原有高血压者血压明显下降至影响重要器官血流灌注的水平	1. 机械通气所形成的气道内正压，经肺组织传送到胸膜腔、肺内血管和心脏，使胸腔内压力增高，外周静脉回流障碍；血管床受压，右心室后负荷增加；心脏和大血管受压，心脏舒张受限，产生类似心包填塞作用，从而导致心排血量减少，动脉血压降低，严重时引起心、脑、肾等脏器灌注不足 2. 患者存在血容量不足或心功能不全时，机械通气对循环的抑制更为显著。一般认为，正压机械通气对机体的循环功能主要起抑制作用，引起不良的血流动力学效应	1. 若患者血压下降幅度较大，持续时间长，或发生重要脏器灌注不良征象，须核定呼吸机参数，尽量降低气道平均压 2. 适当补充血容量，使静脉回流量增加，恢复正常的心输出量 3. 必要时可应用增强心肌收缩药物，选用氯化钙、多巴胺、多巴酚丁胺或洋地黄增强心肌收缩力

续表

常见并发症	临床表现	原因	预防及处理
呼吸机依赖	试行撤机后患者出现呼吸困难、心率加快、血压下降、意识障碍，血气分析结果显示低氧血症或二氧化碳潴留	1. 原发疾病未得到改善或继发某些合并症，可能导致撤机困难。常见的原因为呼吸肌乏力或呼吸机相关性肺炎 2. 慢性阻塞性肺疾病患者，撤机困难是呼吸衰竭的诱因或加重因素 3. 呼吸驱动力不足或呼吸肌疲劳 4. 营养不良或水、电解质平衡失调 5. 患者从心理上对呼吸机产生依赖 6. 撤机方法不当	1. 有效控制原发病，去除呼吸衰竭的诱因 2. 改善患者营养。保持内环境稳定，恢复中枢系统及呼吸肌功能 3. 消除患者顾虑，树立信心 4. 选择恰当的撤机方式，合理应用同步间歇指令通气(sIMV)和压力支持通气(PsV)模式 5. 对部分上机前就考虑到无撤机可能的患者，要严格选择适应证
腹胀	清醒患者示意腹部胀痛。体检时患者腹部膨隆，叩诊呈鼓音	多因气囊充气不足，吸入气体可从气囊旁经口鼻逸出，引起吞咽反射亢进，导致胃肠充气	1. 密切观察气管插管或气管套管的位置，如有疑问及时通知医生 2. 使用气囊测压表监测气囊内的压力，以便及时发现异常情况 3. 发生腹胀给予腹部按摩(按肠蠕动的方向进行按摩)，腹部热敷 4. 必要时遵医嘱给予促进肠蠕动的药物

四、操作技术操作考核评分标准

有创呼吸机使用技术操作考核评分标准

项目	总分	技术操作要求	评分	扣分
操作前准备	5	1. 着装整齐，洗手，戴口罩 2. 用物：呼吸机、一次性呼吸机管路、湿化装置、人工鼻、灭菌注射用水、模肺、速干手消毒剂	用物不全一项扣 2 分	
评估	5	1. 评估病情、意识状态、生命体征、血气分析状况 2. 评估环境舒适安全，适宜操作	漏评估一项扣 1 分	

续表

项目	总分	技术操作要求	评分	扣分
操作步骤	5	1. 备齐用物，携至床旁，问候患者，核对床号、姓名、性别、住院号，必要时核对腕带	未查对或无效核对扣 5 分，查对不符合要求每项扣 1 分	
	2	2. 向患者解释操作目的及注意事项，取得配合	未解释扣 2 分，解释不到位扣 1 分	
	1	3. 协助患者取舒适体位	未取舒适体位扣 1 分	
	15	4. 连接呼吸机电源及湿化装置电源，连接气源(氧气管路及压缩空气管路)	缺一项扣 5 分	
	20	5. 连接呼吸机管路、湿化装置及模肺；湿化罐连接灭菌注射用水，加水至适当水位线；在呼吸机管路湿化罐上贴上标识贴标明开启时间	管路接错全扣；未接模肺扣 2 分；湿化罐内无水扣 5 分；未注明开启时间扣 2 分	
	10	6. 打开湿化罐加热器开关，调节加热板的挡位，使呼吸机管路 Y 形管处温度保持在 37 ℃	未打开湿化罐开关全扣；加热温度调节不当全扣	
	10	7. 开机自检，选择“成人”或“儿童”，输入体重，根据医嘱选择呼吸机治疗模式，设置呼吸机基本参数及报警界限	未选择“成人”或“儿童”扣 5 分；未输入体重扣 5 分；未设置报警界限或报警界限设置不合理扣 5 分	
	5	8. 按“启动”键，观察呼吸机运转是否正常，运转正常后调为待机模式等待连接患者或直接连接患者	未观察呼吸机运转是否正常即待机或连接患者全扣	

续表

项目	总分	技术操作要求	评分	扣分
操作后评价	10	9.呼吸机工作时密切观察各项监测指标及患者生命体征,关注患者的耐受性;密切关注并及时处理各种报警	未观察呼吸机参数扣5分;未关注患者生命体征扣2分;报警处理不及时或处理不当全扣	
	2	10.交代注意事项,协助患者取舒适体位,整理床单位;整理用物,洗手,记录	一项不符合要求扣1分	
评价提问	10	1.操作动作迅速,手法熟练 2.呼吸机运行正常,无报警,床单位整洁 3.操作时间5分钟	操作欠熟练扣5分;因错误操作导致呼吸机无法正常运转全扣;操作时间每延长30秒扣1分	
总分	100			

临时起搏器操作技术

一、目的

刺激心肌除极，维持有效心跳，作为进一步治疗的过渡。

二、操作流程

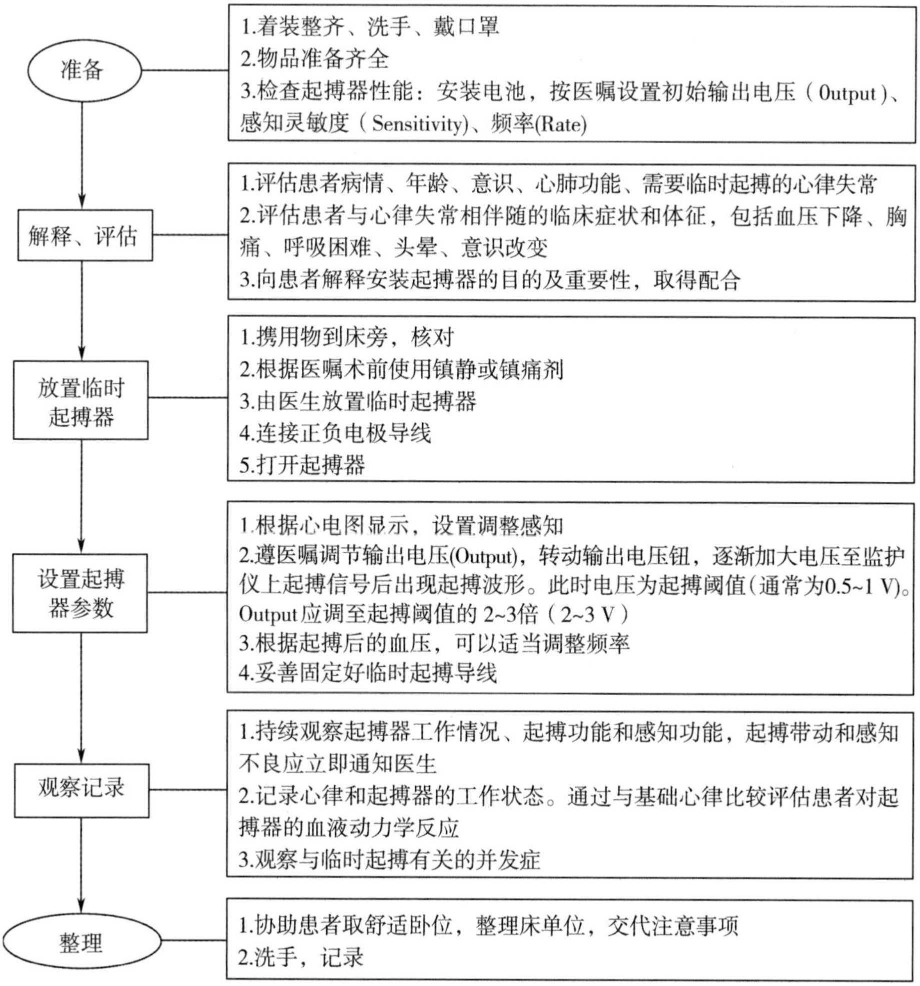

三、操作注意点与说明

(一)操作要点

1. 发现心律失常是确定需要临时起搏的第一步。

2. 有症状的心动过缓是临时起搏的指征。

3. 一般使用前电压设定为0,根据患者心电图R波的振幅调节感知灵敏度,通常在1.5～2 mV,频率设置高于自身心率。

4. 观察到电池指示灯亮。

5. 禁止用手直接接触起搏导丝,防止静电刺激心肌。

6. 感知设定良好可见起搏信号落在长间歇中。

7. 输出电压太高易使心肌受损,过低则无法起搏。

8. 心率的快慢以能获得足够的血压为原则,过高易使心肌氧气需求量增加。

9. 在使用过程中,患者可能出现心悸或心前区不适的感觉。

10. 监护患者的心律,可能需要关掉起搏器以发现潜在的心律失常。当患者100%起搏时,禁止关掉起搏器。

(二)宣教与告知

1. 电极经上腔静脉进入时,告知患者上肢制动,可按病情卧床休息或床边活动;电极经下腔静脉进入时,告知患者床头抬高不要超过30°,穿刺侧肢体制动。

2. 如果有指征,应告知患者和家属使用永久性起搏器的可能性。

3. 如果要用永久性起搏器,需要对患者和家属进行进一步宣教,包括可能的生活方式改变、随访以及起搏器植入的相关知识。

(三)操作并发症

临时起搏器操作技术常见并发症的预防及处理

常见并发症	临床表现	原因	预防及处理
出血和血肿	穿刺处出血、渗血或血肿	手术原因,或患者凝血功能异常	1. 及时观察手术切口情况 2. 发现手术刀口敷料渗血污染,及时告知医师进行换药 3. 如出血、血肿情况明显,告知医师并配合止血治疗
心包填塞	血压下降,心率增快,呼吸困难,发绀,面色苍白,出汗,颈静脉怒张	术中操作不当,导致心肌穿孔后出血	1. 严密观察生命体征,有无中心静脉压(CVP)进行性升高等心包填塞表现 2. 发现后立即告知医师,协助医师行床旁开胸手术

续表

常见并发症	临床表现	原因	预防及处理
血气胸	患者突发性或进行性氧饱和度下降,呼吸困难,听诊肺呼吸音遥远或消失	术中操作不当,导致血管穿孔或误伤一侧肺部	1. 严密观察患者氧合血红蛋白、血气情况,及时听诊双肺呼吸音 2. 出现氧合血红蛋白、氧分压下降或一侧呼吸音消失时,及时告知医师 3. 协助医师进行床旁胸片或床旁B超诊断鉴别,确认血气胸后协助医师进行床旁胸腔闭式引流穿刺置管术 4. 置管后,按照胸腔闭式引流护理常规进行护理
感染	局部出现红、肿、热和疼痛,压痛明显。若感染扩散,可导致全身菌血症、脓毒败血症,患者出现高热、畏寒、谵妄等	手术部位消毒不严格,器械被污染等	1. 严密观察患者生命体征、体温、血常规 2. 出现体温上升、寒战、高热应及时告知医师,根据医嘱进行降温或留取相关细菌检查 3. 根据医嘱,按时使用抗菌药物
导联系统脱落	无法起搏	操作不当导致起搏导线脱落	1. 严密观察心电监护 2. 发现无法起搏后,及时查明原因 3. 如为导线脱落,及时连接并观察起搏效果 4. 如出现停搏,及时告知医师并配合抢救
突然停止起搏,心脏停搏	心脏停搏	误把干扰波当成 QRS 复合波,导致应起搏而未起搏,可致心跳停止	1. 严密观察心电监护 2. 发生心脏停搏时及时告知医师进行抢救
不恰当起搏造成的室性心动过速	室性心动过速	起搏信号落在T波降支上,可导致室速或室颤	1. 严密观察心电监护 2. 发生室速或室颤时,及时告知医师 3. 遵医嘱用药、调节起搏器参数,配合抢救

四、操作技术操作考核评分标准

临时起搏器应用技术操作考核评分标准

项目	总分	技术操作要求	评分	扣分
操作前准备	5	1. 着装整齐,洗手,戴口罩 2. 用物:心电监护仪、临时起搏器、连接线(必要时)、备用电池、抢救车、急救药物(必要时)	物品缺一项扣1分	
评估	15	1. 评估病情、年龄、意识、心肺功能、需要临时起搏的心律失常 2. 评估与心律失常相伴随的临床症状和体征,包括血压下降、胸痛、呼吸困难、头晕或者意识改变 3. 检查起搏器性能:安装电池,按医嘱设置初始输出电压(Output)、感知灵敏度(Sensitivity)、频率(Rate)	漏评估一项扣2分;起搏器未检查性能扣5分	
操作步骤	4	护士在护士站进行: 双人核对医嘱单、治疗单正确无误	未核对或核对错误扣2分	
	4	护士到病床前进行: 1. 备齐用物携至床旁,评估操作环境 2. 按要求查对床号、姓名,必要时查看腕带	未查对或无效核对扣2分	
	2	向患者解释目的及注意事项,取得患者的合作	未解释、未评估扣2分	
	5	1. 根据医嘱术前使用镇静或镇痛剂 2. 协助医生放置临时起搏器	未口述扣2分	
	35	1. 连接正负电极导线 2. 打开起搏器 3. 根据心电图显示,设置调整感知 4. 调节输出电压,转动输出电压钮(Output),逐渐加大电压至监护仪上起搏信号后出现起搏波形。此时电压为起搏阈值(通常为0.5～1 V)。Output应调至起搏阈值的2～3倍(2～3 V) 5. 根据起搏后的血压,可以适当调整频率 6. 妥善固定好临时起搏导线,再次核对 7. 协助患者取舒适卧位,整理床单位,交代注意事项 8. 洗手,记录	电极导线连接错误扣5分;未设定参数或参数设置不准确每项扣5分;未妥善固定起搏器导线扣5分	

续表

项目	总分	技术操作要求	评分	扣分
	20	1. 持续观察起搏器工作情况、起搏功能和感知功能，起搏带动和感知不良应立即通知医生 2. 记录心律和起搏器的工作状态 3. 通过与基础心率比较，评估患者对起搏器的血流动力学反应 4. 观察与临时起搏有关的并发症	未观察起搏器工作情况扣5分；未观察起搏器并发症扣10分	
评价提问	10	1. 操作准确、熟练，查对规范 2. 与患者沟通有效，爱伤观念强	一项不符合要求扣2分	
总分	100			

有创动脉血压监测技术

有创动脉血压监测是将动脉导管置入动脉内，通过压力监测仪直接测量动脉内压力的方法。

一、目的

1. 及时准确地反映患者动脉血压的动态变化，协助病情分析。

2. 间接用于判断血容量、心肌收缩力、周围血管阻力及心脏压塞情况等。

3. 应用于心脏手术后及其他重症患者，及时反映病情的发展状况，指导血管活性药物的使用与调节。

二、操作流程

步骤	内容
准备	1.着装整洁、洗手，戴口罩 2.用物准备齐全 3.环境符合操作要求
解释、评估	1.核对医嘱、查对患者信息 2.解释操作目的、方法，取得配合 3.评估患者的病情、合作程度，体位及凝血状况 4.评估穿刺部位皮肤情况、动脉搏动情况，ALLEN试验判断尺动脉血运情况
操作过程	1.备齐用物，携至床旁，核对患者，协助患者取平卧位 2.打开压力传感器，连接生理盐水，排气；安装加压袋，调节充气压力300 mmHg，检查测压装置内无气泡 3.打开监护仪，用测压导线连接压力传感器与监护仪，设定有创血压监测数据与波形参数 4.穿刺部位下铺治疗巾，消毒，戴手套，进行动脉穿刺置管（医生操作）；置管成功后连接压力传感器，检查测压管路连接是否紧密，再次检查管路内无气泡 5.将换能器置于平右心房水平（腋中线第4肋间），校正零点，测压，观察有创血压波形，读取数据 6.保持压力传感器与动脉测压管相通进行持续测压，治疗巾包裹换能器，妥善固定，合理设置报警界限
整理	1.再次核对，告知注意事项 2.协助患者取舒适卧位，整理床单位 3.整理用物，洗手，记录

三、操作注意点及说明

(一)操作要点

1. 操作过程中严格无菌操作,避免污染。

2. 妥善固定套管针及管路,防止穿刺导管脱出以及管道打折、扭曲。

3. 当数值或波形发生异常变化时,除观察病情变化外,注意压力传感器是否与心脏保持同一水平,必要时重新校对零点,并检查导管内有无回血、阻塞。

4. 加压输液袋压力应在 300 mmHg,根据患者病情选择合适的冲洗盐水。

5. 当患者体位变动时,应重新校对零点,以保证所测结果准确。

6. 进行抽血和冲管时,要严防空气进入动脉引起空气栓塞。

7. 密切观察穿刺肢体远端血运情况并记录。

8. 严禁从动脉测压管道输液。

9. 观察穿刺部位有无渗血、渗液,贴膜有无卷边,若有污染及时更换敷料。

10. 置管 7 天后应拔除测压管道,更换部位重新穿刺。拔出后穿刺点应按压至少 10 分钟,密切观察穿刺点渗血情况。

(二)宣教与告知

1. 指导患者穿刺部位肢体不要弯曲,以免穿刺针打折而影响测量的准确性。

2. 向家属及清醒的患者解释动脉测压管的意义,嘱其勿自行拔管。

(三)操作并发症

有创动脉血压监测技术常见并发症的预防及处理

常见并发症	发生原因	临床表现	预防及处理
血栓形成	1. 插管过程中未及时应用抗凝剂(如肝素)或用量较少,导管停留时间过长,容易形成血栓 2. 多次穿刺,动脉内膜损伤、粗糙,血流通过此处时,血小板易凝集形成血栓 3. 患者消瘦、皮下脂肪少,拔针后压迫伤口若用力不当、压迫过重,易导致血流减慢甚至中断,导致血栓形成	患者主诉穿刺端肢体疼痛、无力。检查发现,穿刺端皮肤青紫或苍白,皮温下降,足背动脉搏动减弱或消失	1. 减少同一穿刺点的穿刺次数 2. 拔针后,压迫穿刺点的力度要适中,应做到伤口既不渗血,动脉血流又保持通畅;压迫时指腹仍有动脉搏动为宜 3. 若血栓形成,静脉插管行尿激酶溶栓治疗

续表

常见并发症	发生原因	临床表现	预防及处理
出血	多是由于穿刺后患者患肢过早活动所致	穿刺针孔处有大量的血液流出;出血量大的患者出现面色苍白、出冷汗、血压下降等症状	1. 穿刺后按压穿刺点 5～10 分钟并嘱患者勿过早下床活动 2. 如出现穿刺点大出血,立即嘱患者平卧,戴无菌手套,用无菌敷料将明胶海绵按压在穿刺点,直至不出血为止 3. 出血量大的患者可输血制品
感染	1. 未严格执行无菌操作 2. 置管时间过长或动脉导管留置期间未做有效消毒 3. 动脉穿刺点未完全结痂前,有污染的液体渗入针眼	1. 穿刺部位皮肤有红、肿、热、痛,严重者有脓肿形成;个别患者会出现全身的症状,如高热等 2. 血液和导管培养有细菌生长	1. 穿刺时严格遵守无菌原则,穿刺时物品怀疑有污染应立即更换 2. 穿刺前认真选择血管,避免在有皮肤感染的部位穿刺 3. 动脉插管的患者,病情稳定后应尽早拔除;如怀疑存在导管感染,应立即拔除导管并送检 4. 拔除导管时,穿刺部位严格消毒,切实压迫止血后,用无菌纱布覆盖,弹力绷带包扎 5. 已发生感染者,除对因处理外,还应根据医嘱使用抗生素抗感染

四、操作技术操作考核评分标准

有创动脉血压监测技术操作考核评分标准

项目	总分	技术操作要求	评分	扣分
用物准备	5	1. 着装整齐,符合规范,戴口罩,洗手 2. 用物:治疗盘、速干手消毒液、加压袋、生理盐水一袋、动脉穿刺针、治疗巾、贴膜、无菌手套一副、一次性压力传感器、多功能监护仪一台、棉签、消毒剂、污物桶;必要时备肝素盐水	缺一项扣 1 分;用物不合格一项扣 1 分	

续表

项目	总分	技术操作要求	评分	扣分
评估	10	1. 评估患者的病情、合作程度、体位及凝血状况 2. 评估患者穿刺部位的皮肤情况，艾伦（ALLEN）试验判断尺动脉血运情况	未评估此项全扣，漏评估一项扣 2 分	
操作步骤	2	护士在护士站进行： 双人核对医嘱单、治疗单正确无误	未口述扣 2 分	
	2	护士在治疗室进行（洗手）： 检查液体，所有用物均在有效期内	未口述扣 2 分	
	4	护士到病床前进行： 1. 携用物至床旁，评估环境。按要求查对床号、姓名、住院号，必要时查看腕带	未核对或无效核对全扣；未评估环境扣 1 分	
	10	2. 向患者说明测压目的及注意事项，取得配合；协助患者取平卧位，选择穿刺肢体，进行 ALLEN 试验	未解释扣 2 分；卧位不正确扣 5 分；未进行 ALLEN 试验扣 5 分	
	10	3. 洗手，打开压力传感器，连接生理盐水，排气；安装加压袋，充气压力达 300 mmHg，检查测压装置内有无气泡	测压装置连接不正确扣 5 分；充气压力不够扣 2 分；未检查气泡扣 3 分；其余未做或不符合要求一项扣 1 分	
	10	4. 打开监护仪，用测压导联线连接压力传感器与监护仪，设定有创血压监测的数据与波形的参数	连接错误扣 5 分；参数与波形设置错误扣 5 分	

续表

项目	总分	技术操作要求	评分	扣分
	10	5. 穿刺部位下垫治疗巾，消毒，戴手套，进行动脉穿刺置管（由医生操作）；置管成功后，连接压力传感器，检查测压管连接是否紧密，再次检查管路内有无气泡，贴膜固定	装置连接错误扣5分；其余未做或不符合要求一项扣2分	
	10	6. 将传感器置于腋中线第4肋间（平右心房）水平，校正零点（使传感器与大气相通），测压，观察有创血压波形，读取数值	传感器位置放置错误扣5分；校正零点方法错误扣5分	
	8	7. 保持压力传感器与动脉测压管相通，进行持续测压，治疗巾包裹传感器，妥善固定，合理设置报警界限	未进行持续测压扣2分；未妥善固定扣2分；未设报警界限扣2分	
	5	8. 再次核对患者，向患者或家属告知注意事项，协助患者取舒适体位，整理床单位	未核对扣2分；其余未做或不符合要求一项扣1分	
	4	9. 整理用物，洗手，记录测量数值	未做或不符合要求一项扣1分	
评价提问	10	1. 操作准确、熟练，查对规范 2. 与患者沟通有效，爱伤观念强	操作不准确或不熟练扣5分；无爱伤观念扣2分	
总分	100			

中心静脉压监测技术

中心静脉压是指腔静脉与右心房交界处的压力，是反映右心前负荷的指标，主要适于各种严重创伤、休克、急性循环衰竭等危重患者的监测。

一、目的

了解循环血量和右心功能，指导补液的用量及速度，指导利尿剂的应用。

二、操作流程

准备

1.着装整齐、洗手、戴口罩
2.了解CVP监测目的及操作规范
3.用物准备齐全
4.环境符合操作要求

↓

评估、解释

1.核对医嘱，查对患者信息
2.评估患者病情、合作程度、体位及凝血情况
3.评估患者中心静脉是否通畅，置管深度，穿刺部位皮肤情况
4.向患者解释操作目的

↓

操作过程

1.携用物至床旁，评估环境，查对患者，协助患者取平卧位
2.洗手，检查中心静脉导管是否通畅
3.打开压力传感器，连接生理盐水，排气，安装加压袋，充气压力至300 mmHg，检查测压装置内是否有气泡
4.连接传感器与监护仪，调节监护仪，设置CVP参数及波形
5.选择中心静脉主腔，戴手套，消毒接头，连接测压装置，检查管路连接是否紧密，检查管路内有无气泡
6.压力传感器平腋中线第4肋间，进行方波试验，校对零点，测压，观察压力波形，读取数值
7.测压完毕，旋转三通，关闭测压管，继续输液或封管

↓

整理

1.协助患者取舒适卧位，整理床单位
2.告知注意事项
3.清理用物，洗手，记录数值

三、操作注意点及说明

(一)操作要点

1.定时冲洗测压管,保持通畅。

2.防止空气栓塞、血栓栓塞。

3.严格无菌操作,预防感染。

4.妥善固定,防止管道脱出。

5.严密监测生命体征的变化。

6.测压时应避免咳嗽、躁动、体位变化等因素而影响结果。

7.压力传感器位置放置准确(平腋中线第四肋间)。

8.测量前做方波试验(快速挤压或牵拉压力传感器上的接头一次,启动冲刷装置对压力监测系统进行快速冲洗。观察监护仪上的压力波形及波后的振荡数量,两次振荡之间的距离,波形返回基线的轨迹。若压力波形具有一个锐利的垂直升支,随后是一个垂直的降支,即形成方波波形。在快速返回基线之前有一或两个振荡,说明波形充分衰减,所测数据较为准确)。改变体位后,测压前要重新校对零点。

(二)宣教与告知

1.告知患者每天检查穿刺部位皮肤有无红肿、脓性分泌物。

2.指导患者测量时保持安静,避免咳嗽、躁动、体位变化等因素而影响结果。

3.告知患者脱管的风险与预防措施,避免管路断开或意外脱管引发感染、出血、栓塞等不良事件。

(三)操作并发症

中心静脉压监测技术常见并发症的预防及处理

常见并发症	临床表现	原因	预防及处理
空气栓塞	1.突发性胸闷,胸痛,眩晕,血压下降,呼吸困难,严重发绀,有濒死感 2.听诊心脏有杂音	1.测压装置内空气未排尽,导管连接不严密 2.使用加压装置时,空气进入静脉,造成空气栓塞	1.测压前注意检查测压装置各连接是否紧密 2.应用加压装置时,注意观察冲洗盐水量,防止空气进入 3.发生空气栓塞,应立即置患者于左侧卧位和头低足高位 4.给予高流量氧气吸入,提高患者血氧浓度

续表

常见并发症	临床表现	原因	预防及处理
血栓栓塞	临床表现各有不同	1. 长期静脉置管造成血管壁损伤及静脉炎，致使血小板黏附于血管壁，激活一系列凝血因子而发生凝血，致血栓形成 2. 中心静脉测压时的液体被不溶性微粒污染，可引起血栓栓塞	1. 避免长期使用静脉置管 2. 减少细菌微粒的污染 3. 严格无菌操作 4. 发生血栓栓塞时，应停止测压，立即汇报医师，评估是否可以拔管
感染	1. 穿刺局部皮肤发红，有渗出物 2. 患者发热、寒战甚至休克 3. 导管细菌培养结果阳性	1. 连接测压装置时未执行无菌操作 2. 中心静脉导管留置时间过长	1. 严格无菌操作 2. 应尽可能减少所使用的中心静脉导管端口或管腔 3. 一般导管留置时间为 2 周，抗感染导管留置时间为 1 个月（或根据厂家建议） 4. 每 24 小时更换冲洗盐水，每 96 小时更换一次测压装置，一旦污染立即更换

四、操作技术操作考核评分标准

中心静脉压监测技术操作考核评分标准

项目	总分	技术操作要求	评分	扣分
操作前准备	5	1. 着装整齐，符合规范；戴口罩，洗手 2. 用物：治疗盘、速干手消毒液、加压袋、250 mL 0.9%氯化钠注射液 1 袋、一次性压力传感器、多功能监护仪 1 台、75%乙醇棉片、无菌手套 1 副、污物桶；必要时备肝素盐水	缺一项扣 1 分；用物不符合标准一项扣 1 分	
评估	10	1. 评估患者的病情、合作程度、体位及凝血状况 2. 评估患者中心静脉是否通畅、置管深度、穿刺部位的皮肤情况	漏评估或评估错误一项扣 2 分	

续表

项目	总分	技术操作要求	评分	扣分
操作步骤	2	护士在护士站进行： 已经双人核对医嘱单、治疗单正确无误	未口述扣2分	
	2	护士在治疗室进行(洗手)： 检查液体，经检查所有用物均在有效期内	未口述扣2分	
	5	护士到病床前进行： 1.携用物至床旁，评估操作环境。洗手，按要求查对床号、姓名、住院号，必要时查看腕带	未核对或核对无效全扣；未评估环境扣1分	
	10	2.向患者说明测压目的及注意事项，取得患者配合，协助患者取平卧位，检查中心静脉导管是否通畅	未解释扣2分；卧位不正确扣5分；未检查导管通畅扣5分	
	10	3.再次洗手，打开压力传感器，连接0.9%氯化钠注射液，进行排气，安装加压袋，充气压力达300 mmHg，检查测压装置内有无气泡	测压装置连接不正确扣5分；充气压力不足扣2分；未检查气泡扣2分；其余未做或不符合要求一项扣1分	
	10	4.用测压导联线连接压力传感器与监护仪，调节监护仪参数，设定CVP监测的数据与波形的参数	连接错误扣5分；参数与波形设置错误扣5分	
	10	5.选择合适的中心静脉导管管腔(主腔)，戴无菌手套，用乙醇棉片摩擦消毒导管和输液三通接头至少15秒，连接测压装置，检查测压管路连接是否紧密，再次检查管路内有无气泡	管腔选择不合适扣3分；消毒不规范扣5分；其余未做或不符合要求一项扣1分	
	15	6.将压力传感器置于平腋中线第4肋间(右心房)水平，做方波试验，观察波形。方波衰减波形好表示管路通畅。校正零点，测压，观察压力波形是否正常，读取数值	传感器位置放置错误扣5分；未进行方波试验或不会判断方波试验结果扣2分；校正零点方法错误扣5分	

续表

项目	总分	技术操作要求	评分	扣分
	5	7. 测压完毕，调节三通开关，关闭测压管，重新使静脉导管与输液管相通，继续输液，保持静脉导管通畅；若无输液，予以肝素盐水封管	未调节三通扣 2 分；无输液时未封管扣 5 分；其余未做或不符合要求一项扣 1 分	
	2	8. 再次核对患者，向患者或家属告知注意事项，协助患者取舒适体位	未核对扣 2 分；其余未做或不符合要求一项扣 1 分	
	2	9. 整理用物，洗手，记录测量数值	未做或不符合要求一项扣 1 分	
评价提问	12	1. 操作准确、熟练，查对规范 2. 无菌观念强 3. 与患者沟通有效，爱伤观念强	操作不规范、不熟练扣 5 分；无菌观念差扣 5 分；无爱伤观念扣 2 分	
总分	100			

主动脉内球囊反搏(IABP)泵操作技术

一、目的

提高冠脉灌注,减少心肌耗氧量,减轻左心室的后负荷。

二、操作流程

步骤	内容
准备	1.着装整洁，洗手，戴口罩 2.用物准备齐全 3.仪器性能良好，电量、气量充足
解释、评估	1.评估病情、年龄、意识、心肺功能、心率、血压 2.评估患者双下肢皮肤颜色、温度、动脉搏动、基础感觉和运动能力，以备对照 3.环境安全，适宜操作 4.向患者告知IABP的目的及注意事项，取得配合
放置导管	1.携用物至床旁，核对患者 2.开机，连接EKG导联（三导联或五导联） 3.选择波形清晰，有最高R波的导联 4.协助医生放置IABP导管，拍片确认导管位置后妥善固定
连接IABP	1.压力传感器接肝素生理盐水，排气，放入加压袋内，设定压力300 mmHg，检查测压管内无气泡，将压力监测装置一端连接IABP机，一端与IABP导管的中心腔连接，校零，获得动脉压力波形 2.遵医嘱选择合适的触发模式，确定辅助比例，选择合适的球囊容量 3.按“PUMP STANDBY”,主机有预备动作 4.按“PUMP ON”，泵开始工作 5.使用充气（INFLATE）/放气（DEFLATE）来调整充放气点，选择合适的辅助比例，使球囊辅助达到最佳效果
拔管	1.根据医嘱调整辅助比例或者球囊充气量，逐渐撤机 2.按“STANDBY”键，再按停机键 3.操作者规范洗手，戴手套。撕开敷料，剪断固定缝线 4.用 50 mL针筒将球囊内气体抽空 5.医生给予拔管：待血液从穿刺口冲出几秒或1~2个心动周期，以清除血管内可能存在的血栓碎片 6.局部压迫30分钟，后给予加压包扎或沙袋压迫8小时，患者平卧6~12小时 7.密切观察肢体血运及足背动脉搏动情况，有异常及时报告医师
整理	1.协助患者取正确卧位，整理床单位，交代注意事项 2.机器处理：关氦气，关电源，做好终末处理 3.整理用物，洗手，记录

三、操作注意点与说明

(一)操作要点

1. 勿在 IABP 囊腔内抽血及手工冲洗。该触发源稳定,不轻易受干扰且辅助效果良好。

2. 一般辅助比例选择 2∶1,机器会自动预抽 4 次真空。

3. 充气过早:充气点远远高于切迹点导致主动脉瓣提早关闭、心排量下降以及左心室舒张末压增高。

4. 充气过晚:在收缩峰压(PSP)和舒张峰压(PDP)之间可见动脉波切迹,PDP 升高不明显使冠脉灌注增加不明显。

5. 放气过早:反搏后收缩峰压(APSP)>PSP,球囊辅助的舒张末压可见到 U 形波,使后负荷降低不明显。

6. 放气过晚:反搏后舒张末压(BAEDP)>反搏前舒张末压(PAEDP),使左心做功增加,心排量降低。

7. 停 IABP 标准:心排指数>2.0,收缩压>90 mmHg,心率<100 次/分,尿量>1.0 mL/(kg · h),无正性肌力药物维持或用量<5 μg/(kg · h)。

8. 先按待机键可以节约氦气。IABP 停机时间不能超过 15 分钟,以免血栓形成。

9. 必要时拔管前给予镇静剂。

10. 严密观察血流动力学变化,观察穿刺处渗出血情况。

(二)宣教与告知

告知患者及家属床头抬高不能超过 30°,穿刺侧肢体制动。

(三)操作并发症

主动脉内球囊反搏泵操作技术常见并发症的预防及处理

常见并发症	临床表现	原因	预防及处理
下肢缺血	下肢皮温低,甲床颜色苍白,足背动脉搏动减弱或消失,患者自感麻木,活动动度差	与球囊型号选择过大有关	1. 按身高选择合适导管 2. 注意观察患者下肢血运情况,皮温、颜色、动脉搏动、活动情况 3. 发现下肢缺血情况及时告知医师并处理记录

续表

常见并发症	临床表现	原因	预防及处理
血栓	下肢肌张力高，皮温增加，腿围增加，下肢肿胀	IABP球囊充气不足50%，搭桥术后抗凝治疗不足，患者因使用IABP而长期卧床制动，未进行主动运动或被动运动	1. 及时评估静脉血栓栓塞症（VTE）风险，关注患者凝血情况，尤其是D-二聚体水平 2. VTE评估高危患者告知医师，给予下肢静脉泵治疗预防血栓 3. 指导患者主动进行下肢功能锻炼，如踝泵运动 4. 如患者已经出现血栓，观察肌张力、皮温、腿围、下肢肿胀情况，遵医嘱制动，必要时遵医嘱进行溶栓治疗
主动脉内膜损伤及夹层	患者有撕裂样疼痛	术中操作不当，误伤血管；选择球囊型号过大，充气量过大	1. 严密观察患者疼痛情况，出现特征性疼痛及时告知医师 2. 遵医嘱进行处理
血小板减少	血常规中血小板计数下降	与IABP使用肝素抗凝有关，破坏血小板	1. 严密观察血常规结果及出血倾向 2. 血小板计数下降，及时告知医师，遵医嘱更改IABP抗凝方案，补充血小板
导管移位	患者尿少，可见导管移位，外露长度变化	牵拉导致导管脱出，或固定不牢导致导管位置变化	1. 严密观察患者尿量 2. 遵医嘱每日复查床旁胸片，确定导管尖端位置 3. 如发现移位，应告知医师，确认是否影响反搏效果 4. 协助医师对导管重新消毒固定
球囊破裂	球囊充气导管中发现血迹，机器提示检测到血液并报警	球囊破裂	须立即停止球囊充放气，夹住管腔，并立即汇报医师，拔除球囊
感染、败血症	局部出现红、肿、热和疼痛，局部压痛明显。若感染扩散，可导致全身菌血症、脓毒败血症，患者出现高热、畏寒、谵妄等	手术部位消毒不严格，器械被污染，导管维护不到位等	1. 严密观察患者生命体征、体温、血常规 2. 出现体温上升、寒战、高热应及时告知医师，根据医嘱进行降温或留取相关细菌检查 3. 根据医嘱，按时使用抗菌药物

四、操作技术操作考核评分标准

主动脉内球囊反搏应用技术操作考核评分标准

项目	总分	技术操作要求	评分	扣分
操作前准备	5	1. 着装整齐，洗手，戴口罩 2. 用物：口罩、帽子、手术衣、专用换能器、加压袋、肝素化生理盐水、消毒用品、无菌手套、静切包、IABP 导管、刀口敷料、IABP 机、50 mL 注射器	物品缺一项扣1分	
评估	10	1. 评估病情、年龄、意识、心肺功能、心律、血压、双下肢皮肤颜色、温度、动脉搏动、基础感觉和运动能力，以备对照 2. 周围环境安全，适宜操作 3. IABP 机器性能良好，气量、电量充足	漏评估一项扣2分	
操作步骤	2	护士在护士站进行： 双人核对医嘱单、治疗单正确无误	未核对或核对无效扣2分	
	2	护士到病床前进行： 备齐用物携至床旁，按要求查对床号、姓名、住院号，必要时查看腕带	未核对或无效核对扣2分	
	2	向患者解释，交代注意事项，取得患者合作	未解释扣2分	
	10	1. 开机，连接心电图导联（三导联或五导联） 2. 选择波形清晰、有最高 R 波的导联 3. 医师放置 IABP 导管后拍片确认导管位置，妥善固定	导联连接或选择错误扣5分	
	4	打开压力传感器，接肝素生理盐水，排气，将肝素生理盐水置于加压袋内，设定压力 300 mmHg，检查测压管内有无气泡，将压力传感器一端与机器相连，一端与 IABP 导管的中心腔连接，校零，测压，获得动脉压力波形	压力传感器连接错误扣2分；加压袋压力设置错误扣2分	

续表

项目	总分	技术操作要求	评分	扣分
	30	1. 遵医嘱选择合适的触发模式 2. 确定辅助比例，选择合适的球囊容量。按“备用泵”(PUMP STANDBY)，主机有预备动作 3. 按“开泵”(PUMP ON)，泵开始工作 4. 使用“充气”(INFLATE)/“放气”(DEFLATE)来调整充放气点，选择合适的辅助比例，使球囊辅助达到最佳效果	触发模式选择错误扣5分；辅助比例选择错误扣5分；球囊容量错误扣5分；不能熟练操作仪器扣10分	
	20	1. 根据医嘱调整辅助比例或者球囊充气量，逐渐撤机 2. 撤机时按“备用”(STANDBY)键，再按“停机”键 3. 操作者规范洗手，戴手套 4. 撕开敷料，剪断固定缝线 5. 用50 mL空针将球囊内气体抽空 6. 医生给予拔管：待血液从穿刺口冲出几秒，或1～2个心动周期，以清除血管内可能存在的血栓碎片 7. 局部压迫30分钟后给予加压包扎或沙袋压迫8小时。患者平卧6～12小时。密切观察肢体血运及足背动脉搏动情况，有异常及时报告医师	撤机时操作顺序错误扣5分；未抽空球囊内气体扣5分；拔管时局部压迫时间、制动时间执行不规范扣5分；未观察肢体血运及足背动脉搏动扣5分；患者卧位不规范扣5分	
	5	1. 协助患者取规范卧位，整理床单位，告知患者及家属注意事项 2. 机器处理：关氦气，关电源 3. 各导线清洁后妥善放置 4. 整理用物，洗手，记录	卧位不规范扣5分；其余一项不规范扣1分	
评价提问	10	1. 操作准确、熟练，查对规范 2. 与患者沟通有效，爱伤观念强	操作不熟练扣5分；缺乏爱伤观念扣2分	
总分	100			

第三篇

专科操作技术篇

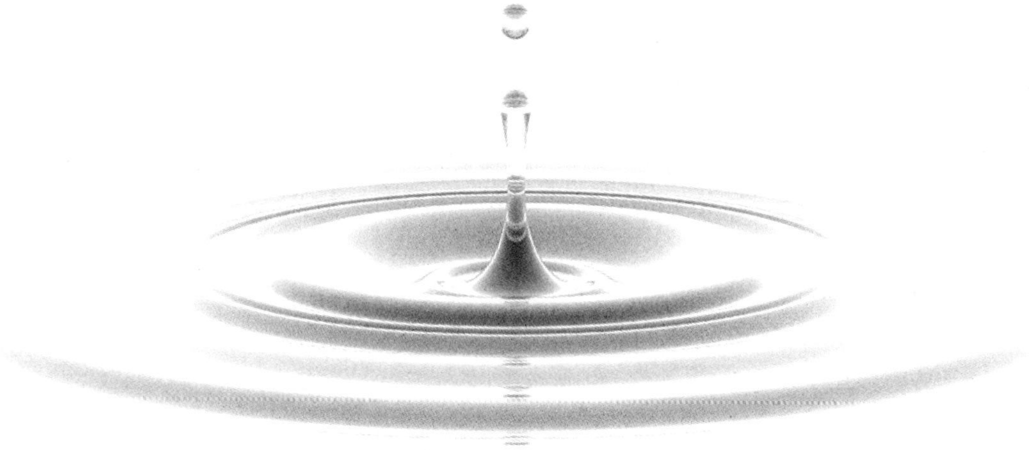

伤口换药技术

换药亦称“更换敷料”，是对经过初期治疗的伤口（包括手术切口）做进一步处理的过程。

一、目的

为患者更换伤口敷料，保持伤口清洁，预防、控制伤口感染，促进伤口愈合。

二、操作流程

步骤	内容
准备	1.仪表端庄，洗手、戴口罩；服装整洁，无长指甲，（手）无饰品 2.备齐用物 3.病房环境整洁、舒适安全，关闭门窗，温度适宜
↓ 解释、评估	1.严格查对，向患者解释换药目的及方法，取得合作 2.评估患者身体状况及合作程度 3.评估患者伤口局部情况 4.帮助患者取舒适卧位
↓ 取下旧敷料	1.备胶布，戴手套，铺方垫，取下外层敷料，再用无菌钳取下内层敷料 2.观察伤口的情况，并告知患者伤口愈合情况
↓ 皮肤消毒	1.碘伏棉球先消毒伤口，再由清洁伤口中央向外做环形消毒三遍（消毒区域大于伤口范围 5 cm，且消毒范围不能超过上一遍），操作过程中注意询问患者感受，并适时给予鼓励。若为污染创面，消毒顺序相反 2.如伤口异常，及时与医师沟通
↓ 包扎伤口	1.伤口周围碘伏待干后，取大小适中的纱布(6~8层)覆盖于伤口上，纱布盖住伤口周围 5 cm左右，一旦放置纱布，切勿再移动 2.胶布固定，必要时用绷带协助固定敷料，脱手套
↓ 整理	1.协助患者整理衣物，取舒适卧位，交代注意事项 2.整理床单位及用物 3.洗手，记录

三、操作注意点与说明

(一)操作要点

1.定期对伤口进行观察、测量和记录。

2.根据伤口渗出情况确定伤口换药频率。

3.伤口清洗一般选用生理盐水或对人体组织没有毒性的消毒液。

4.如有多处伤口需换药,应先换清洁伤口,后换感染伤口;先换缝合伤口,后换开放伤口;先换轻伤口,后换重伤口。

5.清洁伤口换药时,应从伤口中间向外消毒;感染伤口换药时,应从伤口外向中间消毒;有引流管时,先清洁伤口,再清洁引流管。

6.换药过程中密切观察病情,出现异常情况及时报告医生。

7.包扎伤口时要保持良好血液循环,不可固定太紧;包扎肢体时应从身体远端到近端,促进静脉回流。

(二)宣教与告知

1.告知患者换药目的及配合事项。

2.告知患者保持伤口敷料清洁干燥,如换药后伤口渗出量过多或出现剧烈疼痛时,应立即来医院复查,切不可擅自处理和随便包扎。

3.换药间隔要根据伤口情况和分泌物多少而定。

4.饮食指导:营养不良可显著延缓伤口愈合。对伤口较大、病情较长的患者,应以高热量、高蛋白以及富含维生素、矿物质和微量元素的食谱为主。

5.定期复查。

(三)操作并发症

伤口换药技术常见并发症的预防及处理

常见并发症	临床表现	原因	预防及处理
交叉感染	局部出现红、肿、热、痛和功能障碍等，可有发热、血象改变及头痛、精神不振、乏力、纳差等一系列全身不适症状。严重感染可出现代谢紊乱、营养不良、贫血，甚至发生感染性休克	1.环境污染：由于换药室内人员流动频繁，病种复杂，各种致病微生物附着于微细的尘埃及飞沫中，可使接受换药的患者受到感染。同时，室内污物桶消毒不彻底，清扫卫生用具不洁也可导致环境污染 2.无菌原则观念不强：以医护人员的衣帽口罩以及双手不洁而引起的最多。医护人员接触创面、伤口、感染性分泌物，若无菌观念不强，未严格按照无菌原则操作，在给有菌伤口换药后，未严格消毒双手，又给其他人换药，致使医护人员自身携带的细菌传给他人，可使无菌伤口发生感染 3.医疗器械消毒不彻底 4.自身感染：正常人皮肤上的细菌在体表一般不导致感染，一旦转移到易感染部位，如伤口，就可引起感染	1.强化无菌观念。换药者应严格遵守各项规章制度和无菌技术操作原则，医护人员着装要整洁，在操作前后注意洗手，以减少患者交叉感染的机会 2.保持换药室环境的清洁，每日用紫外线灯消毒1～2次，每次30～60分钟 3.保持换药室内空气清洁，光线充足，温度适宜。换药时禁止家属及探视人员进入 4.严格区分无菌区和非无菌区，无菌物品与非无菌物品分类放置，摆放合理，无菌物品要注明灭菌日期或有效期，定期检查灭菌日期 5.严格掌握换药原则：先换无菌伤口，后换感染伤口；先换缝合伤口，后换开放伤口；先换轻伤口，后换重伤口，特殊伤口最后换 6.伤口有感染时，应以无菌生理盐水或其他消毒溶液冲洗伤口，必要时将缝线拆除一部分，以引流脓液，或插入引流管引流脓液。观察引流液的性状和量，并根据伤口分泌物的培养结果，给予有效的抗生素治疗

续表

常见并发症	临床表现	原因	预防及处理
伤口延期愈合	患者表现为伤口愈合时间延长，创面苍白水肿，色暗有苔，肉芽萎缩或生长过盛等。如深部伤口分泌物排出不畅，线头反应，伤口内肉芽组织增生可形成窦道或瘘。用药不合理所致的过敏反应，主要表现为伤口渗出增多，皮肤湿疹，并有疼痛	1.换药次数过多或不正规的换药操作损伤肉芽组织，引起肉芽水肿，不健康的肉芽组织高出皮肤，造成伤口愈合困难 2.清创不彻底，异物存留：①医务人员对伤情不重视，未详细了解和分析病史，忽视伤口内有异物存在的可能；②坏死组织或异物残留于伤口内，尤其是细小异物或透X线的异物，如木屑、碎玻璃等；③手术后伤口感染，深部缝合线或引流物变成了异物 3.引流不畅：①脓肿切口位置不当，脓液难以排尽；②引流口过小或经多次换药后伤口周围皮肤生长较快，瘢痕收缩致伤口狭窄，腔内脓液不能排尽；③伤口缝合后留有死腔，积液不能排出 4.过敏反应：常为用药不合理，浓度过高，对伤口刺激性大或用药时间长，引起组织过敏，而出现伤口难以愈合 5.结核感染：如误将结核性寒性脓肿或淋巴结结核切开，伤口可长期不愈 6.营养补充不足：糖类、蛋白质为伤口愈合所必需的物质；患者术前有营养摄取和代谢方面的问题(如糖尿病、溃疡性结肠炎等)而导致术后营养不足，影响伤口愈合	1.首先要提高对伤口处理工作重要性的认识。正确的诊断和处理是缩短疗程，减少患者痛苦，改善预后的关键 2.对各类伤口要详细了解病史，认真检查，外伤伤口应严格执行清创原则 3.应在换药的同时积极治疗原发病 4.换药时间依伤口情况和分泌物多少而定。脓液较多的伤口，每日换药至少一次或多次，以保持表层敷料不被分泌物渗透。分泌物不多，肉芽生长较好的伤口，可2～3天换药一次。清洁伤口一般在缝合后第3天换药一次，至伤口愈合或拆线 5.对愈合不良的伤口，应视具体情况给予相应的处理： (1)对窦道或瘘形成的伤口应根据手术种类、排出物的性质和实验室检查、超声波及造影结果进一步明确诊断，确定治疗方案 (2)用药不合理所致的过敏反应，引起的伤口愈合不良，处理方法是停止用药，用生理盐水清洗湿敷，重者可用高渗盐水加氢化可的松湿敷，效果显著 (3)结核性寒性脓肿或淋巴结结核切开所致伤口长期不愈合的患者，应做进一步检查，确诊后在换药的同时应行抗结核治疗，并防止伤口混合感染 (4)脓肿引流不畅所致伤口长期不愈合的患者，其引流口应处于最低位，切口要足够大。切忌瓶颈式引流，必要时行对口引流，有分隔的深部脓肿应彻底分离脓腔间隔，选择恰当的引流物

四、操作技术操作考核评分标准

伤口换药技术操作考核评分标准

项目	总分	技术操作要求	评分	扣分
操作前准备	5	1. 仪表端庄，洗手，戴口罩；服装整洁，无长指甲，(手)无饰品 2. 用物：换药碗(内盛无菌钳 2 把、碘伏棉球)、无菌纱布、胶布、弯盘、棉签、清洁手套、方垫、速干手消毒剂、执行单，必要时备屏风 3. 病房环境整洁、舒适安全，关闭门窗，温度适宜	一项不符合要求扣 1 分	
评估患者	10	1. 评估患者身体状况及合作程度 2. 评估患者伤口局部情况 3. 帮助患者取舒适卧位	一项不符合要求扣 2 分	
操作步骤	4	1. 携用物至患者床旁，问候患者，核对床号、姓名、性别、住院号	未核对扣 4 分	
	4	2. 向患者解释换药目的及方法，取得合作	未做解释扣 2 分	
	10	3. 备胶布，戴手套，铺方垫，取下外层敷料，再用无菌钳取下内层敷料	未戴手套扣 2 分；动作粗暴扣 5 分	
	5	4. 观察伤口的情况，并告知患者伤口愈合情况；如伤口异常，及时与医师沟通	伤口情况评估不准确扣 3 分；未告知患者扣 2 分	
	25	5. 碘伏棉球先消毒伤口，再由清洁伤口中央向外做环形消毒 3 遍(消毒区域大于伤口范围 5 cm，且消毒范围不能超过上一遍)。操作过程中注意询问患者感受，并适时给予鼓励。若为污染创面，消毒顺序相反	伤口消毒顺序错误扣 10 分；消毒范围不规范扣 5 分；违反无菌原则每次扣 2 分；未体现爱伤观念扣 3 分	

续表

项目	总分	技术操作要求	评分	扣分
操作步骤	10	6.伤口周围碘伏待干后，取大小适中的纱布(6～8层)覆盖于伤口上，纱布盖住伤口周围5 cm左右。一旦放置纱布，切勿再移动	碘伏未待干扣5分；纱布放置不规范扣8分	
	5	7.胶布固定，必要时用绷带协助固定敷料，脱手套	固定过紧或过松扣3分	
	5	8.协助患者整理衣物，取舒适卧位，交代注意事项	未体现爱伤观念扣2分；未做健康宣教扣2分	
	2	9.整理床单位及用物	未体现人文关怀扣2分	
操作后	5	1.整理、正确处理用物 2.洗手，记录	一项不符合要求扣2分	
评价提问	10	1.操作轻柔、熟练，无菌观念强，查对规范 2.与患者沟通有效，爱伤观念强 3.操作时间10分钟	整体不熟练扣5分；缺乏爱伤观念，未沟通一项各扣2分；超时扣2分	
总分	100			

造口袋更换技术

一、目的

1. 可有效减少并发症。
2. 减轻患者的角色冲突。
3. 提高其自护能力及生活质量。

二、操作流程

准备

1.操作者按规定着装、洗手、戴口罩
2.用物准备齐全
3.环境符合操作要求

↓

解释、评估

1.严格查对，向患者做好解释目的，嘱小便
2.评估患者病情、自理能力、视力及双手灵活性
3.协助患者摆好体位

↓

清洁皮肤

1.清空袋子，揭除底盘
2.观察造口及周围皮肤情况、底盘黏胶溶解情况及排泄物性状和量
3.将造口及周围皮肤清洁干净

↓

裁剪造口底盘

1.检查造口测量尺开孔边缘是否光滑
2.测量造口直径并在底盘标注尺寸
3.用专用弯剪修剪成大小、形状合适的底盘并对底盘边缘进行处理

↓

黏贴造口袋

1.根据造口情况使用造口粉、皮肤保护膜、防漏剂
2.揭去底盘粘贴面保护纸，按照造口位置由下而上将造口底盘贴上
3.封好造口袋出口
4.标注造口袋更换时间
5.交代注意事项

↓

整理

1.整理清用物及床单位
2.协助患者取舒适卧位

三、操作注意点与说明

(一)操作要点

1. 操作过程中应有爱伤观念,动作轻柔、熟练,注意患者保暖,保护隐私。

2. 发现造口及周围皮肤异常时及时处理。

3. 清洁造口及周围皮肤时不要使用乙醇、碘酒等消毒用品;防止用力过猛,损伤皮肤表皮。

4. 每次更换底盘时,要测量造口大小,避免底盘裁剪过大或过小。过大则皮肤与排泄物接触引起粪溢性皮炎;过小则会压迫造口,不断刺激肠壁,易引起肉芽增生。裁剪大小合适后用手指将底盘的造口圈磨光,以防裁剪不整齐的边缘损伤了造口黏膜。

5. 选择合适的造口袋,根据患者体位确定造口袋的开口方向。

6. 操作过程中应向患者及家属讲解操作要点,让他们掌握造口袋的更换方法。

(二)宣教与告知

1. 衣服以柔软、舒适为原则,不需做特别改变,但应避免穿紧身衣裤,以免压迫、摩擦造口,影响血液循环。如果裤带压迫到造口,建议穿着宽松的背带裤。

2. 手术伤口完全愈合后,便可以洗澡。沐浴时,可贴造口袋,也可将造口袋除去,水不会由造口进入体内。沐浴时,造口周围皮肤可用温和的肥皂清洁。

3. 饮食不需要做特别改变,均衡饮食即可。平时注意多喝水,多食新鲜水果蔬菜。充分咀嚼,细嚼慢咽。避免进食易产气食物,如萝卜、豆类、乳制品、辛辣食品、啤酒、坚果类、含碳酸盐类饮料等。

4. 根据身体状况选择适合的体育运动,如游泳、跑步等。避免提举重物,以防止造口周围疝气的发生。避免对造口直接撞击的运动,如打篮球、摔跤等。有的患者运动时要用造口腹带约束,以增加腹部支撑力。

5. 正常心态很重要。鼓励患者积极参加造口联谊会,增加交流机会。

(三)操作并发症

造口袋更换技术常见并发症的预防及处理

常见并发症	临床表现	原因	预防及处理
造口周围皮肤浸润破损	造口周围皮肤痒、溃烂、红肿、疼痛,甚至排泄物会浸渍至肠造口旁的手术切口上,造成伤口感染	1. 常见于造口位置设置不当或腹部皮肤不平整 2. 造口用具与皮肤之间粘贴的密合度差,排泄物于造口底盘处漏出	1. 术前提供正确的造口定位 2. 选择合适的造口用品 3. 更换造口袋前准确测量造口直径 4. 教导患者预防为主的造口观念

续表

常见并发症	临床表现	原因	预防及处理
接触性皮肤炎	造口周围皮肤脱皮、发红	1.多由于造口工具选择不适当引起 2.在清洗皮肤过程中未将清洗液擦拭干净而引起的皮肤问题	1.教导患者及家属造口周围皮肤清洁方式 2.禁止使用乙醇、碘伏等消毒液擦拭 3.造口底盘禁止使用时间过长 4.可依据医师处方涂抹类固醇药膏治疗炎症
过敏性皮炎	皮肤红、温热，通畅范围与造口底盘形状相同，反应剧烈时会出现皮肤痒、水疱甚至灼热感	大部分是因体质对某些造口底盘过敏所致	1.可在手术前先做过敏测试 2.可先贴水胶体敷料再贴底盘
念珠菌感染	可见白色疹子的脓疱及界线清楚的皮肤红斑，奇痒无比	造口周围皮肤感染念珠菌，通常发生在患者免疫力较差、口服抗生素或是造口底盘容易渗漏时	1.重新评估造口底盘选择是否适当 2.粘贴造口底区域若有毛发时，需指导患者用剪刀剪除毛发，不可用剃刀剃除 3.出现底盘渗漏应马上更换 4.遵医嘱使用抗真菌药物治疗
毛囊炎	造口周围皮肤毛囊处出现红疹	毛囊发炎	1.粘贴造口底区域若有毛发时，需指导患者用剪刀剪除毛发，不可用剃刀剃除 2.正确揭除底盘，不可动作粗暴 3.遵医嘱使用抗炎药物
增生	紧邻造口周围皮肤区域出现疣状突起	通常在漏尿或回肠造口等潮湿环境下才会引起，加上底盘剪裁过大，造口周边皮肤长期浸润在尿液水样便里	1.重新评估肠造口情况 2.重新给患者进行示教 3.增生皮肤处理，需佩戴凸面造口底盘将增生压平 4.皮肤严重增生者建议手术治疗

续表

常见并发症	临床表现	原因	预防及处理
尿结晶	造口周围皮肤有一圈白色、砂砾状的沉淀物	与饮食中摄取过多碱性食物有关，如水果及蔬菜类，再加上水分摄入不足	1. 多吃酸性食物，如肉类、燕麦、蛋类等，增加水分摄入(2000～2500 mL/d) 2. 可用 1∶3 的食用醋加水的稀释液湿敷后擦拭，或用碳酸氢钠溶液擦拭
肠造口黏膜出血	肠造口黏膜渗血	渗血多源于肠造口黏膜与皮肤连接处的毛细血管及小静脉，因物理性刺激黏膜(如摩擦)引起	1. 避免用力刺激肠造口(清洗、环境) 2. 清洗造口时水温要低 3. 造口底盘开口大小适当
造口水肿	造口黏膜水肿	底盘内圈剪裁过小	1. 可使用硫酸镁湿敷 20 分钟，每日两次；或 3% 高渗盐水湿敷 2. 使用剪裁口较大的两件式造口袋 3. 避免造口用品紧箍肿胀的造口而影响血液循环 4. 严密观察造口的颜色，避免造口缺血坏死
造口皮肤黏膜分离	肠造口处肠黏膜与腹壁皮肤的缝合处分离，常发生于造口术后早期	1. 肠造口黏膜部分坏死 2. 肠造口黏膜缝线脱落，对缝线敏感或吸收不好 3. 腹压过高 4. 缝合处感染 5. 营养不良 6. 糖尿病，长期使用类固醇药物	1. 彻底清洗干净，擦干 2. 探查分离的深度，若表浅者，可用护肤粉和防漏膏保护分离部分；分离范围大及深者，用藻酸盐(感染者用藻酸盐银)填充条填塞和水胶体敷贴；再贴造口袋。剪裁口大小要适当，如疑渗漏应及时更换造口袋及伤口敷料(浅：2 天一次，深：每天 2 次)。皮肤黏膜分离处愈合后，及早扩肛，以预防造口狭窄

续表

常见并发症	临床表现	原因	预防及处理
造口旁疝	1. 轻者引起肠造口基部或周围隆起 2. 严重者小肠会经肠壁疝出，或引起嵌顿腹壁疝气或肠梗阻	造口位于腹直肌外，筋膜开口过大，腹部肌肉软弱（年老或过胖者），腹部造口周围经过多次手术，腹壁薄弱，持续性腹压增高（如慢性咳嗽）等	1. 术后使用造口腹带：采取平卧位，使用特制的或弹性的疝带治疗，减轻脱垂 2. 减轻腹压：避免提重物、便秘，咳嗽时用手按压造口部位 3. 重新选择合适的造口袋及较软的造口底盘 4. 告知肠梗阻的症状和体征 5. 观察造口黏膜颜色（以防缺血坏死） 6. 必要时考虑手术治疗
机械性损伤	造口处出现不规则的红肿、破皮、疼痛	多由于不正常地移除胶带与造口袋或不正当地使用造口器具使局部受压引起	以预防为主，每次更换保护皮或更换胶带时，涂抹无痛保护膜，注意操作时动作轻柔
造口周边皮肤静脉曲张	紫红色瘀斑围绕造口，皮肤薄、脆弱、易出血	肝门静脉堵塞造成皮下血管曲张，可由肝硬化和胆囊堵塞引起	选择胶性温和、质地柔软的造口器具与胶带，避免使用压环垫高片。如发现出血，应立即通知医师，同时及时止血

四、操作技术操作考核评分标准

造口袋更换技术操作考核评分标准

项目	总分	技术操作要求	评分	扣分
操作前准备	5	1. 着装整齐，洗手，戴口罩 2. 用物：执行单、造口袋、造口粉、防漏膏、液体敷料、造口剪、温水、医用棉签、棉球、造口卡尺、治疗巾、垃圾桶2个	少一项扣1分	

续表

项目	总分	技术操作要求	评分	扣分
评估	4	1.评估患者病情、年龄、意识、自理能力、合作程度 2.评估双手灵活性 3.解释,询问小便 4.评估环境、室温	缺一项扣1分	
操作步骤	4	护士在护士站进行: 已双人核对医嘱单、治疗单正确无误	未口述扣2分;缺一项扣1分	
	4	护士在治疗室进行(洗手): 检查执行单,用物准备齐全,经检查所有物品均符合操作要求	未口述扣2分;缺一项扣1分	
	3	护士到病床前执行: 1.备齐用物携至患者床旁,评估操作环境。按要求核对床号、姓名,并查看腕带	未查对或无效查对扣3分;查对不符合要求一项扣1分;用物不符合要求或缺一项扣1分	
	4	2.向患者说明目的及注意事项,取得患者合作,协助患者取舒适卧位,拉床幔,注意患者保暖	未解释评估,未取舒适卧位,未拉窗幔,未保暖各扣2分;其余不符合要求一项扣1分	
	6	3.清空造口袋并揭除造口袋	未清空造口袋扣3分;造口袋揭除手法不正确扣3分	
	10	4.观察底盘、造口周围皮肤及排泄物	未观察造口周围皮肤扣4分;未对比健侧皮肤扣2分;未观察底盘黏胶溶解情况扣2分;未观察排泄物性状及量扣2分	

续表

项目	总分	技术操作要求	评分	扣分
	10	5. 清洁造口及周围皮肤	未清干净或顺序错乱各扣 5 分	
	6	6. 测量造口直径	测量造口直径方法不正确扣 3 分；未检查造口尺开口边缘是否光滑扣 1 分；未在造口底盘标注尺寸扣 2 分	
	8	7. 剪裁造口底盘	底盘剪裁过大或过小扣 5 分；修剪底盘后未处理扣 3 分	
	2	8. 喷洒造口粉	造口粉涂抹不正确扣 2 分	
	2	9. 喷保护膜	保护膜涂抹不正确扣 2 分	
	12	10. 粘贴造口底袋	未检查造口周围皮肤是否清洁扣 2 分；粘贴造口底盘方法不正确扣 2 分；粘贴造口袋方法不正确扣 2 分；粘贴造口袋后不平整、有皱褶扣 2 分；袋子开口未封口扣 2 分；造口袋更换时间未标注扣 2 分	
	8	11. 交代注意事项	未交代注意事项扣 3 分；未宣教扣 5 分	

续表

项目	总分	技术操作要求	评分	扣分
	3	12. 整理	未整理床单位扣1分；未协助患者取舒适卧位扣1分；污物乱放，遗留用物在病房扣1分	
评价提问	9	1. 整体性良好 2. 计划性良好 3. 操作时间10分钟 4. 相关知识掌握良好	整体性欠佳扣2分；无计划性扣2分；超时扣2分；不掌握相关知识扣3分	
总分	100			

协助患者翻身叩背操作技术

一、目的

1. 协助不能移动的患者变换卧位，减轻局部组织的压力，预防并发症。

2. 对不能有效咳痰的患者进行叩背，促进痰液排出，保持呼吸道通畅。

二、操作流程

步骤	内容
准备	1.仪表端庄，服装整洁，无长指甲，（手）无饰品 2.用物：枕头、皮肤减压器、听诊器、速干手消毒剂
评估患者	1.评估患者疼痛耐受程度 2.听诊肺部［六个部位：两肺尖、两肺中“两腋中线平第4肋间”及两肩胛底］确定痰液积聚部位，没有禁忌证 3.时间的选择：避免患者生命体征不稳定时，避免进食前后
查对、解释	1.携用物至患者床旁，问候患者，核对床号、姓名、性别、住院号 2.向患者解释操作目的及方法，取得合作
协助翻身	协助患者翻身： 1.一人协助患者翻身法： （1）患者仰卧，两手放于腹部，两腿屈曲 （2）先将患者双下肢移向护士一侧的床缘，再将患者肩部外移 （3）一手扶肩，一手扶膝。轻轻将患者推向对侧，使患者背向护士，用枕头将患者背部和肢体垫好，使患者安全、舒适 2.二人协助患者翻身法： （1）患者仰卧，两手放于腹部，两腿屈曲 （2）护士两人站于床的同一侧，一人托住患者颈、肩及腰部，另一人托住臀部及腘窝，两人同时将患者抬起移向自己 （3）分别扶托肩、腰、臀和膝部，轻推患者转向对侧，用枕头将患者背部和肢体垫好，使患者安全、舒适
拍背	1.操作者手掌合成杯状，拇指紧贴四指，用腕部力量，对肺部有节奏叩击 2.叩击由下至上，由外至内，背部从第10肋间隙、胸部从第6肋间隙开始向上叩击至肩部，注意避开乳房及心前区
整理	1.叩击完毕，协助患者取舒适卧位，整理床单位 2.根据病情使用皮肤减压器，交代注意事项

三、操作注意点与说明

(一)操作要点

1.协助患者体位转换时,不可拖拉,注意节力。被动体位患者翻身后,应使用辅助用具支撑体位保持稳定,确保肢体和关节处于功能位。

2.注意保护胸腹部伤口,禁止叩击部位:脊柱、胸骨、切口上和胸腔引流管处、肾区、肝区、脾区、女性乳房,合并气胸、肋骨骨折时禁做叩击。

3.根据患者体型、营养状况、耐受能力,合理选择叩击方式、时间和频率。

4.操作过程中密切观察患者意识及生命体征变化,注意各种体位转换间患者的安全,保护管路,注意体位转换后患者是否舒适。

5.注意各种体位受压处皮肤情况,做好预防压疮的护理。

6.颅脑手术后,不可剧烈翻转头部,应取健侧卧位或平卧位。

7.颈椎或颅骨牵引患者,翻身时不可放松牵引。

8.石膏固定和伤口较大患者翻身后应使用软垫支撑,防止局部受压。

9.轴线翻身时,保持整个脊椎平直,翻身角度不超过60°。有颈椎损伤时,勿曲或旋转患者的头部,保护颈部。

10.操作在进食饮水前30分钟完成,或在进食后2小时、饮水30分钟之后进行。一般进行一次胸部叩击的治疗时间以15～20分钟最佳,不宜超过30分钟。

11.在不导致患者受凉的情况下,尽量让其不要在操作时穿着厚的衣物。穿着病号服或是棉制单薄衣物为好,或者在皮肤上覆盖毛巾,避免直接在赤裸的皮肤上叩击。

12.患者因外科伤口或引流管难以忍受操作,必要时操作前根据医嘱予止痛药。

(二)宣教与告知

1.病情允许情况下,应保证足够的水分摄入,以便稀释痰液,利于咳出。

2.经常变换体位,定期翻身。体位的变换不仅可以预防压疮的发生,同时还可以达到一定的引流作用。如果病情不加限制,可以多选择侧卧位、半卧位、坐位等体位。

3.其他的一些胸部物理治疗措施也要向患者和家属进行健康宣教,例如有效的咳嗽咳痰方法、体位引流等。

（三）操作并发症

协助患者翻身叩背操作技术常见并发症的预防及处理

常见并发症	临床表现	原因	预防及处理
管道异常	管道压迫、扭曲、脱落	1. 操作前未妥善安置、固定管道 2. 操作过程中未注意保护管道	1. 卧位变更前先将管道安置妥当，操作过程中注意保护管道 2. 出现管道扭曲、压迫时立即小心复位。一旦管道脱落，立即报告医师配合正确处理
皮肤损伤	皮肤擦伤、破损	操作过程中动作粗鲁，出现拖、拉、推等动作	1. 根据病情采用适合的方法协助患者变换体位 2. 操作时做到轻、稳、准、节力
病情变化	1. 颅脑手术后的患者，引起脑疝，导致突然死亡 2. 伤口受压	1. 颅脑手术后的患者，头部转动过剧 2. 颈椎和颅骨牵引的患者翻身时放松牵引 3. 石膏固定或伤口较大时，未注意患处位置，压迫伤口	1. 颅脑手术后的患者根据病情选择卧位 2. 颈椎和颅骨牵引的患者，选择正确卧位 3. 石膏固定或伤口较大的患者卧位变换时，注意患处位置，防止受压 4. 发生病情变化立即报告医生并配合紧急处理

四、操作技术操作考核评分标准

协助患者翻身叩背操作技术考核评分标准

项目	总分	技术操作要求	评分	扣分
操作前准备	5	1. 仪表端庄，服装整洁，无长指甲，（手）无饰品 2. 用物：枕头、皮肤减压器、听诊器、速干手消毒剂	少一项扣 1 分	

续表

项目	总分	技术操作要求	评分	扣分
评估	10	1.评估患者的病情、意识、生命体征、皮肤、自理能力、双肺呼吸音、心功能状态、耐受程度,有无手术、骨折、引流管、牵引等 2.听诊肺部确定痰液积聚部位,有无禁忌证 3.评估时间:一般选择进食饮水前30分钟,或进食后2小时、饮水后30分钟进行 4.环境安静、舒适	未评估、未解释、听肺部位错误,各扣2分;其余未做或不符合要求一项扣1分	
操作步骤	4	护士在护士站进行: 已经双人核对医嘱单、执行单正确无误	未口述扣2分;缺一项扣1分	
	2	护士在治疗室进行(洗手,戴口罩): 检查用物,经检查,所有物品均符合操作要求	未口述扣2分;缺一项扣1分	
	5	护士到病床前进行: 1.携用物至患者床旁,问候患者,核对床号、姓名、性别、住院号	未查对或无效核对扣5分,查对不符合要求一项扣1分;用物缺件或不符合要求一项扣1分	
	2	2.向患者解释操作目的及方法,取得合作	未解释扣2分	
	4	3.根据评估的结果决定患者翻身的频次、体位、方式,选择合适的皮肤减压用具	未评估扣2分;其余未做或不符合要求一项扣1分	
	4	4.固定好床脚刹车,妥善处置各种管路,拉起对侧床档	未固定脚刹车,未拉起对侧床档各扣2分	
	2	5.一人协助患者翻身法: (1)患者仰卧,两手放于腹部,两腿屈曲	手法不正确扣2分	
	2	(2)先将患者双下肢移向护士一侧的床缘,再将患者肩部外移	手法不正确扣2分	
	4	(3)一手扶肩,一手扶膝,轻轻将患者推向对侧,使患者背向护士,用枕头将患者背部和肢体垫好,使患者安全、舒适	手法不正确扣2分	

续表

项目	总分	技术操作要求	评分	扣分
	2	6. 二人协助患者翻身法： (1)患者仰卧，两手放于腹部，两腿屈曲	手法不正确扣2分	
	4	(2)护士两人站于床的同一侧，一人托住患者颈、肩及腰部，另一人托住臀部及腘窝，两人同时将患者抬起移向自己	手法不正确扣2分	
	4	(3)分别扶托肩、腰、臀和膝部，轻推患者转向对侧，用枕头将患者背部和肢体垫好，使患者安全、舒适	手法不正确，卧位不舒适各扣2分	
	5	7. 翻身完毕后，妥善固定各种管道；在不导致患者受凉的情况下，尽量让其穿着病号服或是棉制单薄衣物，或者在皮肤上覆盖毛巾，避免直接在赤裸的皮肤上叩击	未保护胸部皮肤扣2分；其余未做或不符合要求一项扣1分	
	5	8. 操作者手掌合成杯状，拇指紧贴四指，用腕部力量，对肺部有节奏叩击	手法错误，叩击无节奏感各扣2分	
	5	9. 叩击由下至上，由外至内，背部从第10肋间隙、胸部从第6肋间隙开始向上叩击至肩部，注意避开乳房及心前区	位置错误，未注意叩击禁忌各扣2分	
	4	10. 每肺叶反复叩击1～3分钟，力度适中，以不引起患者疼痛为宜	时间不够或超时扣2分	
	4	11. 边叩击边注意观察患者的面色及询问其感受，适时安慰鼓励患者	未观察患者情况扣2分	
	4	12. 叩击完毕，协助患者取舒适卧位，并妥善固定各管路，根据病情使用皮肤减压器，交代注意事项	未取舒适卧位，未妥善固定管路各扣2分	
	2	13. 整理、正确处理用物	未做或不符合要求一项扣1分	
	2	14. 洗手，签字，记录	未做或不符合要求一项扣1分	

续表

项目	总分	技术操作要求	评分	扣分
	5	15.指导:病情允许情况下,应保证足够的水分摄入,以便稀释痰液,利于咳出。经常变换体位,定期翻身。体位的变换不仅可以预防压疮的发生,同时还可以达到一定的引流作用。如果病情不限制,可以多选择侧卧位、半卧位、坐位等体位。其他的一些胸部物理治疗措施也要向患者和家属进行健康宣教,例如有效的咳嗽咳痰方法、体位引流等	交代注意事项不全扣2分;未宣教扣5分	
评价提问	10	1.操作轻柔、熟练,查对规范 2.与患者沟通有效,爱伤观念强 3.操作时间5分钟	整体不熟练扣5分;缺乏爱伤观念,未沟通一项扣2分;超时扣2分	
总分	100			

皮肤护理操作技术

皮肤护理是促进舒适、预防皮肤感染的一项技术。

一、目的

1. 去除污垢，保持皮肤清洁，使患者舒适，满足患者需要。

2. 促进皮肤血液循环，增强其排泄功能，预防皮肤感染及压疮等并发症。

3. 观察全身皮肤有无异常，提供疾病信息。

4. 活动肢体，使肌肉放松，防止肌肉挛缩和关节僵硬等并发症，保持良好的精神状态。

二、操作流程

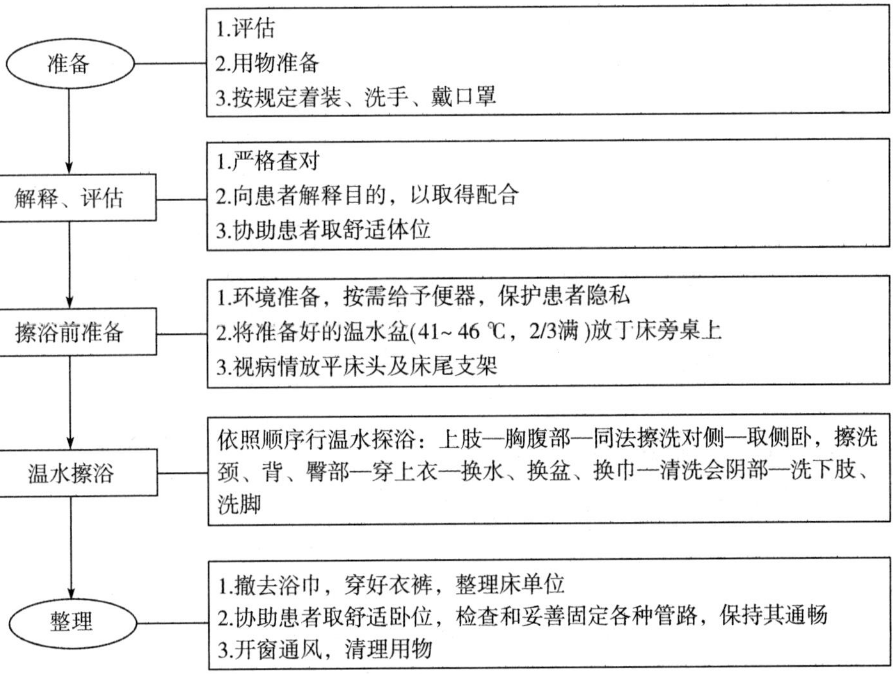

三、操作注意点及说明

(一)操作要点

1. 操作过程中,护士应遵循节力原则,两脚稍分开,降低身体重心。端水盆时,水盆尽量靠近身体,以减少体力消耗。

2. 掌握擦洗的步骤,及时更换温水,腋窝、腹股沟等皮肤皱褶处应擦洗干净。

3. 动作轻柔、敏捷,防止受凉,并注意遮挡,以保护患者自尊。

4. 注意观察病情变化及全身皮肤情况,如患者出现寒战、面色苍白等变化,应立即停止擦洗,给予适当处理。

(二)宣教与告知

1. 向患者和家属讲解皮肤护理的意义和方法,进行背部皮肤护理时应注意的事项。

2. 鼓励家属和患者积极参与自我护理。

(三)操作并发症

皮肤护理操作技术常见并发症的预防及处理

常见并发症	临床表现	原因	预防及处理
上呼吸道感染	寒战、打喷嚏、鼻塞、流鼻涕	1. 室温及水温过低 2. 冬季身体暴露范围过大,时间过长	1. 调节合适室温 2. 擦浴过程保持适宜的水温 3. 冬季勿过度暴露身体
皮肤烫伤	皮肤红、肿、热、痛。严重烫伤时皮肤出现大小不等的水疱,疼痛剧烈	水温过高	1. 调整适宜水温 2. 根据烫伤程度对症处理

四、操作技术操作考核评分标准

皮肤护理操作考核评分标准

项目	总分	技术操作要求	评分	扣分
操作前准备	10	用物:毛巾、浴巾、护肤用品、脸盆(内盛 41~46 ℃的温水)、水温计、按摩油、手消毒剂、执行单、垃圾桶,必要时备屏风	缺一件扣 1 分;一件不符合要求扣 0.5 分	

续表

项目	总分	技术操作要求	评分	扣分
评估	5	1. 着装整洁,洗手,戴口罩 2. 双人核对医嘱单、执行单(口述) 3.(计时开始)评估患者的年龄、病情、意识、心理状态、合作程度及背部皮肤情况(病情稳定,全身情况较好) 4. 向患者及家属解释背部按摩的目的、方法、注意事项及配合要点	一项不符合要求扣 0.5 分;缺一项扣 0.5 分;未评估患者扣 1 分	
操作流程	7	1. 备齐用物,携至床旁,查对患者,向患者解释目的,取得配合	未做解释工作扣 1 分;未查对扣 5 分	
	5	2. 口述:围好屏风,关闭门窗,调节室内温度在 24～28 ℃	缺一项扣 1 分	
	10	3. 将床旁桌及床旁椅移开,将盛有 1/2 盆温水的脸盆置于椅子上;协助患者脱去上衣,松开腰带,先脱近侧后脱远侧,先脱健侧后脱患侧(只脱右侧);患者侧卧位,背向操作者	一项不符合要求扣 1 分	
	5	4. 侧卧位背部按摩 (1)铺浴巾:暴露患者背部、肩部、上肢及臀部,将身体其他部位用盖被盖好。将浴巾纵向铺于患者身下	一项不符合要求扣 1 分	
	5	(2)清洁背部:用毛巾依次擦洗患者的颈部、肩部、背部及臀部	一项不符合要求扣 1 分	
	10	(3)全背按摩:两手掌蘸少许 50%乙醇,用手掌大、小鱼际以环形方式按摩。从骶尾部开始,沿脊柱两侧向上按摩至背部,按摩肩胛部位时应用力稍轻;再从上臂沿背部两侧向下按摩至髂嵴部位。如此有节律地按摩数次(口述:按摩至少持续 3 分钟)	手离开患者皮肤,未口述“不少于 3 分钟”,手法错误,部位错误各扣 1 分	
	10	(4)用拇指指腹蘸 50%乙醇,从骶尾部开始沿脊柱旁按摩至肩部、颈部,再继续向下按摩至骶尾部	手法错误,部位错误各扣 1 分	

续表

项目	总分	技术操作要求	评分	扣分
操作流程	10	(5)受压处局部按摩:(首先判断皮肤情况,如无异常,口述:皮肤无压疮早期症状)用手掌大、小鱼际蘸50%乙醇紧贴皮肤按摩受压处,按向心方向按摩,由轻至重,再由重至轻(口述:按摩3~5分钟)	未口述“不少于3分钟”,手法错误,部位错误各扣1分	
	5	(6)背部轻叩3分钟	方法、部位不正确各扣1分	
	2	(7)协助患者转向另一侧卧位,按摩另一侧受压处(口述)	未口述扣2分	
	4	5.用浴巾擦拭背部乙醇,撤去浴巾后协助患者穿好衣服,取舒适卧位	一项不符合要求扣1分	
	7	6.整理床单位,整理用物,再次核对患者,关心体贴患者	未核对扣5分;一项不符合要求扣1分	
终末质量	5	1.洗手后,记录执行时间及护理效果(计时结束) 2.时间:5分钟	未记录扣2分;提问回答不全酌情扣1~5分	
总分	100			

胰岛素泵操作技术

胰岛素泵操作术是将人工智能控制胰岛素输入装置，通过持续皮下胰岛素输注的方式，植入皮下的方法。

一、目的

1. 控制糖尿病患者的高血糖，以降低糖尿病急、慢性并发症发生的风险。
2. 使胰岛素的吸收稳定，使胰岛素剂量的调整精确。

二、操作流程

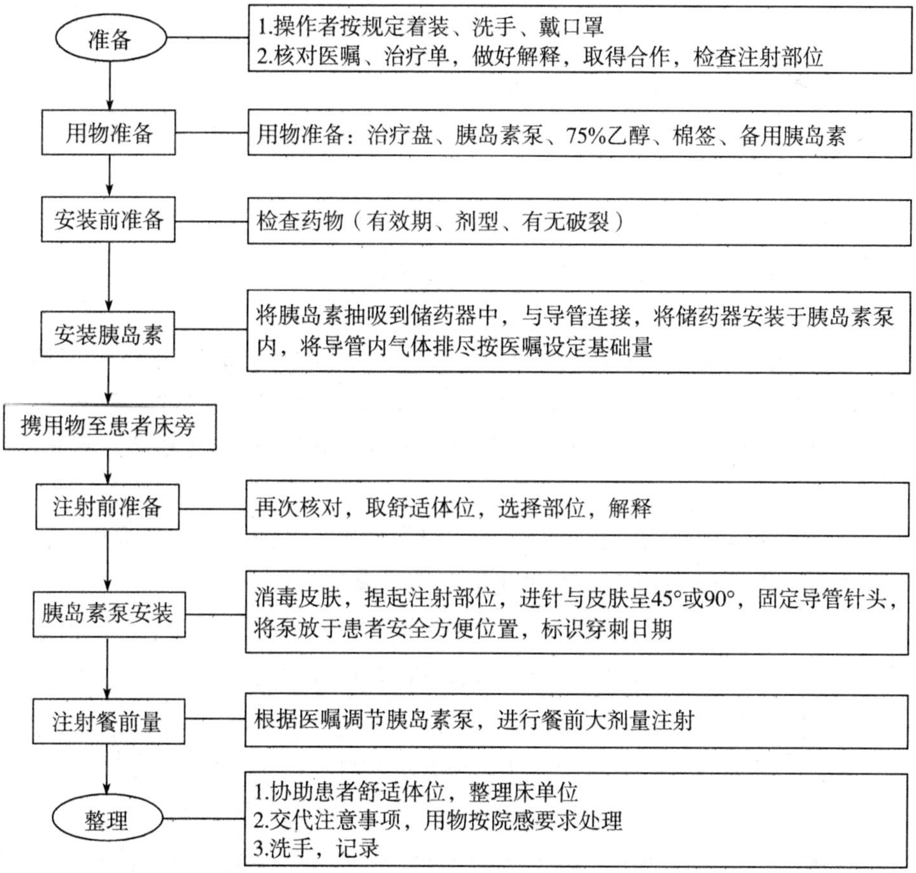

三、操作重点及说明

(一)操作重点

1. 严格执行无菌技术操作原则及查对制度。

2. 胰岛素管理:未开启的胰岛素冰箱冷藏,温度在 2～8 ℃,使用前复温 30 分钟。

3. 胰岛素注射前准备:

(1)正确评估患者病情,评估患者注射部位皮肤条件及胰岛素剂型,选择合适注射部位。

(2)遵医嘱正确用药,根据胰岛素剂型,询问患者食物准备情况,正确指导患者进餐时间。

4. 胰岛素注射部位的选择:①腹部:耻骨联合以上约 1 cm,最低肋缘以下约 1 cm,脐周 2.5 cm 以外的双侧腹部;②双侧大腿前外侧的上 1/3;③双侧臀部外上侧;④上臂外侧的中 1/3。

5. 胰岛素注射部位的检查和消毒:

(1)注射前应检查注射部位,不可在皮下脂肪增生、炎症、水肿、溃疡或感染的部位注射。

(2)注射前应消毒注射部位,使用 75％乙醇消毒 3 遍,待干。

6. 需要捏皮或 45°进针以降低肌内注射风险。

(二)宣教与告知

1. 避免把胰岛素泵放置在温度高于 40 ℃或低于 0 ℃的环境中。胰岛素在 0℃左右会结冰,在高温下会变质。在寒冷天气位于室外时,必须贴身佩戴胰岛素泵并使用保暖衣物盖住。处于较热环境时,必须采取措施冷却胰岛素泵和胰岛素。

2. 避免把胰岛素泵浸泡在水中。在佩戴胰岛素泵期间如果要洗澡、游泳或进行其他水上活动,需告诉责任护士取下胰岛素泵。

3. 避免接触磁场。在佩戴胰岛素泵期间,如果患者要外出接受 X 射线、磁共振成像、CT 扫描、骨密度或其他射线检查时,需及时与护士联系,取下胰岛素泵后方能外出做检查。

4. 避免胰岛素泵脱落。安装部位不要进行剧烈活动,不要用手揉搓安装部位。穿脱衣服时尽量减少对安装部位的摩擦。尽量穿宽松衣服。

5. 避免输注管路扭结、受压等阻塞管路影响治疗。在佩戴胰岛素泵期间,不要随意按泵上的按键，更不能随意取下，以防发生意外事件。

6. 胰岛素泵出现报警时，需及时告知医护人员，以便得到专业指导。

7. 佩戴胰岛素泵期间仍需要坚持糖尿病饮食，以便血糖达标。

（三）操作并发症

胰岛素泵操作技术常见并发症的预防及处理

常见并发症	临床表现	原因	预防及处理
脱出或堵塞	针头脱出或泵管打折堵塞	1. 针头处固定不牢固，患者自行拔出 2. 泵管固定欠妥，导致出现对折堵塞	1. 正确选择和固定针头位置，使用贴膜双重固定 2. 正确固定泵管，预留合适长度
过敏反应	1. 速发型：多在注射后几分钟至 30 分钟内出现，如风团、丘疹、支气管痉挛、呼吸困难、呼吸窘迫、呕吐等，严重者可出现过敏性休克 2. 迟发型：大多在 24 小时后出现过敏症状，如荨麻疹、血管神经性水肿、紫癜等 3. 局部反应：大多发生在给药后数分钟至数小时内，个别者可发生在数日至 2 周内，表现为注射部位出现烧灼感、瘙痒、红肿、肿胀、红晕等	1. 药物过敏 2. 注射方法不当	1. 保证胰岛素药物的纯度 2. 严格执行无菌技术操作规程 3. 加强病情观察，发现问题及时处理；通知医生，遵医嘱对症处理；对发生过敏性休克者进行抗休克对症处理

续表

常见并发症	临床表现	原因	预防及处理
低血糖反应	患者表现为头晕、出汗、面色苍白、眼花、耳鸣、心率加快、脉搏细弱、血压下降,严重者意识丧失	1. 注射胰岛素剂量过大 2. 注射部位过深,到达肌肉层 3. 注射胰岛素后运动,导致血流加快,使胰岛素的吸收加快	1. 护士了解患者使用的胰岛素,并告知患者和家属不能随意更改剂量 2. 注意饮食与胰岛素注射的关系,定时用药,定时进餐,根据睡前血糖情况适量加餐,以防夜间低血糖 3. 正确执行操作规程,避免注射到肌肉层,注射部位避免剧烈活动 4. 注意血糖监测 5. 随身携带水果糖、饼干,早期识别,及时处理 6. 当发生低血糖时,立即口服高糖食品或静脉注射 50%葡萄糖液。密切观察病情变化,做好记录
局部组织反应	胰岛素注射部位皮肤出现红肿、硬结、感染、水疱、破损、瘙痒、色素沉着及皮肤凹陷	1. 未严格无菌操作 2. 未遵循胰岛素注射部位轮换原则 3. 未按规定更换泵管	1. 遵循注射部位轮换原则 2. 注射时避开炎症、硬结、红肿等部位 3. 注射时严格消毒注射部位皮肤 4. 泵管及时更换,3～5 天更换一次
疼痛	患者主诉疼痛	1. 患者紧张、焦虑 2. 注射技术不熟练	1. 注重患者心理护理,说明注射的目的,取得患者配合 2. 熟练掌握注射技术 3. 选择合适的针头进行注射 4. 待皮肤消毒液干后进行注射

四、操作技术操作考核评分标准

胰岛素泵操作技术操作考核评分标准

项目	总分	技术操作要求	评分	扣分
操作前准备	13	1.护士着装整洁,洗手,戴口罩,戴手表 2.用物:治疗盘、胰岛素泵、胰岛素、储药器、输注导管、螺帽、马达复位器、透明敷料、乙醇、棉签、一次性治疗巾、弯盘、医嘱单、执行单	一项不符合要求扣1分	
评估	5	1.评估患者的身体情况:病情、意识状态、合作程度 2.评估患者腹部皮肤的洁净情况及完整性(有无瘢痕、炎症、硬结等) 3.评估患者的认知能力,操作能力 4.评估患者对胰岛素泵治疗的目的、意义及注意事项的了解程度 5.评估患者的心理反应,是否存在紧张、恐惧心理	每缺一项扣1分	
操作步骤	2	护士在护士站进行: 已双人核对医嘱单、执行单正确无误	未口述扣2分;缺项扣1分	
	10	护士在床边进行: 1.核对患者的床号、姓名、住院号,评估患者	未核对扣10分;缺项扣5分	
	5	2.双人核对药物,安装好储药器和输注管路,并排气	安装不合要求扣2分;排气不成功或污染扣2分	
	5	3.按医嘱设置胰岛素泵各项参数,常用参数包括日期和时间、基础量和三餐量	未设置参数或设置不准确扣2分	
	3	4.携用物至患者床边,再次双人核对患者床号、姓名、住院号,向患者再次解释。必要时并闭门窗,屏风遮挡	未核对扣3分;未遮挡扣1分	

续表

项目	总分	技术操作要求	评分	扣分
操作步骤	2	5.协助患者取平卧位，充分暴露注射部位	卧位不适当扣1分	
	2	6.常规乙醇消毒皮肤	不符合要求扣2分	
	10	7.再次核对，取下针帽，右手持穿刺针，左手拇指和食指捏起穿刺部位皮肤，垂直进针，并进行初步固定	未核对扣5分；未捏起皮肤扣2分	
	4	8.用透明敷料妥善固定穿刺针，固定管路，记录穿刺日期、时间、责任人并贴好标识。将胰岛素泵置于妥善部位	敷料覆盖不完整扣1分；未记录时间扣1分；未妥善固定扣1分	
	2	9.询问患者需要，协助患者取舒适卧位，告知其注意事项	未关怀体贴患者扣1分	
	2	10.处理用物	用物分类不当扣1分	
	2	11.洗手，摘口罩	操作后未洗手扣1分	
	3	12.记录	未记录扣1分	
宣教告知	20	1.向患者解释胰岛素泵的使用目的、方法及配合要点、注意事项 2.指导患者密切监测8个时间点的血糖（三餐前后、睡前、凌晨3点） 3.指导患者学会三餐前追加量的注射方法 4.指导患者预防低血糖发生的措施 5.协助患者取舒适体位，询问患者感受，整理用物	交代注意事项不全扣5分；未宣教扣10分	
评价提问	10	1.操作准确、熟练，查对规范 2.与患者沟通有效，爱伤观念强 3.操作时间20分钟	整体不熟练扣5分；缺乏爱伤观念，未沟通一项扣2分；超时扣2分	
总分	100			

胰岛素笔注射胰岛素技术

胰岛素笔注射胰岛素是通过皮下注射给予胰岛素治疗的一种方法。

一、目的

1. 精准注射胰岛素，降低血糖，达到用药效果。
2. 正确注射，减少注射并发症。

二、操作流程

步骤	内容
准备	1.操作者按规定着装、洗手、戴口罩 2.了解病情，胰岛素种类及作用、不良反应，掌握正确的注射时间用物准备齐全，未开启的胰岛素提前30分钟冰箱内取出复温，环境符合操作要求
解释、评估	1.严格查对、向患者做好解释，询问患者是否已备好食物 2.评估患者注射部位皮肤及胰岛素种类，选择合适注射部位 3.协助患者取舒适体位，保护患者隐私
检查胰岛素	核对胰岛素剂型、有效期，瓶体有无破损、漏液，药液性状，确保有足够的胰岛素药量（预混胰岛素至少剩余12 U）
安装胰岛素	1.选择与胰岛素笔芯相匹配的胰岛素笔 2.旋开笔帽，拧开笔芯架；笔芯装入笔芯架拧紧；活塞杆复位备用
胰岛素混匀	1.预混胰岛素注射前需要在室温下充分混匀，使之变成均匀的白色雾状液体 2.双手水平滚动10次并持续5秒 3.肘关节和前臂上下摆动，上下翻动10次并持续10秒
消毒注射	1.消毒胰岛素瓶塞，正确安装胰岛素笔用针头 2.排尽胰岛素笔芯内空气，将计量旋转至所需刻度 3.检查并消毒注射部位皮肤，判断是否需要捏皮，使用4~5 mm针头可90°进针；使用6 mm针头可采用捏起皮肤或45°进针 4.再次核对患者 5.快速进针，缓慢推注胰岛素，注射完毕，应在拔出针头前至少停留10秒 6.拔出针头，针头套上外针帽，置入专用利器盒
健康指导	观察患者用药反应，根据胰岛素注射种类指导患者进餐时间，交代注意事项
整理	1.协助患者舒适体位，整理床单位 2.查对并在执行单签名 3.洗手，整理用物

三、操作注意点与说明

(一)操作要点

1. 严格执行无菌技术操作原则及查对制度。

2. 胰岛素管理:未开启的胰岛素放冰箱冷藏,温度在2~8 ℃;已开启的胰岛素不需冷藏,保存在室温(25 ℃左右)环境中,避免日晒,有效期28天。

3. 胰岛素注射前准备:

(1)评估患者注射部位皮肤条件及胰岛素剂型,选择合适的注射部位。

(2)询问患者食物准备情况,正确指导患者进餐时间。

(3)预混胰岛素进行混匀。

4. 正确选择胰岛素注射部位和遵循胰岛素注射部位轮换原则。

5. 检查胰岛素注射部位,使用75%乙醇进行消毒。

6. 胰岛素注射部位的捏皮和进针角度:

(1)捏皮:

①应当分别检查每个注射部位,并结合所用的针头长度,来决定是否需要捏皮。

②捏皮时力度不得过大,以免导致皮肤发白或疼痛。

③不能用整只手来提捏皮肤,以避免将肌肉及皮下组织一同提起。

(2)进针角度:

①使用较短(4 mm或5 mm)的针头时,大部分患者无须提起皮肤,并可90°进针。

②使用较长(≥6 mm)的针头时,需要捏皮或45°进针以降低肌内注射的风险。

7. 胰岛素笔用针头留置时间及处置:

(1)针头留置时间:使用胰岛素笔注射,在完全按下拇指摁钮后,应在拔出针头前至少停留10秒,从而确保药物全部被注入体内,同时防止药液渗漏。药物剂量较大时,有必要超过10秒。

(2)针头处置:

①注射笔用针头应一次性使用,注射完毕,单手套入外针帽置入专用利器盒内。

②告知患者针头重复使用和脂肪增生之间及重复使用与疼痛和出血之间的相关性。

（二）宣教与告知

1. 护士告知患者胰岛素的保存方法：未开启的胰岛素放入冰箱冷藏，温度在2～8 ℃；已开启的胰岛素不需冷藏，保存在室温（25 ℃左右）环境中，避免日晒，有效期 28 天；外出乘飞机时随身携带，不要放入行李中托运；离开车辆时，应随身携带，避免留在车中。

2. 护士告知患者不可随意停止及调整胰岛素药量，并做好个体化血糖监测。

3. 护士指导患者掌握正确的胰岛素注射方法，包括胰岛素种类、进餐时间、注射部位的选择、注射部位的轮换、针头的选择及捏皮的方法、进针角度及针头停留时间、针头的规范处置。

4. 告知患者使用胰岛素治疗会出现的并发症，会识别低血糖并正确处理低血糖。

5. 护士告知患者胰岛素注射选择应考虑运动情况，注射时避开运动所涉及的部位，防止出现低血糖。

（三）操作并发症

胰岛素笔注射胰岛素技术常见并发症的预防及处理

常见并发症	临床表现	原因	预防及处理
过敏反应	1. 速发型：多在注射后几分钟至 30 分钟内出现，如风团、丘疹、支气管痉挛、呼吸困难、呼吸窘迫、呕吐等，严重者可出现过敏性休克 2. 迟发型：大多在 24 小时后出现过敏症状，如荨麻疹、血管神经性水肿、紫癜等 3. 局部反应：大多发生在给药后数分钟至数小时内，个别者可发生在数日至 2 周内，表现为注射部位出现烧灼感、瘙痒、红肿、肿胀、红晕等	1. 药物过敏 2. 注射方法不当	1. 严格选择正规渠道产品，保证胰岛素药物的纯度 2. 严格执行无菌技术操作规程，避免杂质混入药液引起过敏反应 3. 加强病情观察，发现问题及时处理；通知医师，遵医嘱对症处理；对发生过敏性休克者进行抗休克对症处理

续表

常见并发症	临床表现	原因	预防及处理
低血糖反应	患者表现为头晕、出汗、面色苍白、眼花、耳鸣、心率加快、脉搏细弱、血压下降，严重者意识丧失	1. 注射胰岛素剂量过大 2. 注射部位过深，到达肌肉层 3. 注射胰岛素后运动、热敷、按摩，导致血流加快，使胰岛素的吸收加快	1. 护士必须充分了解患者使用的胰岛素，并告知患者和家属不能随意更改剂量 2. 注意饮食与胰岛素注射的关系，定时用药，定时进餐，根据睡前血糖情况适量加餐，以防夜间低血糖 3. 正确执行操作规程，避免注射到肌肉层，注射部位避免剧烈活动 4. 注意血糖监测 5. 随身携带水果糖、饼干，早期识别，及时处理 6. 随身携带标明患者姓名、疾病、单位、地址、电话号码的联系卡，以便及时掌握信息 7. 当发生低血糖时，立即口服高糖食品或静脉注射 50% 葡萄糖液。密切观察病情变化，做好记录
局部组织反应	胰岛素注射部位皮肤出现红肿、硬结、感染、水疱、破损、瘙痒、色素沉着及皮肤凹陷	1. 未严格无菌操作 2. 未遵循胰岛素注射部位轮换原则 3. 胰岛素针头重复使用	1. 遵循注射部位轮换原则 2. 注射时避开炎症、硬结、红肿等部位 3. 注射时严格消毒注射部位皮肤 4. 胰岛素针头及时更换，避免重复使用

续表

常见并发症	临床表现	原因	预防及处理
疼痛	患者主诉疼痛	1. 患者紧张、焦虑 2. 注射技术不熟练 3. 胰岛素针头重复使用	1. 注重患者心理护理，说明注射的目的，取得患者配合 2. 准确配置药液，避免剂量过大增加痛感 3. 熟练掌握注射技术，准确注入药液 4. 选择合适的针头进行注射 5. 待皮肤消毒液干后进行注射
断针	胰岛素针头折断	1. 针头质量问题 2. 注射技术不熟练 3. 患者体位不当及情绪紧张 4. 注射部位选择不当	1. 注射前仔细检查针头质量 2. 协助患者取舒适体位，给予心理护理，消除紧张情绪；年龄小或不配合的患者，请家长协助固定 3. 注射部位避开瘢痕、硬结

四、操作技术操作考核评分标准

胰岛素笔注射胰岛素技术操作考核评分标准

项目	总分	技术操作要求	评分	扣分
操作前准备	5	1. 护士着装整洁，洗手，戴口罩，戴手表 2. 用物：治疗盘内备有乙醇、棉签、胰岛素笔及专用针头、胰岛素笔芯、弯盘、利器盒、医嘱单、执行单	一项不符合要求扣1分	
评估	5	1. 评估病情、年龄、意识、自理能力、合作程度、过敏史、胰岛素剂型、食物准备情况 2. 评估注射部位皮肤情况（不可在皮下脂肪增生、炎症、水肿、溃疡或感染的部位注射）	一项不符合要求扣1分	

续表

项目	总分	技术操作要求	评分	扣分
操作流程	2	护士在护士站进行： 已双人核对医嘱单、执行单正确无误	未口述扣2分；缺少一项扣1分	
	4	护士在治疗室进行(洗手)： 1. 核对胰岛素剂型与医嘱单、执行单正确无误 2. 检查胰岛素有效期，笔芯有无破损或漏液，药物性状，确保有足够的胰岛素药量(预混胰岛素至少剩余12 U)。未开封的瓶装胰岛素或胰岛素笔芯应提前30分钟取出，在室温下回暖	未洗手扣1分；其他每项不符合扣1分	
	4	护士在病床前进行： 1. 备齐用物携至患者床旁，按要求查对患者姓名、床号、手腕带，协助患者取舒适体位，取得患者合作	未核对或无效核对扣3分；体位不符合扣1分	
	4	2. 安装胰岛素笔芯：胰岛素笔与胰岛素笔芯必须匹配 3. 旋开笔帽，拧开笔芯架 4. 将笔芯装入笔芯架，拧紧 5. 备用活塞杆复位	胰岛素笔与胰岛素笔芯不匹配扣1分；其他每项不符合扣1分	
	6	6. 将胰岛素充分混匀：中效胰岛素(NPH)和预混胰岛素注射前需要在室温下双手水平滚动胰岛素笔芯10次并持续5秒，然后通过肘关节和前臂的上下摆动，颠倒10次并持续10秒，使之变成均匀的白色云雾状液体	未判断胰岛素是否需要混匀扣1分；胰岛素混匀手法错误扣5分	
	2	7. 消毒瓶塞，装上笔用针头	未消毒瓶塞扣1分；安装针头错误扣1分	

续表

项目	总分	技术操作要求	评分	扣分
操作流程	45	8.胰岛素注射： (1)操作中核对。注射前应先排气，每次旋2个单位，针尖向上直立，手指轻弹笔芯架数次，排气，确保至少一滴药液从针头溢出 (2)将剂量旋转至所需刻度 (3)选择正确的注射部位并检查。用75%乙醇消毒。不同部位胰岛素的吸收速度由快到慢依次为(口述)：腹部、上臂、大腿、臀部。注射部位每次轮换，交替选择，以利于胰岛素吸收 (4)皮下注射(判断是否需要捏皮，选择合适的注射手法及进针角度)：使用4～5 mm针头可90°进针；使用6 mm针头可采用捏起皮肤或45°进针，以降低肌内注射的风险 (5)快速进针，缓慢推注药液 (6)注射完毕，完全按下拇指按钮后，应在拔出针头前至少停留10秒，以免药液渗出导致剂量不准确 (7)拔出针头，针头套上外针帽后规范丢弃，置入专用利器收集盒	1.未核对或无效核对扣3分；排气不符合要求扣2分 2.未调整剂量扣5分；选择注射部位不符合要求扣5分；消毒皮肤不符合要求扣2分；未口述扣3分 3.注射手法不符合要求扣5分；进针角度不符合要求扣5分 4.推注药液不符合要求扣5分 5.注射完毕后，操作不规范扣5分 6.针头处置不规范扣5分	
	5	9.再次核对，置患者舒适体位，整理床铺。交代注意事项，指导患者注射后根据注射胰岛素种类确定进餐时间，以免延误而发生低血糖反应	未核对或无效核对扣3分；未交代注意事项扣2分	
	5	10.观察胰岛素注射效果，如有并发症发生，应采取适当的处理措施	未做或不符合要求扣5分	
	3	11.终末处理，洗手，记录	未做或不符合要求扣3分	
评价提问	10	1.操作准确、熟练，查对规范 2.与患者沟通有效，爱伤观念强 3.掌握胰岛素储存方法、胰岛素种类。正确掌握不同类型胰岛素注射的进食时间、预混胰岛素混匀手法、注射部位轮换原则、胰岛素针头的规范化处置 4.操作时间5分钟	一项不符合要求扣1分	
总分	100			

一次性胰岛素专用注射器注射技术

一次性胰岛素专用注射器注射是使用一次性专用胰岛素注射器通过皮下注射给予胰岛素治疗的一种方法。

一、目的

1. 精准注射胰岛素，降低血糖，达到用药效果。
2. 正确注射，减少注射并发症。

二、操作流程

步骤	内容
准备	1.操作者按规定着装、洗手、戴口罩 2.了解病情，胰岛素种类及作用、不良反应，掌握正确的注射时间 3.用物准备齐全，未开启的胰岛素提前30分钟冰箱内取出复温 4.环境符合操作要求
解释、评估	1.严格查对，向患者做好解释，询问患者是否已备好食物 2.评估患者注射部位皮肤及胰岛素种类，选择合适注射部位 3.协助患者取舒适体位保护患者隐私
检查胰岛素	核对胰岛素剂型、有效期，瓶体有无破损、漏液，药液性状，确保有足够的胰岛素药量（预混胰岛素至少剩余12 U）
选择注射器	普通瓶装胰岛素应有40 U的红色胰岛素专用注射器抽吸（每个小红格代表 1 U胰岛素）；笔芯胰岛素应用100 U的橘黄色胰岛素专用注射器抽吸（每个小黑格代表 2 U胰岛素）
胰岛素混匀	1.预混胰岛素注射前需要在室温下充分混匀，使之变成均匀的白色雾状液体 2.双手水平滚动10次并持续5秒 3.肘关节和前臂上下摆动，上下翻动10次并持续10秒
消毒注射	1.消毒胰岛素瓶口 2.检查胰岛素专用注射器包装完整、无破损、在有效期内 3.严格按照无菌操作及查对制度抽吸药液 4.左手拇指、食指和中指捏起注射部位皮肤形成皮褶，右手持注射器将针头垂直或45°快速进针，确定针头进入皮下组织后，缓慢推动针柄，将胰岛素注入皮下组织 5.快速拔出针头，注射部位切勿用力挤压与揉搓
健康指导	观察患者用药反应，根据胰岛素注射种类指导患者进餐时间，交代注意事项
整理	1.协助患者舒适体位，整理床单位 2.查对并在执行单签名 3.洗手，整理用物

三、操作注意点与说明

(一)操作要点

1. 严格执行无菌技术操作原则及三查七对制度。

2. 胰岛素注射前准备:

(1)评估患者注射部位皮肤条件及胰岛素剂型,选择合适的注射部位。

(2)根据胰岛素剂型,询问患者食物准备情况,正确指导患者进餐时间。

(3)预混胰岛素进行混匀。

(4)注射器选择:普通瓶装胰岛素应用 40 U 的红色胰岛素专用注射器抽吸(每个小红格代表 1 U 胰岛素);笔芯胰岛素应用 100 U 的橘黄色胰岛素专用注射器抽吸(每个小黑格代表 2 U 胰岛素)。

3. 正确选择胰岛素注射部位和遵循胰岛素注射部位轮换原则。

4. 检查胰岛素注射部位,使用 75%乙醇进行消毒。

5. 胰岛素注射方法和进针角度:

右手持注射器将针头垂直或 45°快速进针,确定针头进入皮下组织后,缓慢推动针柄,将胰岛素注入皮下组织。快速拔出针头,注射部位切勿用力挤压与揉搓。

(二)宣教与告知

1. 告知患者胰岛素的保存方法:未开启的胰岛素放入冰箱冷藏,温度在 2~8 ℃;已开启的胰岛素不需冷藏,保存在室温(25 ℃左右)环境中,避免日晒,有效期 28 天;外出乘飞机时随身携带,不要放入行李中托运;离开车辆时,应随身携带,避免留在车中。

2. 告知患者不可随意停止及调整胰岛素药量,并做好个体化血糖监测。

3. 指导患者掌握正确的胰岛素注射方法,包括胰岛素种类、进餐时间、注射部位的选择、注射部位的轮换、注射器的选择及捏皮的方法、进针角度及针头的规范处置。

4. 告知患者使用胰岛素治疗会出现的并发症,会识别低血糖并正确处理低血糖。

5. 告知患者胰岛素注射选择应考虑运动情况,注射时避开运动所涉及的部位,防止出现低血糖。

6. 告知患者注射器只能一次性使用。

（三）操作并发症

一次性胰岛素专用注射器注射技术常见并发症的预防及处理

常见并发症	临床表现	原因	预防及处理
过敏反应	1.速发型：多在注射后几分钟至30分钟内出现，如风团、丘疹、支气管痉挛、呼吸困难、呼吸窘迫、呕吐等，严重者可出现过敏性休克 2.迟发型：大多在24小时后出现过敏症状，如荨麻疹、血管神经性水肿、紫癜等 3.局部反应：大多发生在给药后数分钟至数小时内，个别者可发生在数日至2周内，表现为注射部位出现烧灼感、瘙痒、红肿、肿胀、红晕等	1.药物过敏 2.注射方法不当	1.严格选择正规渠道产品，保证胰岛素药物的纯度 2.严格执行无菌技术操作规程，避免杂质混入药液引起过敏反应 3.加强病情观察，发现问题及时处理；通知医师，遵医嘱对症处理；对发生过敏性休克者行抗休克对症处理
低血糖反应	患者表现为头晕、出汗、面色苍白、眼花、耳鸣、心率加快、脉搏细弱、血压下降，严重者意识丧失	1.注射胰岛素剂量过大 2.注射部位过深，到达肌肉层 3.注射胰岛素后运动、热敷、按摩，导致血流加快，使胰岛素的吸收加快	1.护士必须充分了解患者使用的胰岛素，并告知患者和家属不能随意更改剂量 2.注意饮食与胰岛素注射的关系，定时用药，定时进餐，根据睡前血糖情况适量加餐，以防夜间低血糖 3.正确执行操作规程，避免注射到肌肉层，注射部位避免剧烈活动 4.注意血糖监测 5.随身携带水果糖、饼干，早期识别，及时处理 6.随身携带标明患者姓名、疾病、单位、地址、电话号码的联系卡，以便及时掌握信息 7.当发生低血糖时，立即口服高糖食品或静脉注射50%葡萄糖液。密切观察病情变化，做好记录

续表

常见并发症	临床表现	原因	预防及处理
局部组织反应	胰岛素注射部位皮肤出现红肿、硬结、感染、水疱、破损、瘙痒、色素沉着及皮肤凹陷	1. 未严格无菌操作 2. 未遵循胰岛素注射部位轮换原则 3. 胰岛素针头重复使用	1. 遵循注射部位轮换原则 2. 注射时避开炎症、硬结、红肿等部位 3. 注射时严格消毒注射部位皮肤 4. 胰岛素针头及时更换，避免重复使用
疼痛	患者主诉疼痛	1. 患者紧张、焦虑 2. 注射技术不熟练 3. 胰岛素针头重复使用	1. 注重患者心理护理，说明注射的目的，取得患者配合 2. 准确配置药液，避免剂量过大增加痛感 3. 熟练掌握注射技术，准确注入药液 4. 选择合适的针头进行注射 5. 皮肤消毒液待干后进行注射
断针	胰岛素针头折断	1. 针头质量问题 2. 注射技术不熟练 3. 患者体位不当及情绪紧张 4. 注射部位选择不当	1. 注射前仔细检查针头质量 2. 协助患者取舒适体位，给予心理护理，消除紧张情绪；年龄小或不配合的患者，请家长协助固定 3. 注射部位避开瘢痕、硬结

四、操作技术操作考核评分标准

一次性胰岛素注射器注射胰岛素操作考核评分标准

项目	总分	技术操作要求	评分	扣分
操作前准备	5	1. 护士着装整洁，洗手，戴口罩，戴手表 2. 用物：治疗盘内备有乙醇、棉签、胰岛素专用注射器、胰岛素笔芯、弯盘、利器盒、医嘱单、执行单	一项不符合要求扣 1 分	

续表

项目	总分	技术操作要求	评分	扣分
评估	5	1.评估病情、年龄、意识、自理能力、合作程度、过敏史、胰岛素剂型、食物准备情况 2.评估注射部位皮肤情况(不可在皮下脂肪增生、炎症、水肿、溃疡或感染的部位注射)	一项不符合要求扣1分	
操作流程	2	护士在护士站进行: 已双人核对医嘱单、执行单正确无误	未口述扣2分;缺少一项扣1分	
	10	护士在治疗室进行(洗手): 1.核对胰岛素剂型与医嘱单、执行单正确无误 2.检查胰岛素有效期,瓶体有无破损或漏液,药液性状。选择与胰岛素剂型相匹配的胰岛素专用注射器。未开封的瓶装胰岛素或胰岛素笔芯应提前30分钟从冰箱中取出,在室温下回暖 3.经检查,物品均符合操作要求	未洗手扣1分;注射器选择错误扣5分;其他每项不符合扣1分	
	4	护士在病床前进行: 1.备齐用物携至患者床旁,按要求查对患者姓名、床号、手腕带,协助患者取舒适体位,取得患者合作	未核对或无效核对扣3分;体位不符合要求扣1分	
	5	2.检查胰岛素专用注射器包装完好,无破损,在有效期内	未做或不符合要求扣5分	
	6	3.将胰岛素充分混匀:NPH和预混胰岛素注射前需要在室温下双手水平滚动胰岛素笔芯10次并持续5秒,然后通过肘关节和前臂的上下摆动,颠倒10次并持续10秒,使之变成均匀的白色云雾状液体	未判断胰岛素是否需要混匀扣1分;胰岛素混匀手法错误扣5分	
	4	4.抽吸药液: (1)打开瓶盖,消毒 (2)严格按无菌操作原则及查对制度抽吸药液,剂量准确	每项不符合要求扣2分	

续表

项目	总分	技术操作要求	评分	扣分
操作流程	35	5.胰岛素注射： (1)操作中核对 (2)选择正确的注射部位并检查。用75%乙醇消毒。不同部位胰岛素的吸收速度由快到慢依次为(口述)：腹部、上臂、大腿、臀部。注射部位每次轮换，交替选择，以利于胰岛素的吸收 (3)皮下注射(判断是否需要捏皮，选择合适的注射手法及进针角度)：排气，左手拇指、食指和中指捏起注射部位皮肤形成皮褶，右手持注射器将针头垂直或45°快速进针，确定针头进入皮下组织后，缓慢推动针柄，将胰岛素注入皮下组织 (4)注射完毕，快速拔出针头，注射部位切勿用力挤压与揉搓 (5)针头置入专用利器收集盒	未核对或无效核对扣3分；注射部位不符合要求扣5分；消毒不符合要求扣5分；排气不符合要求扣2分；注射手法不符合要求扣5分；进针角度不符合要求扣5分；拔针不规范扣5分；针头处置不规范扣5分	
	5	6.再次核对，置患者舒适体位，整理床铺。交代注意事项，指导患者注射后根据注射胰岛素种类确定进餐时间，以免延误而发生低血糖反应	未核对或无效核对扣3分；未交代注意事项扣2分	
	5	7.观察胰岛素注射效果，如有并发症发生，应采取适当的处理措施	未做或不符合要求扣5分	
	4	8.终末处理，洗手，记录	未做或不符合要求扣2分	
评价提问	10	1.操作准确、熟练，查对规范 2.与患者沟通有效，爱伤观念强 3.掌握胰岛素储存方法、胰岛素种类。正确掌握不同类型胰岛素注射的进食时间、预混胰岛素混匀手法、注射部位轮换原则、胰岛素针头的规范化处置 4.操作时间5分钟	一项不符合要求扣1分	
总分	100			

“T”形管引流袋更换护理操作技术

“T”形管引流袋更换是在无菌操作下更换“T”形管引流袋的一种方法。

一、目的

1. 防止患者发生胆道逆行感染。
2. 通过日常护理保证引流的有效性。
3. 观察胆汁的量、颜色、性质。

二、操作流程

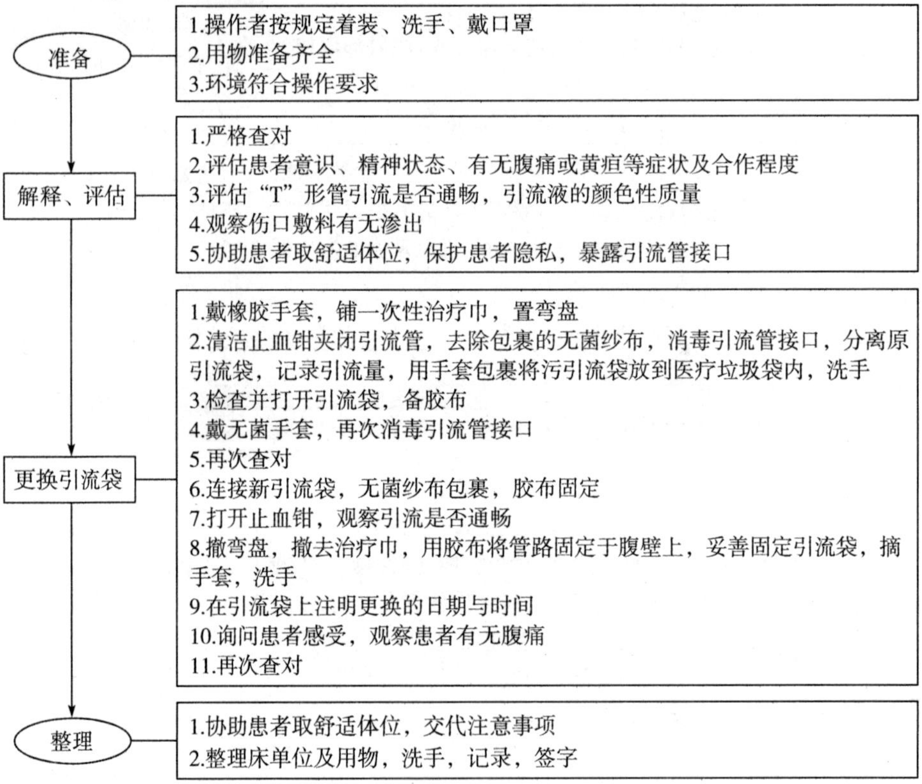

三、操作注意点与说明

(一)操作要点

1. 严格执行无菌技术操作原则。

2. 保持胆管引流管通畅,防止"T"形管扭曲、折叠、受压。

3. 妥善固定管路于腹壁,以防"T"形管脱落。

4. 引流袋不可高于引流管出口平面,搬运患者时将引流管夹闭,患者翻身活动时切勿牵拉引流管。

5. 注意观察引流液颜色、性质、量,并做好记录。

(二)宣教与告知

1. 保持引流管口周围皮肤清洁干燥。

2. 指导患者穿宽松衣物,避免提举重物或过度活动,以免引流管牵拉、滑脱、扭曲、受压。保持管路通畅。

3. 平卧位时引流管远端不可高于腋中线,坐位、站立或行走时不可高于引流管口平面,以防胆汁逆流感染。

4. 若发生意外脱管,应立即通知医护人员,用敷料覆盖伤口,不要自行回纳引流管。

5. 如患者需带"T"形管回家,指导其管路护理及自我监测方法,指导患者进清淡饮食。

(三)操作并发症

"T"形管引流袋更换护理操作技术常见并发症的预防及处理

常见并发症	临床表现	原因	预防及处理
感染	患者发热、腹痛,黄疸症状加剧,引流液性状改变	1. 未严格执行无菌操作 2. 未定期更换引流袋,更换引流袋时未夹闭引流管,导致胆汁逆流 3. 穿刺部位敷料污染未及时更换 4. 引流管远端高于引流口平面 5. 拔管操作不当	1. 操作时严格检查用物安全有效,严格执行无菌操作要求 2. 定期更换引流袋,更换时应夹闭引流管 3. 保持穿刺处敷料清洁干燥,引流管口周围皮肤覆盖无菌纱布,保持局部干燥,防止胆汁浸润皮肤引起炎症反应 4. 平卧位时引流管远端不可高于腋中线,坐位、站立或行走时不可高于引流管口平面 5. 拔管应待窦道成熟后再进行。拔管前试行夹管 1~2 天,注意观察患者有无发热、腹痛、黄疸等症状。拔管后用凡士林纱布填塞窦道,1~2 天可自行闭合

续表

常见并发症	临床表现	原因	预防及处理
引流不畅	引流管无胆汁流出	1. 引流管被凝血块、絮状物、泥沙样结石阻塞 2. 引流管打折 3. 管路夹闭,未打开	1. 定时挤捏引流管,必要时用生理盐水低压冲洗或用 50 mL 注射器负压抽吸,操作时需注意避免诱发胆管出血 2. 经处理仍无胆汁流出,按需更换引流管
脱管	引流管意外脱出,患者腹痛、黄疸加剧,出现胆瘘	1. 管路固定不牢 2. 外力作用牵拉脱管	1. 妥善固定引流管 2. 更换引流袋时操作勿用力过猛,止血钳夹闭固定位置合适 3. 保持床单位整洁,物品有序放置,防止引流管受压、扭曲

四、操作技术操作考核评分标准

"T"形管引流袋更换技术操作考核评分标准

项目	总分	技术操作要求	评分	扣分
操作前准备	5	1. 着装整齐,洗手,戴口罩 2. 用物:换药碗、碘伏棉球、无菌镊子、无菌纱布、一次性引流袋 2 个、无菌手套、橡胶手套、无菌治疗巾 1 块、清洁血管钳 1 把、胶布、弯盘、记录单、速干手消毒剂、医疗垃圾袋、生活垃圾袋	少一项扣 1 分	
评估	10	1. 评估患者意识、精神状态,有无腹痛、黄疸等症状及合作程度 2. 评估"T"形管引流是否通畅,引流液的颜色、性质、量,观察伤口敷料有无渗出 3. 协助患者取舒适体位,评估操作环境是否安静、整洁,光线明亮;调节室温适宜;保护患者隐私	一项不符合要求扣 1 分	

续表

项目	总分	技术操作要求	评分	扣分
操作步骤	4	护士在护士站进行： 已经双人核对医嘱单、执行单正确无误	未口述扣2分；缺少一项扣1分	
	4	护士在治疗室进行(洗手)： 检查用物准备齐全，安全有效	未口述扣2分；用物缺一件或不符合要求一项扣1分	
	5	护士在病床前进行： 1.备齐用物携至患者床旁，核对患者床头卡、床号、姓名、住院号及腕带	未查对或无效核对扣5分；查对不符合要求一项扣1分	
	5	2.向患者说明操作目的及注意事项，取得患者配合。评估患者引流管固定情况，引流液的颜色、性质、量及有无腹痛、黄疸等症状。协助患者取舒适卧位，保护患者隐私，暴露引流管接口。与患者沟通语言规范，态度和蔼	未解释、未评估各扣2分；其余未做或不符合要求一项扣1分	
	14	3.戴橡胶手套，铺一次性治疗巾，置弯盘。用清洁止血钳夹闭引流管，去除包裹的无菌纱布，消毒引流管接口，分离旧引流袋，记录引流量，用手套包裹将污引流袋放到医疗垃圾袋内，洗手	口述“洗手”，未做或不符合要求一项扣1分	
	8	4.检查并打开引流袋，拧紧出口处，保持接头处无菌，备两条胶布	未做或不符合无菌操作要求一项扣2分	
	4	5.戴无菌手套，旋转消毒导管腔末端切面及外周	未做或不符合无菌操作要求一项扣2分	
	10	6.再次查对。连接新引流袋，无菌纱布包裹，胶布固定。打开止血钳，观察引流是否通畅	未查对或无效查对扣5分；其余未做或不符合无菌操作要求一项扣2分	

续表

项目	总分	技术操作要求	评分	扣分
操作步骤	16	7. 撤弯盘，撤去治疗巾，用胶布将管路固定于腹壁上，妥善固定引流袋。摘手套，洗手。在引流袋上注明更换的日期与时间。询问患者感受，观察患者有无腹痛。再次查对	未查对或无效查对扣5分；固定位置不恰当或未观察患者病情扣2分；其余未做或不符合要求一项扣1分	
	5	8. 协助患者取舒适体位，交代注意事项，整理床单位。用物正确处理。洗手，记录引流液的颜色、性质、量	缺少一项扣1分	
评价提问	10	1. 操作准确、熟练，查对规范 2. 与患者沟通有效，爱伤观念强 3. 操作时间8分钟	一项不符合要求扣2分	
总分	100			

胸腔闭式引流瓶更换护理操作技术

胸腔闭式引流管路护理是对于胸外科术后或治疗液气胸、脓胸、血胸患者，保持引流通畅，妥善固定，密切观察引流情况的一种护理操作技术。

一、目的

1. 保持引流通畅，维持胸腔内压力。
2. 防止逆行感染。
3. 便于观察胸腔引流液的性状、颜色、量。

二、操作流程

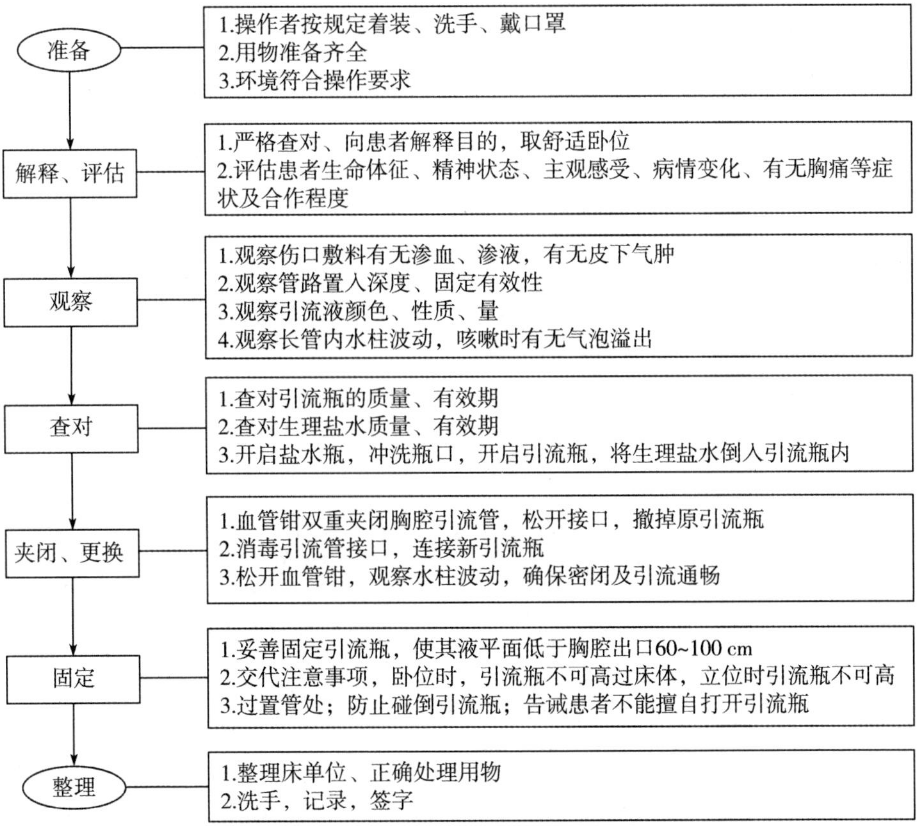

三、操作注意点及说明

（一）操作要点

1. 严格执行无菌操作原则及查对制度。

2. 评估患者生命体征、病情、精神心理状态。

3. 观察引流液性状、量、颜色。

4. 将生理盐水倒至零刻度线处，使引流瓶长管在液面下 3～4 cm。拧紧瓶盖，在引流瓶右上角记录更换日期。

5. 妥善固定引流瓶，保持引流瓶液面低于胸腔出口 60～100 cm，不可倒转。搬动患者或更换引流瓶时应双重夹闭引流管，防止空气进入，保证引流管与引流瓶连接牢固紧密，维持引流系统密闭。

6. 确保管路引流通畅，保持引流管长度适宜，避免管路受压、扭曲、打折。

7. 更换过程中注意观察生命体征，询问患者感受，适时安慰患者。

（二）宣教与告知

1. 胸腔闭式引流是排除胸腔内积液、积气的一种治疗方法。更换引流瓶时应向患者和家属解释操作目的、意义、过程及注意事项，取得配合。

2. 接头滑脱时，要立即夹闭或反折近胸端胸引管。若引流管自胸壁伤口脱出，立即用手顺皮肤纹理方向捏紧引流口周围皮肤（注意不要直接接触伤口），并立即通知医生处理。

3. 保持管路通畅，避免受压、打折、弯曲。下床活动时，引流瓶的位置应低于膝盖且保持平稳；卧位时，引流瓶不可高过床体，保证长管没入液面下。防止碰倒引流瓶导致脱管，引起气胸。

4. 外出检查前须将引流管夹闭，漏气明显的患者不可夹闭胸引管。

5. 告诫患者不能擅自打开引流瓶。

（三）操作并发症

胸腔闭式引流瓶更换护理操作技术常见并发症的预防及处理

常见并发症	临床表现	原因	预防及处理
感染	患者发热、胸痛，呼吸困难加剧，引流液性状改变	1. 未严格执行无菌操作 2. 未定期更换引流瓶 3. 穿刺部位敷料污染未及时更换 4. 引流瓶高于引流口平面造成逆流感染 5. 拔管操作不当	1. 操作时严格检查用物安全有效，严格执行无菌操作要求 2. 定期更换引流瓶，更换时应夹闭引流管 3. 保持穿刺处敷料清洁干燥，一旦渗湿，及时更换 4. 引流瓶位置低于胸壁引流口平面 5. 拔管时嘱患者先深吸一口气，在深吸气末屏气，迅速拔管，并立即用凡士林纱布和无菌敷料封闭伤口

续表

常见并发症	临床表现	原因	预防及处理
引流不畅	无引流液引出或无气泡逸出，无水柱波动，患者伴气促、胸闷，甚至气管向健侧偏移等肺受压症状	引流管打折或被凝血块、脓液阻塞	1. 定时挤捏引流管，保持引流管长度适宜，防止引流管受压、扭曲、打折 2. 患者取半坐卧位，经常改变体位。鼓励患者咳嗽和深呼吸，以利于胸膜腔内液体和气体排出，促进肺复张 3. 患者症状明显，应立即通知医师，可行胸腔冲洗、负压抽吸或按需更换引流管
管路密闭不严	患者出现气促、胸闷、呼吸困难等症状	1. 引流口周围无敷料覆盖 2. 水封瓶末端未完全没入水中 3. 引流瓶倾斜 4. 更换水封瓶或搬运患者时未双重夹闭管路	1. 用无菌敷料严密覆盖胸壁引流管周围 2. 保持长管末端没入水中 3～4 cm 3. 水封瓶始终保持直立，妥善放置，避免倾斜、倒地 4. 更换水封瓶或搬动患者时应双重夹闭引流管，放松止血钳时应先将引流瓶安置在低于胸壁引流口平面位置 5. 随时检查引流装置的密闭性
脱管	引流管意外脱出，患者立即出现气促、胸闷、呼吸困难	1. 管路固定不牢 2. 外力作用牵拉脱管	1. 妥善固定 2. 保持床单位整洁，物品有序放置，管路长度适宜，防止引流管受压、扭曲 3. 引流管路接头滑脱时，要立即用止血钳夹闭或反折近胸端胸引管 4. 引流管自胸壁伤口脱出，立即封闭伤口，协助医师做进一步处理

四、操作技术操作考核评分标准

更换胸腔闭式引流瓶护理操作考核评分标准

项目	总分	技术操作要求	评分	扣分
操作前准备	5	1. 着装整齐，洗手，戴口罩 2. 用物：橡胶手套、无菌手套、无菌治疗巾、胸腔引流瓶、血管钳 2 把、500 mL 无菌生理盐水、胶布、启瓶器、弯盘、记录单、速干手消毒剂、换药碗、碘伏棉球、医疗垃圾袋、生活垃圾袋	一项不符合要求扣 1 分	

续表

项目	总分	技术操作要求	评分	扣分
评估	5	1. 评估患者生命体征、精神状态、主观感受、病情变化、有无胸痛等症状及合作程度 2. 评估伤口敷料有无渗血渗液，有无皮下气肿，管路置入深度和固定有效性 3. 观察引流液颜色、性质、量，观察长管内水柱波动，咳嗽时有无气泡溢出	一项不符合要求扣1分	
操作流程	10	1. 携用物至患者床旁，问候患者，核对床号、姓名、性别、住院号 2. 向患者和家属解释操作目的，取得配合 3. 安全与舒适：病房环境舒适，患者卧位舒适安全	一项不符合要求扣2分	
	4	护士在护士站进行： 已经双人核对医嘱单、执行单正确无误	未口述扣2分；缺少一项扣1分	
	5	护士在治疗室进行(洗手)： 检查用物准备齐全，安全有效	未口述扣2分；用物缺一件或不符合要求一项扣1分	
	5	护士到病床前进行： 1. 备齐用物携至患者床旁，核对患者床头卡、床号、姓名、住院号及腕带	未查对或无效核对扣5分；查对不符合要求一项扣1分	
	5	2. 向患者说明操作目的及注意事项，取得患者配合。评估患者引流管固定情况，引流液的颜色、性质、量及有无胸痛。协助患者取舒适卧位。与患者沟通时语言规范，态度和蔼	未解释、未评估各扣2分；其余未做或不符合要求一项扣1分	

续表

项目	总分	技术操作要求	评分	扣分
操作流程	14	3. 查对引流瓶的质量、有效期。打开引流瓶外包装，用清洁剪刀横向剪开内包装，取出引流瓶，保持接口无菌。查对生理盐水，用启瓶器开启瓶盖，冲洗瓶口。开启引流瓶，将生理盐水倒至零刻度线处，使引流瓶长管在液面下 3～4 cm。拧紧瓶盖，在引流瓶的水平线上贴一条横胶布，标记水量，右上角注明更换日期。连接引流管	未做或不符合无菌操作要求一项扣 2 分	
	15	4. 戴橡胶手套，铺治疗巾，置弯盘。血管钳双重夹闭胸腔引流管，消毒引流管接口，分离旧引流瓶，记录引流量，用手套包裹将污引流瓶放到医疗垃圾袋内，洗手	未做或不符合无菌操作要求一项扣 2 分	
	4	5. 戴无菌手套，旋转消毒导管腔末端切面及外周	未做或不符合无菌操作要求一项扣 2 分	
	12	6. 再次查对，连接新引流瓶。松开血管钳，观察水柱波动，确保密闭及引流通畅。妥善固定引流瓶，保持引流瓶低于胸腔 60～100 cm。撤去治疗巾，撤弯盘	未查对或无效查对扣 5 分；高度不正确扣 3 分；其余未做或不符合要求一项扣 1 分	
	6	7. 在更换过程中注意询问患者感受，观察患者有无胸痛、呼吸困难，再次查对	未查对或无效查对扣 5 分；其余未做或不符合要求一项扣 1 分	
评价提问	10	1. 操作准确、熟练，查对规范 2. 与患者沟通有效，爱伤观念强 3. 操作时间 8 分钟	一项不符合要求扣 2 分	
总分	100			

脑室引流袋更换护理操作技术

脑室引流袋更换是在无菌操作下更换脑室引流袋的一种方法。

一、目的

1. 保持引流通畅。
2. 防止逆行感染。
3. 观察脑室引流液的颜色、性质、量。

二、操作流程

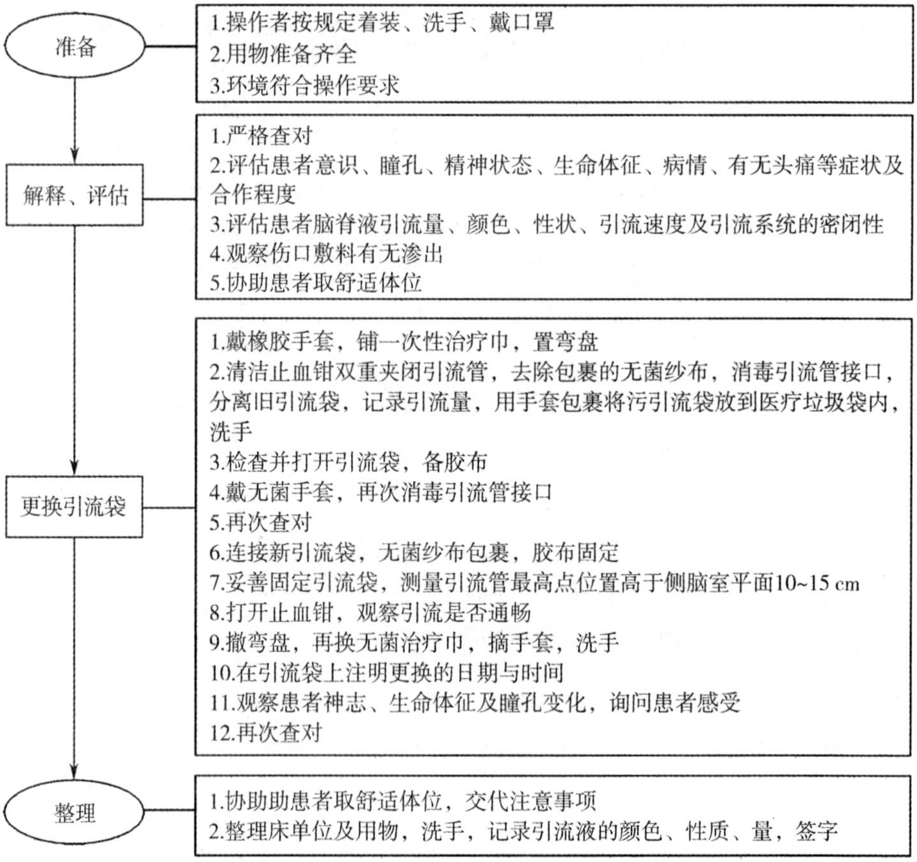

三、操作注意点与说明

(一)操作要点

1. 严格执行无菌技术操作原则。

2. 夹闭引流管应用止血钳双重夹闭。

3. 引流早期(1～2 小时)特别注意引流速度,切忌引流过快、过多。

4. 观察脑室引流管波动情况,注意检查管路是否堵塞。

5. 搬运患者时将引流管夹闭、妥善固定,为患者翻身时切勿牵拉引流管。

4. 引流管开口高于侧脑室平面 10～15 cm,硬膜外、硬膜下引流管放置高度应遵医嘱。

5. 硬膜外、硬膜下引流液量及颜色突然改变时,及时通知医师给予处理。

6. 患者出现精神症状、意识障碍时,适当约束。

(二)宣教与告知

1. 保持床单位清洁干燥,物品摆放有序。

2. 患者翻身或活动时,避免引流管牵拉、滑脱、扭曲、受压,保持管路通畅。

3. 不能随意调节引流管高度,以免逆流或影响颅内压。

4. 若发生意外脱管,应立即通知医护人员,用敷料覆盖伤口,不要自行回纳引流管。

(三)操作并发症

脑室引流袋更换护理操作技术常见并发症的预防及处理

常见并发症	临床表现	原因	预防及处理
颅内感染	1. 脑脊液浑浊,呈毛玻璃状或有絮状物 2. 患者发热、头痛症状加剧,烦躁不安,甚至危及生命	1. 未严格执行无菌操作 2. 更换引流袋时未夹闭引流管,导致脑脊液逆流 3. 持续引流时间过长导致颅内感染 4. 穿刺部位敷料污染,未及时更换 5. 拔管操作不当	1. 操作时严格检查用物安全有效,严格执行无菌操作要求 2. 更换引流袋应双重夹闭引流管 3. 持续引流时间通常不超过 1 周 4. 保持穿刺处敷料清洁干燥,穿刺点敷料及引流袋应每日更换。拔管前应双重夹闭引流管,防止逆流感染。拔管前遵医嘱行颅脑 CT 检查,先夹闭引流管 24 小时,观察患者有无头痛、呕吐等颅内高压症状。拔管后加压包扎,嘱患者卧床休息和减少头部活动,观察穿刺点有无渗血渗液,严密观察患者意识、瞳孔、肢体活动变化,发现异常及时通知医生

续表

常见并发症	临床表现	原因	预防及处理
引流不畅	引流管无脑脊液流出	1. 颅内压低于 150 mmH_2O (1.47 kPa) 2. 引流管在脑室内盘曲成角 3. 管口吸附于脑室壁 4. 引流管被小凝血块或破碎的脑组织阻塞	1. 可降低引流袋高度 2. 请医生对照 X 线片，将过长的引流管缓慢向外抽出至有脑脊液流出，再重新固定 3. 可将引流管轻轻旋转，使管口离开脑室壁 4. 严格消毒管口后，用无菌注射器轻轻向外抽吸，切不可注入生理盐水冲洗，以免将管内阻塞物冲至脑室系统，引起脑脊液循环受阻 5. 经处理仍无脑脊液流出，按需更换引流管
脑疝	出现颅内出血、硬膜外血肿或硬膜下血肿，瞳孔改变	1. 引流管固定高度不正确 2. 引流过快、过多	1. 引流管开口高于侧脑室平面 10～15 cm 2. 缓慢引流，每日引流量不超过 500 mL 为宜，使颅内压平稳降低 3. 颅内感染者可适量增加脑脊液引流量，但同时应注意补液，以免水电解质紊乱 4. 抢救脑疝等危急情况下，可先快速引流脑脊液，再接引流袋缓慢引流
脱管	引流管意外脱出，患者意识、生命体征改变	1. 管路固定不牢 2. 外力作用牵拉脱管	1. 妥善固定引流管 2. 更换引流袋时操作勿用力过猛，止血钳夹闭固定位置合适 3. 保持床单位整洁，物品有序放置，防止引流管受压、扭曲，尤其在搬运患者或翻身时防止引流管牵拉

四、操作技术操作考核评分标准

脑室引流袋更换技术操作考核评分标准

项目	总分	技术操作要求	评分	扣分
操作前准备	5	1. 着装整齐，洗手，戴口罩 2. 用物：换药碗、碘伏棉球、无菌镊子、无菌纱布、一次性引流袋 2 个、无菌手套、橡胶手套、无菌治疗巾 2 块、清洁血管钳 2 把、胶布、弯盘、记录单、速干手消毒剂、医疗垃圾袋、生活垃圾袋	一项不符合要求扣 1 分	
评估	10	1. 评估患者意识、瞳孔、精神状态、生命体征、病情以及有无头痛等症状 2. 评估患者脑脊液引流量、颜色、性状、引流速度及引流系统的密闭性 3. 观察伤口敷料有无渗出 4. 协助患者取舒适体位 5. 评估操作环境是否安静、整洁、光线明亮，调节室温适宜	一项不符合要求扣 2 分	
操作步骤	4	护士在护士站进行： 已经双人核对医嘱单、执行单正确无误	未口述扣 2 分；缺少一项扣 1 分	
	5	护士在治疗室进行（洗手）： 检查用物准备齐全，安全有效	未口述扣 2 分；用物缺一件或不符合要求一项扣 1 分	
	5	护士到病床前进行： 1. 备齐用物携至患者床旁，核对患者床头卡、床号、姓名、住院号及腕带	未查对或无效核对扣 5 分；查对不符合要求一项扣 1 分	
	5	2. 向患者说明操作目的及注意事项，取得患者配合。评估患者引流管固定情况，引流液的颜色、性质、量及有无头痛、瞳孔改变。协助患者取舒适卧位。与患者沟通时语言规范，态度和蔼	未解释、未评估各扣 2 分；其余未做或不符合要求一项扣 1 分	

续表

项目	总分	技术操作要求	评分	扣分
操作步骤	14	3.戴橡胶手套,铺治疗巾,置弯盘。用清洁止血钳双重夹闭引流管,去除包裹的无菌纱布,消毒引流管接口,分离旧引流袋,记录引流量,用手套包裹将污引流袋放到医疗垃圾袋内,洗手	未口述洗手扣1分;其余未做或不符合要求一项扣2分	
	4	4.检查并打开引流袋,拧紧出口处,保持接头处无菌,备胶布	未做或不符合无菌操作要求一项扣2分	
	4	5.戴无菌手套,旋转消毒导管腔末端切面及外周	未做或不符合无菌操作要求一项扣2分	
	15	6.再次查对。连接新引流袋,无菌纱布包裹,胶布固定。妥善固定引流袋,测量引流管最高点位置高于侧脑室平面10～15 cm。打开止血钳,观察引流是否通畅	未查对或无效查对扣5分;未测量高度或高度不正确一项扣3分;其余未做或不符合无菌操作要求一项扣2分	
	14	7.撤弯盘,更换无菌治疗巾,摘手套,洗手。在引流袋上注明更换的日期与时间。观察患者神志、生命体征及瞳孔变化。再次查对	未查对或无效查对扣5分;未观察患者病情扣3分;其余未做或不符合要求一项扣1分	
	5	8.协助患者取舒适体位,交代注意事项,整理床单位。用物正确处理。洗手,记录引流液的颜色、性质、量	缺少一项扣1分	
评价提问	10	1.操作准确、熟练,查对规范 2.与患者沟通有效,爱伤观念强 3.操作时间8分钟	一项不符合要求扣2分	
总分	100			

冰毯使用技术

冰毯是利用半导体制冷原理，通过主机工作与冰毯内的水进行循环交换，促使冷却的毯面接触皮肤进行散热，达到降温的目的。

一、目的

1. 为高热患者降温。
2. 为其他降温措施效果不佳的患者降温。
3. 亚低温治疗。

二、操作流程

准备

1.着装整齐、洗手、戴口罩
2.用物准备齐全
3.了解患者病情、意识状态、配合程度、降温目标等
4.环境符合操作要求

↓

评估、解释

1.评估患者对冷热刺激的耐受程度、局部皮肤情况等
2.向患者或家属解释冰毯降温的必要性及注意事项，可能出现的不良反应，取得配合

↓

操作过程

1.加水，检查水位线
2.按规范安放冰毯
3.将毯面平铺于患者身下，连接各管路
4.安装温度传感器，一侧连接主机，一侧放于患者腋下/肛门内
5.开机，设定降温目标及水温，启动冰毯
6.查看冰毯运行情况、患者反应及体温变化

↓

整理

1.工作完毕按“停止”键，关机，卸下外接的冰毯/冰帽等进行终末处理
2.整理患者及床单位
3.做好相关记录

三、操作注意点与说明

(一)操作要点

1.注意保护患者隐私,冰毯上方铺置中单。

2.向冰毯机注灭菌水,水位线应至少达到机器最低水位线刻度,但不超过最高水位线刻度。

3.检查水管有无漏水和温度传感器是否与本机匹配;检查机器性能,冰毯是否完整。

4.冰毯上方铺中单,与患者背部最大限度接触,翻身时将"R"形枕置于冰毯下方。

5.传感器的放置:放在腋窝时应与皮肤紧贴。

6.降温速度不可过快,宜1～2小时降1℃,防止发生严重心律失常及皮肤冻伤。

7.冰毯机缺水时应先关掉电源,注水至最低水位线再次启动。

8.体温探头放置位置可选择腋窝或者肛门。

9.妥善保管传感器,用乙醇擦拭消毒。冰毯主机、毯、帽用75%乙醇擦拭消毒。

10.使用后做好终末处理,预防交叉感染。

(二)宣教与告知

1.每30～60分钟观察并记录患者的实际体温一次,随时调节。

2.每1～2小时翻身一次,观察背部皮肤有无苍白和青紫。

3.患者出现寒战、心律失常等并发症时,及时报告医师予以相应处理。

4.冰毯使用过程中勿将探头随意取下,以免影响使用效果。

5.冰毯参数勿随意调节。

6.中单潮湿应及时更换。

7.冰毯如有移位应及时调节。

（三）操作并发症

冰毯使用技术常见并发症的预防及处理

常见并发症	临床表现	原因	预防及处理
局部冻伤	局部冻伤可表现为局部皮肤颜色青紫，感觉麻木，局部僵硬、变黑甚至组织坏死	1. 末梢循环不良，低温下维持血供的小动脉容易发生痉挛，造成局部组织缺血、坏死 2. 冰毯温度低，持续冰敷用冷时间过长，使局部营养、生理功能及细胞代谢均发生障碍，严重者会发生组织坏死。多见于老年和幼儿等感觉迟钝患者及昏迷患者	1. 对使用冰毯的患者要经常巡视，观察冷敷局部皮肤情况，如肤色变青紫、感觉麻木，表示静脉血淤积，必须停止使用冰毯并及时处理，以防组织坏死 2. 刺激、过敏或末梢血管功能有异常（如雷诺病）时，应禁止使用冰毯 3. 一旦发现局部冻伤，立即停止使用冰毯，轻者给予保暖可逐渐恢复，重者按医嘱对症治疗
全身反应	寒战、面色苍白、体温降低	冰敷温度过低，持续时间过长，多见于年老体弱患者及婴幼儿	定时观察，如有不适及时处理。一旦出现全身反应，立即停止使用，给予保暖等处理。冰毯对感染性休克、末梢循环不良患者禁止使用，对老幼患者应慎用
寒战，心跳过缓	寒战，面色苍白及生命体征变化	副交感神经兴奋	提高毯温，如患者寒战严重，可肌内注射异丙嗪 25 mg，并给予足部热水袋，或暂停使用

四、操作技术操作考核评分标准

冰毯使用技术操作考核评分标准

项目	总分	技术操作要求	评分	扣分
操作前准备	10	1. 着装整齐，洗手，戴口罩 2. 用物：冰毯主机、毯面、温度传感器、冰毯防水罩、中单、灭菌水	用物不全一项扣 2 分	

续表

项目	总分	技术操作要求	评分	扣分
评估	10	1. 了解患者病情、意识状态、配合程度、降温目标等 2. 评估患者对冷热刺激的耐受程度、局部皮肤情况等	漏评估一项扣2分，扣完为止	
操作步骤	5	1. 备齐用物，携至床旁，问候患者，核对患者床号、姓名、性别、住院号，查看腕带	未查对或无效核对扣5分；查对不符合要求每项扣1分	
	5	2. 向患者解释操作目的及注意事项，取得配合	未解释扣5分；解释不到位扣2分	
	5	3. 评估环境安全，患者体位舒适，保护患者隐私	缺一项扣2分	
	5	4. 关闭门窗，拉上床幔(或遮挡屏风)，用床单代替盖被，盖于患者身上，必要时帮助患者脱去衣物，放于治疗车下	缺一项扣2分	
	5	5. 加水，检查水位线应达最低水位线而不能超过最高水位线	水位线不符合要求此项全扣	
	5	6. 将机器安放在床边或其他方便的地方，四个侧面应与墙壁或其他物体至少保持10 cm的距离，保证通风良好	冰毯放置位置不符合要求扣5分	
	5	7. 将患者身上过多的衣物脱去，穿上单衣，并给予皮肤清洁；将毯面平铺于患者身下，上端平肩部，冰毯上方铺中单，将主机管接头与毯面相应部位连接好	一项不符合要求扣2分	
	5	8. 将主机、冰毯、冰帽按标记方向连接好。连接管自然弯曲下垂，防止扭曲	连接不规范扣2分；管路打折全扣	
	5	9. 将温度传感器插头端插入主机侧板的传感器插口，并将传感器的另一端置于患者腋下	温度传感器放置错误或不规范全扣	
	2	10. 接通电源，打开冰毯开关	操作不规范扣2分	

续表

项目	总分	技术操作要求	评分	扣分
操作步骤	5	11. 根据降温目标调节冰毯目标温度及水温,按“开始”键启动	未正确调节降温目标或水温此项全扣	
	5	12. 查看冰毯是否正常运行,密切关注患者反应及体温变化	一项未做扣 2 分	
	3	13. 工作完毕,按“停止”键,关电源,卸下外接的冰毯和冰帽	一项未做扣 1 分	
	5	14. 协助患者穿好衣服,更换床单,协助患者取舒适卧位,交代注意事项	缺一项扣 2 分	
	5	15. 整理用物,做好终末处理,洗手,记录	缺一项扣 2 分	
评价提问	10	1. 操作轻柔、熟练,查对规范 2. 与患者沟通有效,爱伤观念强 3. 操作时间 10 分钟	一项不符合要求扣 2 分	
总分	100			

PICC 护理操作技术

经外周静脉穿刺中心静脉置管(PICC)导管维护包括更换 PICC 穿刺点处的敷料,更换导管的输液接头,冲洗 PICC 导管。

一、目的

每 7 天必须对 PICC 导管进行一次维护。其目的是预防导管的感染,保持导管通畅,提高患者置管后的自我护理能力,减少并发症的发生,延长 PICC 导管的使用期。

二、操作流程

步骤	内容
操作前准备	1.着装、仪表、举止符合要求 2.洗手、戴口罩
查对、解释	1.查对PICC维护记录单及维护手册 2.查对各项无菌物品 3.查对床号、姓名，向患者解释
测臂围，去胶痕	1.打开换药包 在穿刺肢体下放垫巾，测量上臂围 2.揭开固定输液接头的胶布，去除胶痕，清洁皮肤，手消毒
换接头，冲管、封管	1.取出10 mL（20 mL）注射器抽生理盐水：安装输液接头，排气备用 2.卸下旧接头后手消毒并带手套 3.乙醇棉片包裹消毒导管接头用力多方位擦拭15秒 4.评估导管，冲洗导管，正压封管
更换贴膜	1.去除原有透明敷料，观察穿刺点有无异常，手消毒 2.在PICC换药包内放置思乐扣，戴手套卸除思乐扣 3.2D法乙醇脱脂消毒后，进行碘伏消毒，调整导管位置 4.思乐扣固定：4P法 5.标注导管类型、日期、贴于透明敷料下缘
宣教、整理	1.整理用物 2.脱无菌手套 3.交代注意事项
洗手、记录	洗手，填写导管维护记录单

三、操作注意点与说明

(一)操作要点

1. 严格遵守无菌操作原则,减少导管相关性血流感染的发生。

2. 置管后 48 小时内更换无菌敷料,疑有污染、出汗、贴膜卷边等特殊情况,应及时更换;消毒范围大于贴膜的面积。

3. 维护内容:更换正压接头,冲洗导管,更换无菌透明敷料;正常情况每 7 日维护一次。

4. 自下而上去除敷料,切忌将导管带出体外。

5. 将体外导管放置呈弯曲形,以降低导管张力,避免导管移动。

6. 体外导管须完全被覆盖在透明敷料下,手不能触摸透明敷料区域内皮肤,以免引起感染。

7. 禁止使用小于 10 mL 的注射器冲管、给药,防止损坏导管。

8. 脉冲式冲管,防止药液、黏性物质残留管壁,阻塞导管。

9. 正压封管,防止血液反流进入导管,阻塞导管。三向瓣膜式 PICC 导管用生理盐水封管即可,尖端开口式 PICC 导管需再用肝素生理盐水 35 mL 正压封管。

10. 可以使用输液给药,不能用高压注射泵推注造影剂,如 CT 加强给药(耐高压导管除外)。

11. 输注血液、人血白蛋白、脂肪乳等黏滞性液体后,应立即脉冲式冲洗导管,再连接其他液体。

12. 定期检查导管位置、导管头部定位、流通性能及固定情况。

13. 避免在置管侧肢体测量血压。

14. 禁止将胶布直接贴于导管上。

15. 禁止将体外导管部分人为地移入体内。

16. 经常观察穿刺点有无红肿、硬结、渗出物,若有应及时做局部换药处理。

17. 一旦发现导管堵塞,不可强行推注液体,否则有导管破裂或导管栓塞的危险。应先检查导管夹是否关闭,导管是否打折,排除以上因素后,可使用尿激酶溶管。

18. 告知患者每次维护导管时,随身携带 PICC 置管维护记录单。

(二)宣教与告知

1. 保持局部清洁干燥,不要擅自撕下贴膜。贴膜有卷曲、松动,贴膜下有汗液时,及时请护士照标准程序更换。

2. 置管当天,置管侧手臂尽量不要做弯曲、伸直等活动,要适当抬高置管侧手臂。

3. 为适应导管的存在,促进静脉回流,可做转腕、指尖弹琴等活动。穿刺当天穿刺点有少量渗血是正常现象,无须紧张。

4. 带 PICC 患者不影响从事一般性日常工作、家务劳动、体育锻炼，但需避免使用带有 PICC 一侧手臂提过重的物品等，不用这一侧手臂做引体向上、托举哑铃等持重锻炼，并需避免游泳等会浸泡无菌区的活动。日常家务劳动时，避免来回拖地等用力的活动。

5. 避免重力撞击带 PICC 的部位；应尽量避免碰触 PICC 体外部分，以免损伤导管或将导管拉出体外；建议佩戴松紧适宜的 PICC 防护套，保证患者安全带管。

6. 家长应嘱咐儿童患者不要玩弄 PICC 导管体外部分，以免损伤导管或把导管拉出体外。

7. 携带此导管的患者可以淋浴，但应避免盆浴、泡浴。可佩戴 PICC 防水套淋浴，淋浴后检查贴膜下有无浸水，如有浸水应请护士按操作规程更换贴膜。

8. 治疗间歇期每 7 天对 PICC 导管进行冲管、换贴膜、换输液接头等维护一次，注意不要遗忘。

9. 注意观察针眼周围有无发红、疼痛、肿胀，有无渗出，如有异常应及时联络医生或护士。

10. 需做造影检查时，请提醒医师不能通过该导管用高压注射推注造影剂（耐高压导管除外）。

11. 注意衣服袖口不宜过紧，以免穿脱衣服时把导管带出。建议将冬天衣服袖子改成拉链袖，夏天穿七分袖或短袖，方便输液和日常维护。

（三）操作并发症

PICC 护理操作技术常见并发症的预防及处理

常见并发症	临床表现	原因	预防及处理
机械性静脉炎	置管后 48～72 小时内发生，主要表现为沿静脉走向有发红、肿胀、发热、疼痛等症状	1. 机械性静脉炎的发生是在穿刺、置管过程中，穿刺针、插管鞘和导管对静脉内膜、静脉瓣的机械性摩擦刺激而引起的血管变态反应，可能是由于选择的 PICC 导管型号不适合造成的，如患者的血管细，选择的穿刺导管型号粗 2. 机械性静脉炎的发生有时还与 PICC 导管材质过硬有关，如选择非硅胶材质的导管；机械性静脉炎的发生还与选择穿刺的静脉有关，如头部静脉穿刺进入发生机械性静脉炎的情况比较常见	1. 为了防止或减少机械性静脉炎的发生，应提高置管人员静脉穿刺的技巧。穿刺前根据患者的静脉血管情况，合理选择静脉穿刺导管的种类和型号 2. 穿刺过程中避免使用带有滑石粉的手套直接接触导管，尽量使用镊子将导管送入静脉 3. 穿刺置管成功后，若患者出现机械性静脉炎的症状，可适当抬高患肢，给予湿热敷，每天 4 次，每次 20 分钟，并经常做握拳、松拳的活动

续表

常见并发症	临床表现	原因	预防及处理
细菌性静脉炎	沿静脉走向有发红、肿胀、发热、疼痛等症状，患者常有寒战、高热等不适	细菌性静脉炎的发生常与操作者未严格遵循无菌技术原则有关，皮肤消毒方法不正确，消毒范围过小，穿刺时污染导管，留置导管期间敷料更换不当、肝素帽消毒不严或未及时更换等	1. 预防为主，操作者严格执行无菌操作技术 2. 当患者发生不明原因的寒战、高热时，应予以拔除导管并做细菌培养 3. 应用抗生素
血栓性静脉炎	置管侧手臂肿胀、疼痛，皮肤颜色、温度改变	1. 由于导管的型号选择不当所致，如选择的静脉较细而置入的 PICC 导管较粗，导致外周形成血栓 2. 反复的穿刺损伤血管内膜形成血栓 3. 封管技术不佳使血液反流，造成导管内或导管末端形成血栓，再冲洗导管时进入静脉，常见于末端开放式导管置管	1. 提高穿刺水平和封管技术，鼓励患者适当活动置管侧的肢体 2. 发生血栓性静脉炎时可给予热敷、理疗、溶栓等处理措施 3. 可拔除 PICC 导管
穿刺点感染	穿刺点红肿、疼痛，有脓性分泌物，无全身明显症状	1. 操作者未严格遵循无菌操作原则，如皮肤消毒方法不正确 2. 天气炎热，患者出汗较多，敷料潮湿污染未及时更换等 3. 放疗、化疗患者（免疫力低下）及过敏体质的患者较易发生穿刺点的局部感染	1. 操作者应严格执行无菌操作技术，指导患者按时换药，敷料污染及时更换 2. 同时应根据患者的皮肤情况选择合适的敷料或给予局部处理
导管破损	发生导管破损时，冲洗导管时液体会从损坏处渗出	1. 不正确的导管固定方法，换药不当，导管接触尖锐物品 2. 使用快速高压推注泵所致。例如，做 CT 或磁共振成像(MRI)检查时推注造影剂，用 10 mL 以下注射器冲洗堵塞的导管	1. 三向瓣膜式导管可更换备用连接器修复导管 2. 为了防止导管的破损，应正确固定导管，防止导管打折，不在导管处粘贴胶带，避免尖锐物品损伤导管 3. 禁止使用 10 mL 以下的注射器冲洗导管，禁止在 CT 或 MRI 检查时使用高压注射泵从 PICC 导管推注造影剂

续表

常见并发症	临床表现	原因	预防及处理
导管堵塞	1. 液体输注不畅或停止 2. 无法冲管，无法抽到回血 3. 部分可见外露导管上附有凝固血液	1. 患者血液呈高凝状态 2. 血块堵塞管腔，药物沉积或脂肪乳剂沉积堵塞管腔 3. 未使用正确封管技术导致血液反流，常见于尖端开放式导管置管时，未按规定用肝素封管或封管方法错误，患者胸腔压力高（咳嗽、呕吐），致使回血在导管内形成血凝块 4. 采血后未彻底冲管，常见于利用留置导管抽血，抽血后未注入适量肝素生理盐水，致使管道被血凝块堵塞	1. 采用脉冲式冲管法，运用正确的封管技术 2. 注意药物的配伍禁忌 3. 输液结束时以及输注脂肪乳剂或血制品后一定立即用 20 mL 生理盐水采用脉冲式方法冲洗导管 4. 不可用重力输液方法取代脉冲式冲洗导管的方法 5. 尽量不要经导管抽血，如确实需要，抽血后需用生理盐水冲洗导管，并以肝素生理盐水封管 6. 遇导管阻塞，可接注射器抽吸，将血凝块抽出，切不可加压推注，以免血凝块进入血液循环形成血栓 7. 可使用尿激酶按 5000 U/mL 通过三通接头负压抽吸溶解血栓
导管滑脱	导管滑脱，严重时可滑入患者体内	三向瓣膜式导管由于连接器中倒钩和减压套筒上的沟槽未对齐或导管起褶造成导管与连接器未锁定牢固，可能发生导管滑脱，严重时导管可滑入患者体内	1. 在应用三向瓣膜式导管置管时，应注意导管成功置入后，在安装连接器时要按操作规程充分锁定导管，并做适当的牵拉试验，以确保连接器和导管锁定牢固，防止意外发生 2. 如发生导管滑入患者体内，应立即拍片，确定导管位置，指导患者制动，防止导管进一步深入体内，并尽快用介入治疗的方式将导管取出体外

四、操作技术操作考核评分标准

PICC 护理操作技术操作考核评分标准

项目	总分	技术操作要求	评分	扣分
操作前准备	1	着装、仪表、举止符合要求	着装不符合要求扣 1 分	
	2	洗手、戴口罩	六步洗手法不正确扣 2 分	
查对	4	查对 PICC 维护记录单及维护手册;查对各项无菌物品	未查对记录单扣 1 分;未查对维护手册(臂围、刻度)扣 1 分;未检查无菌物品扣 2 分(漏一项扣 0.5 分)	
	3	查对床号、姓名,解释	未查对床号、姓名扣 1 分;未解释扣 2 分	
操作步骤 换接头和冲管、封管	2	打开换药包	过程中污染扣 2 分	
	2	在穿刺肢体下放垫巾	未放置垫巾扣 2 分	
	2	测量上臂围	未测量上臂围或方法不正确扣 2 分	
	2	揭开固定输液接头的胶布,去除胶痕并清洁皮肤	未清除胶痕扣 2 分;未清洁接头下皮肤扣 2 分	
	1	手消毒	未进行手消毒扣 1 分	
	2	取出 10 mL(20 mL)注射器抽生理盐水。安装输液接头,排气备用	未预冲接头(或污染接头)扣 2 分	
	4	卸下旧接头后手消毒并戴手套	未卸旧接头扣 2 分;未手消毒扣 2 分;手套污染扣 2 分	
	4	乙醇棉片包裹消毒导管接头,用力多方位擦拭 15 秒	未消毒接头横截面扣 1 分;未消毒接头侧面扣 1 分;擦拭时间小于 15 秒扣 2 分	
	2	评估导管	未抽回血(三向瓣膜不宜抽回血)扣 2 分;抽回血不正确扣 2 分	

续表

项目		总分	技术操作要求	评分	扣分
操作步骤	换接头和冲管、封管	3	冲洗导管	脉冲冲洗方法不正确扣 3 分	
		2	正压封管	未做到正压封管扣 2 分;接头延长管不正确夹闭扣 2 分	
		2	摘手套、洗手	未做扣 2 分	
	更换贴膜	6	去除原有透明敷料	一手拇指未轻压穿刺点扣 1 分;污染穿刺点扣 2 分;“0”度平拉去除原有透明敷料方法不正确扣 2 分;未去除思乐扣黏胶扣 2 分;手指触及思乐扣扣 1 分	
		2	观察穿刺点有无异常	未观察扣 2 分	
		1	手消毒	未进行手消毒扣 1 分	
		4	在 PICC 换药包内放置思乐扣,戴手套	过程中污染扣 2 分;手套污染扣 2 分	
		6	思乐扣卸除:2D 法	未先移开 PICC 导管扣 2 分;未卸除思乐扣扣 2 分;移除时手套污染扣 2 分	
		8	乙醇脱脂消毒	未提起导管(或导管提拉过高)扣 2 分;未避开穿刺点扣 2 分;无菌纱布覆盖提拉接头时手套污染扣 2 分;消毒面积过小扣 2 分	
		10	碘伏消毒	未以穿刺点为中心扣 2 分;未放平导管扣 2 分;未翻转导管擦拭扣 2 分;未擦拭到固定翼扣 2 分;消毒范围小于敷料范围扣 2 分	
		2	调整导管位置	导管位置不当扣 2 分	

续表

项目		总分	技术操作要求	评分	扣分
操作步骤	更换贴膜	13	思乐扣固定:4P 法	4P 法不正确(皮肤处理、按压、撕开、贴放)扣 4 分(每步骤 1 分);透明敷料无张力放置不正确扣 2 分;思乐扣未完全覆盖扣 2 分;透明敷料位置、塑形、整片及边缘按压不正确各扣 1 分;蝶形交叉固定方法不正确扣 1 分;输液接头未固定扣 1 分;安装思乐扣前手套污染扣 2 分	
		2	标注导管类型、日期,贴于透明敷料下缘	未标注姓名、日期、PICC 名称扣 1 分;位置不正确扣 1 分	
整理宣教		2	整理用物	未按垃圾分类处理原则整理用物扣 2 分	
		1	脱无菌手套	方法不正确扣 1 分	
		2	交代注意事项	未交代注意事项(或不全)扣 2 分	
记录		2	洗手,填写导管维护记录单	未洗手扣 1 分;未填写扣 1 分	
		1	操作时间 15 分钟	每超时 1 分钟扣 1 分	
总分		100			